"十三五"国家重点出版物出版规划项目

转型时代的中国财经战略论丛 ◢

失能老人长期照护服务 PPP供给模式研究

徐 宏

U0391356

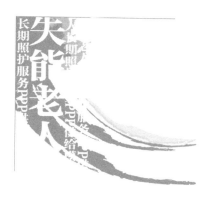

中国财经出版传媒集团

经济科学出版社
Economic Science Press

图书在版编目（CIP）数据

失能老人长期照护服务 PPP 供给模式研究/徐宏著.
—北京：经济科学出版社，2020.6
（转型时代的中国财经战略论丛）
ISBN 978 - 7 - 5218 - 1447 - 7

Ⅰ．①失…　Ⅱ．①徐…　Ⅲ．①老年人 - 护理 - 社会
服务 - 研究 - 中国　Ⅳ．①R473.59②D669.6

中国版本图书馆 CIP 数据核字（2020）第 054519 号

责任编辑：陈赫男
责任校对：隗立娜
责任印制：李　鹏

失能老人长期照护服务 PPP 供给模式研究

徐　宏　著

经济科学出版社出版、发行　新华书店经销
社址：北京市海淀区阜成路甲 28 号　邮编：100142
总编部电话：010 - 88191217　发行部电话：010 - 88191522
网址：www. esp. com. cn
电子邮箱：esp@ esp. com. cn
天猫网店：经济科学出版社旗舰店
网址：http://jjkxcbs. tmall. com
北京季蜂印刷有限公司印装
710 × 1000　16 开　18.75 印张　300000 字
2020 年 6 月第 1 版　2020 年 6 月第 1 次印刷
ISBN 978 - 7 - 5218 - 1447 - 7　定价：66.00 元
（图书出现印装问题，本社负责调换。电话：010 - 88191510）
（版权所有　侵权必究　打击盗版　举报热线：010 - 88191661
QQ：2242791300　营销中心电话：010 - 88191537
电子邮箱：dbts@ esp. com. cn）

总　序

　　山东财经大学《转型时代的中国财经战略论丛》（以下简称《论丛》）系列学术专著是"'十三五'国家重点出版物出版规划项目"，是山东财经大学与经济科学出版社合作推出的系列学术专著。

　　山东财经大学是一所办学历史悠久、办学规模较大、办学特色鲜明，以经济学科和管理学科为主，兼有文学、法学、理学、工学、教育学、艺术学八大学科门类，在国内外具有较高声誉和知名度的财经类大学。学校于 2011 年 7 月 4 日由原山东经济学院和原山东财政学院合并组建而成，2012 年 6 月 9 日正式揭牌。2012 年 8 月 23 日，财政部、教育部、山东省人民政府在济南签署了共同建设山东财经大学的协议。2013 年 7 月，经国务院学位委员会批准，学校获得博士学位授予权。2013 年 12 月，学校入选山东省"省部共建人才培养特色名校立项建设单位"。

　　党的十九大以来，学校科研整体水平得到较大跃升，教师从事科学研究的能动性显著增强，科研体制机制改革更加深入。近三年来，全校共获批国家级项目 103 项，教育部及其他省部级课题 311 项。学校参与了国家级协同创新平台中国财政发展 2011 协同创新中心、中国会计发展 2011 协同创新中心，承担建设各类省部级以上平台 29 个。学校高度重视服务地方经济社会发展，立足山东、面向全国，主动对接"一带一路"、新旧动能转换、乡村振兴等国家及区域重大发展战略，建立和完善科研科技创新体系，通过政产学研用的创新合作，以政府、企业和区域经济发展需求为导向，采取多种形式，充分发挥专业学科和人才优势为政府和地方经济社会建设服务，每年签订横向委托项目 100 余项。学校的发展为教师从事科学研究提供了广阔的平台，创造了良好的学术生态。

  习近平总书记在全国教育大会上的重要讲话，从党和国家事业发展全局的战略高度，对新时代教育工作进行了全面、系统、深入的阐述和部署，为我们的科研工作提供了根本遵循和行动指南。习近平总书记在庆祝改革开放 40 周年大会上的重要讲话，发出了新时代改革开放再出发的宣言书和动员令，更是对高校的发展提出了新的目标要求。在此背景下，《论丛》集中反映了我校学术前沿水平、体现相关领域高水准的创新成果，《论丛》的出版能够更好地服务我校一流学科建设，展现我校"特色名校工程"建设成效和进展。同时，《论丛》的出版也有助于鼓励我校广大教师潜心治学，扎实研究，充分发挥优秀成果和优秀人才的示范引领作用，推进学科体系、学术观点、科研方法创新，推动我校科学研究事业进一步繁荣发展。

  伴随着中国经济改革和发展的进程，我们期待着山东财经大学有更多更好的学术成果问世。

山东财经大学校长

2018 年 12 月 28 日

前　言

　　随着中国人口老龄化程度的日趋加深，失能、半失能老年人数量不断增加，长期照护服务需求快速增长。但因政府能力有限，长期照护服务供需矛盾大，因此，需探索合理的长期照护服务供给模式，实现增加长期照护服务有效供给的目标。政府和社会资本合作（public-private partnership，PPP）作为一种管理模式，整合社会资源可助力长期照护服务有效供给。在此背景下，课题组基于北京市、上海市、南京市等地的长期照护服务 PPP 供给模式进行的调研，主要阐述了以下 8 方面内容：

　　第一，界定长期照护服务 PPP 供给模式内涵。基于福利多元主义、马斯洛需求层次理论、协同治理理论以及社会支持理论，明确失能老人、长期照护服务、长期照护模式、PPP 模式的相关内涵，从运作方式、供给主体、合作框架、利益模式等内容阐述长期照护服务 PPP 供给模式的内涵。

　　第二，探寻长期照护服务供给问题。中国失能老年群体具有规模大、增速快等特点，且失能老人的长期照护服务需求不同于非失能老年人。但当前失能老人长期照护服务的供给存在模式整合力度不强、专业化水平低、供给主体单一、顶层政策设计缺乏、政策落实不到位等一系列问题。

　　第三，分析失能老人长期照护服务供给引入 PPP 模式的必要性与可行性。PPP 模式引入长期照护服务供给中，不仅是一种模式创新，更是一种现实需求。其必要性分析，主要是从微观和宏观层面论述长期照护服务引入 PPP 模式具有增加服务供给、拓宽融资渠道、有效分担风险、创新运营管理机制、拉动内需的作用。其可行性分析，具体包括 PPP 模式与长期照护服务业的发展特点一致、有其内在的理论基础、符合政策导向、运作基础良好、国内外长期照护服务 PPP 供给案例经验借鉴等。

第四，研究失能老人长期照护服务 PPP 供给模式内涵特征及合作框架。本部分主要有两方面内容：第一，结合文献综述及国内外实践现状，从合作主体、风险分担、利益共享、契约关系以及合作目标等维度界定失能老人长期照护服务 PPP 供给模式的内涵，在此基础上，剖析了长期照护服务 PPP 供给模式的参与主体有政府、社会资本、银行金融机构、服务运营方等，同时也简要分析了其参与主体的职责与义务。长期照护服务 PPP 供给模式具有三大核心特征，分别是伙伴关系的合同机制、风险分担的共赢机制、盈利但不暴利的收益机制。另外，失能老人长期照护服务 PPP 项目的运作过程共有四大步骤，分别是项目识别与准备（政府分析、论证与选择）、项目中标（社会资本进入项目共同成立项目公司）、项目开发与运营（政府与社会资本合作，各有侧重）、项目终止（清算与移交）。第二，阐述了失能老人长期照护服务 PPP 供给模式囊括的几大核心问题，依次是产权结构、收益模式、风险分配、合同体系、规范化分析以及监管体系。失能老人长期照护服务 PPP 供给模式的产权结构依据具体模式划分，主要分为外包类、特许经营类以及私有化类。同养老服务 PPP 项目的收益模式相类似，失能老人长期照护服务 PPP 供给模式有政府付费、使用者付费以及可行性缺口补助三种收益方式。在长期照护服务 PPP 供给模式项目推进的不同阶段，存在着不同的风险，关键是风险防备以及做好风险的合理分配。长期照护服务 PPP 项目中重要的是用合同来约束伙伴关系，具体包括 PPP 项目合同、股权协议、履约合同、保险合同以及融资合同。随着 PPP 项目如火如荼的推广，规范 PPP 项目的政策接连落地实施。我国长期照护服务 PPP 供给模式的发展尚处于探索阶段，针对其规范化程度不高的现状，应构建政府、社会、公众等全参与的监管体系。

第五，失能老人长期照护服务 PPP 供给模式的有效性保障。测度失能老人长期照护服务 PPP 供给模式的有效性是长期照护服务发展的必然要求。结合 PPP 供给模式的内涵及中国处于长期照护制度发展初期的国情，本部分主要从服务可及性、服务公平性、用户满意度、资金使用效率、风险评价等方面保障失能老人长期照护服务 PPP 供给模式的有效性。

第六，借鉴国内外失能老人长期照护服务PPP供给模式经验。目前国内有天津南开养老中心、湖南怀化健康综合服务设施PPP项目、宿迁三台山森林公园、淄博姚家峪生态养老中心PPP示范项目、开封民生养老院、台湾兆和老人安养护中心的典型案例可供参考，而国外长期照护服务PPP供给模式的介绍主要是从其制度保障、覆盖情况、筹资模式、有效保障评估机制方面进行叙述。经对比，国内外长期照护服务PPP供给模式在合作方式、合作期限、合作结果三方面有较大差异，但国外的社会养老服务多元化供给模式仍具有极高的借鉴意义，而国内养老服务PPP项目建设与供给的案例表明，政府起主要的牵头带领作用，社会资本方则负责积极参与，双管齐下为社会长期照护服务做出贡献。

第七，分析长期照护服务PPP供给模式现状及挑战。首先，从全国养老服务PPP项目的数量、示范项目、地域分布、领域分布、发展阶段、资金情况等大背景着手，宏观概括了当前长期照护服务PPP项目实施现状。其次，描述上海颐和苑、南京泰乐城等长期照护服务机构的运作方式、资金来源、入住率、设施配套等现状。在此基础上，暴露出长期照护服务PPP项目面临着政策与法律保障不完善、供给结构有待优化、双方合作路径有待规范、人才队伍建设不足、项目运作后期监管缺失、项目存在潜在风险等问题。

第八，探索完善失能老人长期照护服务PPP供给模式的最优路径。在着手解决现有问题的基础上，为了更有效地增加失能老人长期照护服务供给，未来应从创造良好政策制度环境、完善长期照护服务PPP供给模式合作形式、供给结构及合作路径、加强长期照护服务PPP项目人才队伍建设、建立可行的风险管控机制，以及构建差异化、动态化和多元化的监管评估体系等方面来优化长期照护服务PPP供给模式。

本书力求在失能老人长期照护服务PPP供给模式中公私双方合作框架、失能老人长期照护服务PPP供给模式的有效性评价等方面进行创新。但由于获取相关数据受限，因此有些问题的研究有待进一步完善：一是因长期照护服务PPP项目的落地率不高，导致调研数量不是很多；二是对国际经验与中国国情相结合的分析有待进一步深入；三是区域长期照护服务PPP项目运作模式不一，致使供给统计口径不统一，从而导致研究过程中数据利用困难。在未来的科研道路上，课题组将继续弥补本书的不足。

目　录

第1章 绪 论

1.1 研究背景及意义

1.1.1 研究背景

据国家统计局发布的人口数据显示，2018 年末中国 60 岁及以上人口达到 24949 万人，占总人口的比重为 17.9%，其中 65 岁及以上人口有 16658 万人，占总人口的比重为 11.9%。[①] 与 2017 年相比，60 周岁及 65 周岁人口的数量分别增加了 0.6% 和 0.5%，人口老龄化程度日趋严重。而随着人口老龄化进程的加快，中国失能老人的数量也在快速增长。据"第四次中国城乡老年人生活状况抽样调查"数据显示：2015 年中国失能、半失能老年人口已达 4063 万人，约占老年人口的 18.3%，空巢老年人口的数量占老年人口总数的 51.3%。[②] 伴随着失能、半失能老年人口数量的不断上升，长期照护服务的需求量也不断增加。但是在养老服务领域，我们并未将针对失能群体的长期照护服务与面向一般老年群体的养老服务明确区分，两类服务之间的界限尚不分明，存在交叉和重叠，导致针对失能老人的长期照护服务政策靶向不准、供给严重不足。另外，家庭结构的小型化与空巢化，使得老年抚养比不断上升，子

---

① 《2018 年国民经济和社会发展统计公报》，http：//www. stats. gov. cn/tjsj/zxfb/201902/t20190228_1651265. html，2019 - 02 - 28。

② 《我国注册养老机构已超 2.8 万家，老床位近 700 万张》，https：//www. toutiao. com/a6506442194545541640/，2018 - 01 - 02。

女的抚养负担不断增加，居家长期照护显然难以满足现有失能老人的长期照护服务需求。在社区层面，大部分社区更多地针对能自理的老人开展养老服务，为他们提供助餐、精神慰藉、法律援助等服务，而失能老人迫切需要的生活照料服务，如上门看病、洗澡服务等供给缺口大。在机构长期照护服务方面，尽管国家对养老工作越来越重视，接受失能老人的养老服务机构也日趋增加，但是其有效供给仍有待增加，存在"公办长期照护服务机构一床难求，民营长期照护服务机构空置率高"的现象，护理型床位紧张，供不应求。①

为此，2016 年 7 月 8 日，人力资源社会保障部下发《关于开展长期护理保险制度试点的指导意见》，选择承德市、长春市等 15 地作为开展长期护理保险制度的试点城市，使长期照护服务供给问题上升至国家层面。但因政府财政能力有限，急需构建合理的长期照护服务供给模式来破解长期照护服务供需矛盾。能够充分调动社会资本的 PPP 供给模式就是一最佳选择。PPP 模式指的是在中国特色社会主义市场经济体制下，政府部门和社会资本方以特许权协议为基础，通过签署合同来明确双方的权利和责任关系，基于此建立起"利益共享、风险共担、全程合作的共同体关系"，它是一种管理模式。借助于 PPP 模式有利于充分发挥市场机制的作用，提高公共服务供给的质量和效率，有效弥补公共部门在提供公共服务时存在的总量不足、质量不优以及结构失衡的短板。长期照护服务领域与 PPP 模式对接，具有其可行性和必要性。首先，政策支持，近年来国家相关部门出台了多项优惠政策鼓励 PPP 模式对接养老服务业。比如，降低市场准入门槛，简化项目审批程序，减免税收征缴，鼓励社会资本进入健康养老服务工程。除了政府提供的政策支持外，从长期照护服务业和 PPP 模式各自的特点来看，两者具有许多共通点。例如，长期照护服务业属于公共服务领域，而 PPP 模式同样适用于基础设施建设和公共服务领域，因此两者在适用领域方面具有较高的一致性。其次，长期照护服务业和 PPP 模式都具有投资规模大，回报周期长的特征，即二者具有相同的投入产出特征。除此之外，PPP 模式和长期照护服务业都具有长期性、稳定性和安全性的特点。由此可见，PPP 模式和失能老人长期照护服务业具有一定的对接基础。

---

① 刘纯燕：《失能老人长期护理服务发展面临的困境研究》，载于《经济研究导刊》2018 年第 26 期，第 103～104 页、121 页。

当前，失能老人长期照护服务领域引入 PPP 模式还处于摸索规范阶段，实施以来成效和挑战并存。基于以上问题，本书立足于研究失能老人长期照护服务 PPP 供给模式，探寻长期照护服务公私合作的动态最优路径，在适当满足社会资本投资营利目标的同时，最大化满足失能老人长期照护服务需求，从长远统筹规划推动长期照护服务业健康持续发展，实现长期照护服务的供给从粗放走向专业，切实增加失能老人长期照护服务的有效供给。

1.1.2 研究意义

本书立足失能老人长期照护服务供给现实问题，研究失能老人长期照护服务 PPP 供给模式。

1. 理论意义

（1）丰富了有关失能老人长期照护服务领域的理论和政策体系。在发达国家，失能老人长期照护政策经过较长时间的探索，已经形成了较为完善的理论体系和成熟的制度框架。而中国的长期照护服务保障建设起步较晚，尚处于探索阶段。在"未富先老"的严峻形势之下，如何确保中国的长期照护服务供给政策和制度能够向着稳定可持续的方向发展，目前尚缺乏相关持续深入的研究和探讨。因而，探讨有关失能老人长期照护服务 PPP 供给模式发展的问题，有助于丰富发展我国长期照护服务领域的理论和政策体系，对推进我国养老服务业，特别是长期照护服务业的发展具有十分重要的理论指导意义。

（2）丰富了 PPP 模式在失能老人长期照护服务供给问题上的实践。总体来讲，中国失能老人长期照护服务供给尚处于探索阶段，同时 PPP 模式在中国也是一种新兴的公共服务供给模式。关于 PPP 模式应用于长期照护服务业中的实践尚不多见。本书通过界定失能老人长期照护服务 PPP 供给模式的内涵，测度失能老人长期照护服务的可及性、服务公平性、用户满意度以及资金使用效率，评价失能老人长期照护服务 PPP 供给模式的有效性，能够有效拓展 PPP 模式在公共服务领域的应用，同时拓展了 PPP 模式在失能老人长期照护服务供给领域的具体实践。

2. 实践意义

（1）基于国际对比视角审视中国失能老人长期照护服务供给过程中的独特问题和已形成的生态环境，有预见性地指出下一步失能老人长期照护服务 PPP 供给模式发展过程中可能遇到的问题及解决措施。

（2）不仅局限于短期内失能老人长期照护服务的可及性问题，而是着眼于长期公私共赢的失能老人长期照护服务的有效供给格局，探寻低成本完善失能老人长期照护服务 PPP 供给模式的动态最优路径，为构建差异化、动态化、多元化的法治保障机制、激励惩罚机制、监管评估机制提供依据。

（3）通过 PPP 模式，推动长期照护服务机构乃至整个养老服务业的发展。我国接收失能老人的长期照护服务机构的数量不足，通过对接 PPP 模式，鼓励社会部门进入长期照护服务领域，拓宽长期照护服务供给渠道。在 PPP 模式下，以新的视角重新审视和界定政府和社会部门的职责，合理分担风险，让专业的人干专业的事，从而充分发挥政府部门和社会部门的优势，提高长期照护服务供给的质量和效率。

1.2　研究方法、内容及技术路线

1.2.1　研究方法

第一，采用文献梳理、实地调研、案例分析以及逻辑演绎等方法分析失能老人长期照护服务供给现状及问题。

第二，采用经验研究、归纳比较、模糊层次分析法，分析失能老人长期照护服务 PPP 供给模式及其发展状况。

第三，运用合作治理理论、德尔菲法等方法分析失能老人长期照护服务 PPP 供给模式中参与主体及合作机制。

第四，采用指标体系构建评价失能老人长期照护服务 PPP 供给模式的有效性指标。

第五，采用政策研究、经验研究等方法，分析完善失能老人长期照护服务 PPP 供给模式的可选择路径，并针对各提升路径提出切实可行的对策建议。

1.2.2　研究内容

1. 研究对象

本书以"失能老人长期照护服务 PPP 供给模式"为研究对象，原因有如下三点：一是老龄化程度日趋严重，失能老人群体规模大且增加趋势明显；二是失能老人的精准照护、智慧照护等需求日趋增加，供求缺口大，传统供给模式已不能化解其矛盾；三是失能老人长期照护服务 PPP 供给模式有其独特优势：吸引社会资本以拓展资金来源，其项目风险最小化及社会综合效益最大化的基本目标不仅可增加长期照护服务有效供给，还可提高管理效率和服务质量。

2. 总体框架

本书围绕失能老人长期照护服务 PPP 供给模式的内涵特征、核心问题、合作框架、最优完善路径等问题展开。具体研究框架如下。

（1）失能老人数量发展趋势预测、失能老人长期照护服务供给现状及供给问题分析。本部分首先对失能老人数量的发展趋势进行预测分析，明确失能老人长期照护服务供给过程中的主要瓶颈及待解决的问题，此部分是本书研究的逻辑起点。①需求情况。主要对失能老人数量、服务需求等基本情况进行分析。②供给现状。根据搜集和调研数据，分别从失能老人长期照护服务模式、人才、资金以及长期护理保险试点状况出发，对当前的供给现状进行一一分析。③问题提炼。失能老人长期照护服务供给水平并不高，面临着失能老人长期照护服务模式整合力度不强、资源利用效率低下、服务质量专业化水平低、长期照护服务供给主体单一、顶层政策设计缺乏细化且落实不到位等问题，而这些因素都将导致失能老人长期照护服务有效供给量不足。

（2）失能老人长期照护服务供给引入 PPP 模式的必要性与可行性分析。本部分的研究包括两个方面：①必要性分析。基于失能老人的精准照护、智慧照护等长期照护服务需求日趋增加，长期照护服务供求缺口较大，服务内容单一、传统失能老人长期照护服务供给模式不能化解其供求矛盾等方面，从 PPP 模式可增加服务供给、拓宽融资渠道等方面分析失能老人长期照护服务 PPP 供给模式实施的必要性。②可行性分析。从 PPP 供给模式发展环境、政策高度支持、发展特点吻合、内在理论基础以及实践基础等方面分析失能老人长期照护服务 PPP 供给模式实施的可行性。

（3）失能老人长期照护服务 PPP 供给模式内涵特征及合作框架研究。结合 PPP 模式及失能老人长期照护服务业特点，本部分的研究内容主要有两方面：一是界定失能老人长期照护服务 PPP 供给模式内涵。结合文献综述及国内外实践现状，从合作主体、风险分担、利益共享、契约关系以及合作目标等维度界定失能老人长期照护服务 PPP 供给模式内涵，分析了长期照护服务 PPP 供给模式的三大核心特征和项目的运作过程，并剖析了长期照护服务 PPP 供给模式的各方参与主体之间的职责和义务，最后阐明了长期照护服务 PPP 供给模式的推广意义。二是失能老人长期照护服务 PPP 供给模式核心问题。本部分阐述了失能老人长期照护服务 PPP 供给模式的几大核心问题，分别是产权结构、收益模式、风险分配、合同体系、规范化分析以及监管体系。

（4）失能老人长期照护服务 PPP 供给模式有效性保障研究。本部分的主要目的在于构建失能老人长期照护服务 PPP 供给模式的有效性保障的指标框架。失能老人长期照护服务 PPP 供给模式有效性保障的指标框架体系主要包括：①服务可及性。借鉴潘查斯基和托马斯（Panchasiji & Thomas）的卫生服务可及性评价模型并根据长期照护服务的特点进行修正，从可获得性、可接近性、可负担性和可适应性四个相互联系的维度来评价长期照护服务的可及性。②服务公平性。长期照护服务资源的公平不是在绝对数量上的公平，而是以服务需求为基础的相对公平。本书从起点公平、过程公平、结果公平三方面来评价失能老人长期照护服务 PPP 供给模式的有效性。③用户满意度。长期照护服务 PPP 供给模式中存在多元主体共同参与互动，涉及多个利益相关者，本书从对服务人员或服务递送者的满意度、对长期照护机构的满意度、对政府政策的满意度三个维度建立长期照护服务 PPP 供给模式的满意度评价体系。④资金使用效率。长期照护服务 PPP 供给模式的资金使用效率主要是指技术效率，即在 PPP 模式下长期照护服务供给过程中，资金的投入与最终长期照护产品和服务的数量和质量的对比关系。本书从资金投入和相关产出两方面来构建资金使用效率评价指标体系。

（5）失能老人长期照护服务 PPP 供给模式的国内外相关经验借鉴及启示。此部分重点分析了国内外长期照护服务 PPP 项目的先进做法，国内的天津、湖南、山东、河南以及台湾地区等省份的长期照护服务机构通过引入公司探索长期照护服务 PPP 供给模式，严格履行合同规定，双方实现共担风险、利益共享，为解决老年人的长期照护服务问题共同出力。国外长期照护服务领域的 PPP 模式引进，主要是私人企业参与长期照护保险事业，做到多方参与、集体受益。综观各国及各地区的失能老人长期照护 PPP 项目建设经验，最值得借鉴的地方主要有：第一，长期照护服务主体多元——政府主导、社会参与；第二，社会资本方的积极参与，促使 PPP 模式有效运作；第三，提高长期照护服务 PPP 项目的投资回报率。

（6）长期照护服务 PPP 供给模式现状及挑战。本部分的研究内容主要有两部分，分别阐述了当前长期照护服务 PPP 供给模式现状以及发展过程中所面临的一些挑战，以期在厘清失能老人长期照护服务 PPP 供给模式项目现实障碍的前提下，取他人所长，更好地为优化失能老人长期照护服务 PPP 供给模式提供对策。①长期照护服务 PPP 供给模式现状。从养老 PPP 项目数量、国家级示范 PPP 项目情况、养老 PPP 项目地域分布、养老 PPP 项目领域分布、养老 PPP 项目发展所处阶段、养老 PPP 项目投资金额六方面简单介绍了养老服务 PPP 项目布局开展的基本情况，并详细介绍了上海市金山区颐和苑老年服务中心、南京市泰乐城优养全护之家、北京市朝阳区第二社会福利中心（恭和老年公寓）、淄博市姚家峪养老生态中心 PPP 项目、蓬莱市社会福利中心项目、寿光市福缘颐养中心的 PPP 项目六地失能老人长期照护服务 PPP 供给模式的运作开展情况。②长期照护服务 PPP 项目面临的一些挑战。失能老人长期照护服务 PPP 项目面临以下六大挑战：政策与法律保障不完善、供给结构有待优化、项目双方合作路径有待规范、人才队伍不足、项目运作后期监管缺失，以及项目存在潜在风险。

（7）完善失能老人长期照护服务 PPP 供给模式的最优路径研究。本部分在借鉴英国、美国、日本，以及香港等国家和地区失能老人长期照护服务 PPP 供给模式经验的基础上，基于"稳增长、调结构、促改革、惠民生、控风险"的原则，探寻如何低成本实现失能老人长期照护服务 PPP 供给模式有效供给的动态最优路径。①创造良好的政策制度环境。健全失能老人长期照护服务 PPP 供给的法律法规，尽快完善 PPP 管理协调机构建设，出台符合中国实际的配套政策。②完善长期照护服务 PPP 供给模式合作形式、供给结构及合作路径。要明确政府部门和社会资本方的职责权限，创新 PPP 模式的合作形式，调整长期照护服务 PPP 项目供给结构，探索长期护理保险制度 PPP 模式合作路径。③加强长期照护服务 PPP 人才队伍建设。专业长期照护服务人才的培养对于促进照护服务的专业化与高效化具有重要意义，因此有必要建立长期照护人才队伍。④建立可行的风险管控机制。做好 PPP 供给项目前期论证和准备工作、科学决策运作方式、建立平等的谈判平台、注重合同管理，防范 PPP 项目运作过程中各阶段存在的各种风险，完善失能老人长期照护服务 PPP 供给模式项目风险分担机制，健全失能老人长期照护服务 PPP 供给模式项目投资回报机制。⑤构建差异化、动态化和多元化的监管评估体系。遵循"依法、适度、分类、协同、创新"的监管原则，借鉴国外已有监管模式，提出构建以差异化、动态化、多元化为特点的监管评估体系，严格采用公共定价的租金价格管理方式，建立严格的绩效评价机制，以提高监管效率，从而低成本地完善失能老人长期照护服务 PPP 供给模式。

3. 重点难点

本书研究的重点在于：一是界定失能老人长期照护服务 PPP 供给模式内涵，厘清失能老人长期照护服务 PPP 供给模式中的参与主体关系，确定其核心问题，探索合作框架；二是确定结合失能老人需求特征的长期照护服务 PPP 供给模式的有效性保障标准；三是完善失能老人长期照护服务 PPP 供给模式的最优动态路径及与之耦合的创新监管体系构建。

本书研究的难点在于：一是失能老人长期照护服务 PPP 供给模式的有效性保障需要通过实际调研获取大量一手数据，在数据获取及获取成本方面可能存在困难；二是探寻并完善失能老人长期照护服务 PPP 供给模式的动态最优路径，需要不断尝试验证其合理性和结果的可靠性。

4. 主要目标

本书的主要研究目标：一是明确失能老人长期照护服务的供给现状

及问题，界定失能老人长期照护服务 PPP 供给模式的内涵，分析 PPP
供给模式的发展问题；二是厘清失能老人长期照护服务 PPP 供给模式中
主要参与主体关系及其职责细分；三是保障失能老人长期照护服务 PPP
供给模式的有效性，从而提升失能老人长期照护服务的社会化、专业化
和信息化水平；四是探寻并完善失能老人长期照护服务 PPP 供给模式的
动态最优路径，构建与动态最优路径相耦合的差异化、动态化、多元化
的法治保障机制、激励惩罚机制、监管评估机制等配套机制，低成本地
实现失能老人长期照护服务的有效供给。

1.2.3 技术路线

本书遵循"提出问题、厘清问题、分析问题、解决问题"的基本
思路。首先，描述失能老人长期照护服务供给现状和趋势，整理归纳出
失能老人长期照护服务供给存在的问题、面临的挑战。其次，在分析论
证失能老人长期照护服务供给中引入 PPP 模式的必要性与可行性的基础
上，界定失能老人长期照护服务 PPP 供给模式的内涵，并厘清失能老人
长期照护服务 PPP 供给模式中各参与主体的关系及职责细分；再次，从
服务的可及性、服务公平性、用户满意度以及资金使用效率等方面分析
并保障失能老人长期照护服务 PPP 供给模式的有效性。最后，探寻并完
善失能老人长期照护服务 PPP 供给模式的动态最优路径，有针对性地构
建法治保障机制、激励惩罚机制、风险防控机制、监管评估机制等配套
机制，以低成本解决失能老人长期照护服务有效供给不足的问题。研究
思路如图 1-1 所示。

1.3 研究特色及其他

1.3.1 研究特色

本书研究的特色是系统研究失能老人长期照护服务 PPP 供给模式，
基于此，创新之处体现在以下三点：第一，探索失能老人长期照护服务

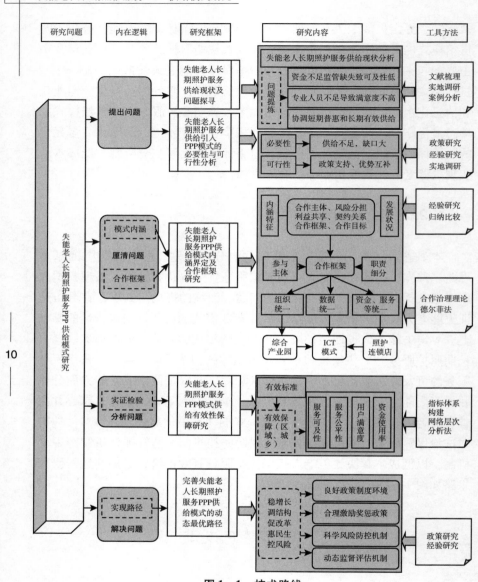

图 1 - 1　技术路线

PPP 供给模式中公私双方合作框架，尝试破解传统失能老人长期照护服务供给模式中资金不足、内容单一、人才匮乏等困境；第二，从长期照护服务的可及性、公平性、满意度以及资金使用效率等方面保障失能老人长期照护服务 PPP 供给模式的有效性，从而增加长期照护服务的有效供给;第三,不仅仅局限于短期内失能老人长期照护服务的可及性,而是着眼于长期中完善失能老人长期照护服务 PPP 供给模式,探寻完善失能老人长期照护服务 PPP 供给模式的动态最优路径。

1.3.2 其他要说明的问题

基于北京市、上海市、南京市等地的调研,本书界定了失能老人长期照护服务 PPP 供给模式的内涵,确定了失能老人长期照护服务 PPP 供给模式中公私双方合作框架,并构建了失能老人长期照护服务 PPP 供给模式的有效性保障指标体系,但由于研究能力有限及获取相关数据的受限,本书有以下不足:

第一,长期照护服务 PPP 项目的落地率不高,导致调研数量不多,获取的研究素材有限。第二,对国际经验与中国国情相结合的长期照护服务 PPP 供给分析有待进一步深入。第三,各地长期照护服务 PPP 项目运作模式有差异,长期照护服务供给统计口径不统一,导致数据利用比较困难。

第2章 理论基础及文献综述

本章首先基于福利多元主义、马斯洛需求层次、协同治理等理论，说明将 PPP 模式引入失能老人长期照护服务中具有深刻的理论基础和现实意义，失能老人长期照护服务 PPP 供给模式有着坚实的理论基础支撑。其次对失能老人、长期照护服务及 PPP 供给模式内涵进行界定以及相关文献综述，分析现有研究中的问题和不足。

2.1 失能老人长期照护服务 PPP 供给模式的理论基础

福利多元主义理论、马斯洛需求层次理论、协同治理等理论对失能老人长期照护服务 PPP 供给模式的主体合作关系有一定的理论支撑，为后续失能老人长期照护服务 PPP 供给模式的研究奠定了基础。

2.1.1 福利多元主义

社会福利是一种多元组织服务，一般由公共部门、营利组织、非营利组织、家庭和社区共同承担，政府在公共服务中的角色发生了变化，可以说从独裁者变成了参与者、规范者、协调者、购买者等。

早在 20 世纪 80 年代，为应对西方国家的福利危机，解决"家庭失灵""市场失灵""政府失灵"的问题，反思传统的福利政策，欧洲国家社会政策领域提出福利多元主义的解决方案。1978 年在英国《沃尔芬德的志愿组织的未来报告》中首次指出福利主义的概念，并明确把志愿服务列为社会福利提供者。

最早的研究学者罗斯（Ross）首先对国家福利的概念做出解释，明确国家在福利中扮演十分重要的角色，但国家绝对不应被视为福利的完全垄断者。其次他提出了多元组合理论，即福利应该是国家、市场和家庭三方共同承担。罗斯的福利组合理论强调除了国家之外的社会力量，他认为福利不仅是国家提供，也是全社会的共同产物。他通过三分法的方式证明了福利是全社会的产物，明确了福利的来源为国家、市场和家庭三部分。他打破了福利国家就是由国家作为唯一福利提供者的说法，认为满足整个社会福利的需求不可能仅通过一个单一的主体来完成，从而构建出多元福利供给的基本分析框架。

伊瓦斯（Ivars，1996）在三分法的基础上加入民间社会的要素构成四分法的思想，建立了以市场、国家、家庭和民间为体系的四元结构福利。约翰逊（Johnson，1999）也是四分法的典型代表，他认为应该用志愿组织代替民间，也就是在以国家、市场、家庭为主体的三分法基础上加入了志愿组织，并强调志愿组织、家庭等非正式组织在福利提供过程中扮演很重要的角色。吉尔伯特（Gilbert，2000）与约翰逊持有的观点大致相同，他认为福利由政府、市场、志愿组织和非正式组织四部分提供，将家庭因素归之于非正式组织，他强调了部门间是相互联系的，其交互作用的观点在整个理论发展中具有先进性。

综合上述学者的观点，我们可以发现福利多元主义主张政府不再是社会福利的唯一提供者。当前也有众多现代学者基于福利多元主义的思想，阐述与分析了解决社会问题的思路。其共同点为：将福利多元主义作为研究问题的理论基础，不再将国家作为主要承担者而进行研讨，研究的焦点逐步增大，开始更多地关注福利的多元主体、福利的多元结构等，这也将会对失能老人长期照护服务 PPP 供给模式带来新的启发。洪韬（2012）认为随着老龄化问题的日益严重，社会必须承担起养老责任，指出福利三角理论为我国机构养老模式加快发展提供了很好的解决路径和有效建议。[①] 王慧娟（2016）运用福利三角理论以农民工这个特殊群体为依托，就超龄农民工养老问题从国家、市场、家庭三个层面进行了分析，并从赋予平等公民权利、强化国家养老责任、完善社会保险

---

① 洪韬：《关于我国机构养老模式发展的思考——基于福利三角范式的视角》，载于《湖北职业技术学院学报》2012 年第 3 期，第 78～82 页。

和增强对家庭的支持等四个方面提出了对策和建议。① 史薇、谢宇（2015）则以我国城市老年人为对象，对居家养老服务主体的选择现状进行了调查，经分析得出：老人对社会组织和市场的信任度还较低，他们更多地愿意依赖于政府。② 董春晓（2011）对此进一步指出，各个主体应相互补充，鼓励居家养老服务参与并明确福利供给职责，使得多元主体共同参与相互协调。③ 同春芬、汪连杰（2015）根据福利多元主义理论，对我国居家养老服务构建出以家庭、社区、国家和社会为主体的四维责任框架，列举了四种不同服务模式并形成责任体系。④ 朱计峰（2017）为支持中国家庭养老政策发展，将福利多元主义与欧洲国家老年人家庭照顾者政策相结合，研究发现家庭在精神慰藉方面发挥着不可替代的作用。⑤

福利多元主义为失能老人长期照护服务供给主体的多元化提供了理论支撑，为供给的责任多元提供了理论依据，为失能老人长期照护服务引入 PPP 模式打下了坚实基础。在实际运作过程中，每个国家都需要按照适合自己的国情、经济情况、风俗习惯等，对不同的提供主体有所侧重。例如：在市场比较完善的美国，就采用商业长期护理保险；在欧洲一些高福利国家采用的是社会保险形式的长期照护保险。而在中国，我们应该尽快建立具有中国特色社会主义的多层次的长期照护保险制度。

2.1.2 马斯洛需求层次理论

1943 年，美国心理学家马斯洛（Maslow）在其一篇《人类激励理论》论文中提出了需求层次理论，他将人的需要分为五类，由低到高依次是：生理的需要、安全的需要、社交的需要、尊重的需要以及自我实

---

① 王慧娟：《超龄农民工养老困境研究：基于福利三角理论的社会政策分析》，载于《社会工作与管理》2016 年第 6 期，第 74～79 页。

② 史薇、谢宇：《城市老年人对居家养老服务提供主体的选择及影响因素——基于福利多元主义视角的研究》，载于《西北人口》2015 年第 1 期，第 48～54 页。

③ 董春晓：《福利多元视角下的中国居家养老服务》，载于《中共中央党校学报》2011 年第 4 期，第 81～83 页。

④ 同春芬、汪连杰：《福利多元主义视角下我国居家养老服务的政府责任体系构建》，载于《西北人口》2015 年第 1 期，第 73～78 页、84 页。

⑤ 朱计峰：《福利多元主义理论下欧洲国家老年人家庭照顾者政策支持的经验及启示》，载于《统计与管理》2017 年第 2 期，第 136～137 页。

现的需要。最低级的需要即生理需要，如衣、食、住、行等，是人类最基本的需要；安全需要包括人身安全、生活稳定等；社交的需要是指人们希望能够通过社交生活，感受到别人的注意、接纳、关心、友爱和同情，在感情上有所归属；尊重的需要包括自尊和受别人尊重、得到认可等；自我实现的需要是最高层次的需要，即实现自己的价值、理想或抱负等，拥有成就感。生理、安全、社交的需要是低层次的需要，这种低层次的需要是需要借助于外部力量才能得以实现，而尊重和自我实现是高级需要，则更多地需要个人内部因素才能实现。

需要说明的是，这五种需要就如阶梯一般从低到高排列，只有最迫切的需要被满足后，才会产生新的更为高级的需要。同时每个人都潜藏着这五种不同层次的需要，并且满足是由外向内转化的。不同时期表现得迫切程度也是不尽相同的，往往最迫切时候的需要就是激励人行动的最主要原因。因此，对于失能老人的长期照护，就必须了解失能老人最为迫切的需要是什么，要优先解决其最迫切的需要才能使他们获得到满足感。

首先是通过提供基本生活的照料等来满足老年人的生理需要。由于老年人的身体机能衰弱，器官逐渐老化，他们对衣食住行的要求相应逐渐提高。饮食成为尤其注意的因素，老年人饮食应该偏于易消化和营养丰富而又口味清淡的食物，尽量防止高血压、糖尿病、高血脂和冠心病等一系列"老年病"的出现。住和行也是老年人生理需求上的关键因素，由于老年人身体逐渐衰老，视觉、听觉对外界辨识度降低，行动迟缓。特别是城镇老人受到居住环境的限制，大多数时间在家中待着，这样对家庭的设施和维修改造就有了一定的要求。因此老年人养老服务应极为重视其在生理方面的需求。

其次是通过医疗卫生服务满足老年人的安全需求。随着老年人总人口数只增不减，其患病率也是居高不下，医疗资源的匮乏和医药费用高昂，致使更多的老年人因承担不起费用最终放弃治疗，对医疗的需求越来越高。对有一定退休金的退休老年人来讲，财产安全也应予以重视，当前老人的退休金和养老金在高物价水平的衬托下显得微不足道。老人们除了渴望"生活有保障，生病有钱治"，更想让自己的财产保值增值。

最后通过沟通与交流、文化娱乐活动、临终关怀等满足老年人的情感、尊重、发展和自我实现的需要，情感的需求来自家庭之间、朋友之间和夫妻之间，通过相互之间的交流沟通，从而得到亲情、友情和爱情，进而从内心获得精神上的归属感。

结合马斯洛的需求层次理论，根据当前中国的经济发展情况，科技发展水平以及老年人的受教育程度等，尊重客观事实，更有针对性地分析失能老人长期照护服务需求，按照不同层次的长期照护服务需求给予失能老人真正所需。科学的养老不局限于物质需求，更需要精神上的关怀。所以马斯洛需求层次理论给予我们的启示是：结合当前中国经济发展的客观实际，使得失能老人能够真正做到老有所养和老有所依，并逐步发展，实现老有所得、老有所为以及老有所学。

2.1.3 协同治理理论

协同治理理论源于西方，广泛应用于社会学、管理学和经济学等领域。在我国，自十八届五中全会提出社会治理以来，协同治理理论成了国内热衷讨论的话题以及进行社会治理的工具。

协同（synergy）最早出自希腊语中的"synergos"，是组织结构和功能之意。所以，"协同"不仅指协调，而且强调的是协调合作的结果以及经过合作后而产生的新结构和新功能。治理是控制、引导、掌舵的意思。全球治理委员会给治理的定义为：治理是各种公共机构或是私人机构对共同事务进行管理的一个过程，在这个过程中，不同利益通过不断地调和而达到共赢。

关于协同治理，张仲涛、周蓉（2016）将其从传统角度和新视角分别进行阐述，传统角度上侧重于协同治理的合作，而新视角下的协同治理则强调二者的融合。[1] 李汉卿（2014）指出协同治理理论作为一种新兴的交叉理论，将自然科学和社会科学联系在一起，对整个社会系统的协调发展有着较强的解释力。[2]

当前，也有众多学者应用协同治理理论来解决现实问题。范文（2016）等人基于治理理论中的协同理论，厘清了社区协同治理的相关

---

① 张仲涛、周蓉：《我国协同治理理论研究现状与展望》，载于《社会治理》2016年第3期，第48～53页。

② 李汉卿：《协同治理理论探析》，载于《理论月刊》2014年第1期，第138～142页。

概念，并结合目前社区发展实际，探寻目前中国城市社区如何更好地实现多元协同治理的路径，使各种社会力量得到整合和优化，最终推动社会善治。[①] 秦智颖、李振军（2016）基于协同治理理论，提出了中国农村养老服务主体应是以政府为主，以家庭、机构为辅的结构。[②] 朱汉平、贾海薇（2013）在协同的理念下为农村养老服务打开了思路。[③]

失能老人长期照护服务供给并非是社会某一单方面能够解决的问题，且当前还处于碎片化的阶段，公私力量还存在着无法较好协调的矛盾。因此我们必须以协同治理理论的理念来对长期照护服务进行资源整合，使得社会各方都能够最大程度发挥作用并相互协同，利用网络扁平化进行治理，共同保障失能老人长期照护服务的有效供给。

2.1.4　契约理论

所谓契约，我们可以简单地理解为约定或者协议，其最明显的表现形式便是合同。例如，在现实生活中，人们购买商品房所签订的商品房买卖合同就是一个契约，购买人支付相当的费用购买房屋，开发商在规定时间内交付符合房屋质量要求的商品房并提供相关服务。

因此，契约理论就是用契约来分析、解释存在于日常生活中的各种类别的交易行为，并讨论如何构建合适的契约框架来约束和引导人们的行为。1937 年科斯（Coase，1937）在《企业的本质》一文中指出："由于预测的困难，关于商品或劳务供给的契约期限越长，那么对买方来说，明确规定对方该干什么就越不可能，也越不合适。"此后，契约理论逐渐开始分化为完全契约理论和不完全契约理论。首先，完全契约理论与不完全契约理论的假设条件是不一样的。完全契约理论认为当事人是完全理性的，且当事双方或多方存在着信息不对称的现象，而不完全契约理论则认为当事方是具有限理性且掌握的信息是对称的。其次，完全契约理论与不完全契约理论的主要目的不同。完全契约理论主要目

---

①　范文、魏婷、魏娜：《现代城市社区的多元主体协同治理实践——以治理理论为分析视角》，载于《改革与开放》2016 年第 8 期，第 62～64 页。

②　秦智颖、李振军：《我国农村养老服务供给主体多元化研究——基于协同治理理论视角的分析》，载于《中国集体经济》2016 年第 1 期，第 13～14 页。

③　朱汉平、贾海薇：《政府与社会组织协同供给农村养老服务的推进思路——基于协同治理理论视角的分析》，载于《广东农业科学》2013 年第 10 期，第 202～204 页、219 页。

的是解决道德风险问题，而狭义的不完全契约理论又被称为产权理论，是通过产权安排解决敲竹杠的问题。

聂辉华（2017）分别对完全契约理论、不完全契约理论的发展和应用进行了全面的阐述，并发表了自己对二者融合趋势的认识。[①] 严玲和赵黎明（2005）提出公共项目的本质就是各种利益相关者所达成的契约关系。[②] 闫明星、范君晖（2018）也从契约视角构建了养老 PPP 项目治理机制，以此来应对银发浪潮给社会带来的影响。[③] 瓜斯科和斯特劳勃（Guasch & Straub，2006）认为契约给 PPP 项目各方参与者的结合带来了可能。

PPP 模式是一种长期的、稳定的契约关系，失能老人长期照护服务通过 PPP 模式来进行供给，很显然公私之间就形成了一种显性的契约关系，并通过正式的 PPP 合同来进行规范。但是 PPP 合同是无法穷尽所有环境变化情况的，公共部门和私人部门的有限理性、信息的不对称，以及 PPP 项目各环节的不确定性，使公私双方所签订的 PPP 合同是不完的。同时，公共部门还存在着目标多元化和强权的特点，更加凸显了 PPP 合同的不完全性特征。

信息的不对称及众多潜在的不确定性，使得失能老人长期照护服务 PPP 需要来自众多方向的治理与监管。在老龄化日趋加剧、中国失能老人数量不断增加的背景下，通过契约关系引入政府与社会资本合作的 PPP 管理模式来解决失能老人长期照护服务供求矛盾问题，由社会资本投资建设，减缓政府的高额财政压力，政府来监管，为失能老人提供更优质的长期照护服务，借助多方力量的整合，可获取更多公共利益，同时社会资本方满足了自身的经济利益，最终达到共赢状态。此外还需说明一点，广义上我们也可以将法律、制度安排等视为一种契约。从这一角度上讲，可以通过加快 PPP 立法、理顺组织机构关系、推进项目公开等方式来促进 PPP 项目的健康发展。

---

① 聂辉华：《契约理论的起源、发展和分歧》，载于《经济社会体制比较》2017 年第 1 期，第 1～13 页。

② 严玲、赵黎明：《公共项目契约本质及其与市场契约关系的理论探讨》，载于《中国软科学》2005 年第 9 期，第 148～155 页。

③ 闫明星、范君晖：《养老 PPP 项目治理机制研究——基于不完全契约理论》，载于《中国发展》2018 年第 1 期，第 66～72 页。

2.1.5 社会支持理论

社会支持是 20 世纪 70 年代由学者拉舍克（Raschke）提出的，意思是人们感受到外界来自他人的关心和支持，多用于关于心理疾病的研究和康复。90 年代后，国内学者逐渐投入到社会支持问题的研究中，其中一些心理学家乃至社会学家纷纷对社会支持的定义提出了自己独到的见解。简单来讲，社会支持理论是研究社会中哪些力量是可以为个体提供支持的，如何提供支持，以什么形式提供支持等问题。叶盛泉、李皓（2003）认为社会支持是个体从其他个人、团体或社会组织中获得的物质、情感、信息和归属等方面的支持。[①] 巴雷拉（Barrera，1983）则认为社会支持包括物质、精神、行为等六个方面。[②] 丹尼斯（Denise，2011）认为生理及心理的易损性往往与社会支持网络有着密切的关系。[③]

社会支持理论是由社会支持主体（即社会支持的施予者）、社会支持客体（即受到社会支持的人群）、社会支持介体三部分组成。首先，社会支持主体是与客体有联系的各种社会形态，例如国家、团体、家庭等。其次，社会支持客体就是社会支持的接受者，通俗来讲需要社会支持提供帮助的弱势群体。最后，社会支持介体就是社会支持主体和客体之间的纽带，起到连接作用。本书的社会支持介体是主体为失能老人提供长期照护服务的方式。

国内学者也展开了运用社会支持理论对养老问题的探讨，史李娟（2017）指出居家养老服务中的社会支持就是指接受居家养老服务的老人从政府、市场、社会、家庭或其他处获得的各种支持的总和。[④] 黄健元（2014）等人在研究民办养老机构的过程中，依据存在的问题提出

19

---

① 叶盛泉、李皓、陈林：《上海市弱势妇女群体社会支持特点及影响因素》，载于《心理科学》2003 年第 5 期，第 945～946 页。

② M. Barrera，S. L. Ainlay，The Structure of Social Support：A Conceptual and Empirical Analysis. Journal of community psychology，Vo. 11，No. 02，April 1983，pp. 133 – 143.

③ Cloutier – Fisher，D.，Kobayashi，K.，Smith，A.，The Subjective Dimension of Social Isolation：A Qualitative Investigation of Older Adults' Experiences in Small Social Support Networks. Journal of Aging Studies，Vo. 25，No. 04，December 2011，pp. 407 – 414.

④ 史李娟：《社会支持理论视角下居家养老服务研究》，江西财经大学论文，2017 年。

了构建政府、市场、社会组织与家庭多元参与的社会支持体系。① 颜宪源（2010）等人认为农村老年人缺乏必要的社会支持，因此不仅要强化以血缘关系为基础的非正式支持，还要强调社会方面的支持。②

因不同失能程度的老人具有不同层次社会支持的需求，同时社会支持从不同角度所包含的内容也是不同的。社会支持可提供的服务可分为物质、精神、社交、经济等；社会支持的方式可以分为正式的与非正式的。不容置疑的是，多数失能老人的社会支持关系网络是不健全的，由于受到了身体或心理疾病的限制，导致他们的可活动空间及交流人群受到了极大的限制，他们的交往空间有限，交往人群有限。因此，以何种方式给予失能老人更好的长期照护服务，需要社会支持理论研究进一步深入探讨。

2.2 相关内涵概述

本节将失能老人长期照护服务 PPP 供给模式拆分，对各个定义进行界定。首先介绍了失能老人及长期照护的定义。其次对家庭照护模式、居家照护模式、日间社区照护模式、机构照护模式四种模式分别进行了研究。

2.2.1 失能老人

根据《中华人民共和国老年人权益保障法》（以下简称《老年人权益保障法》）的第一章内容，年满 60 周岁以上的中国公民即为老年人。同时也明确规定保障老年人的合法权益是全社会的共同责任。这就说明了：其一，《老年人权益保障法》的出台将保护老年人的合法权益、发展老龄事业提升到了国家层面，成了国家战略中的一部分；其二，中国上至国家机关，下至居委会、村委会乃至每个公民，都应该按照自己的

---

① 黄健元、程亮：《社会支持理论视角下城市民办养老机构发展研究》，载于《东南学术》2014 年第 6 期，第 83～89 页。
② 颜源源、东波：《论农村老年弱势群体社会支持网络的建构》，载于《学术交流》2010 年第 6 期，第 153～156 页。

职责，做好老年人权益保护工作。

　　失能老人作为老年人中的一类普遍又特殊的群体，自然受到《老年人权益保障法》的保护。"失能老人"顾名思义是"失能＋老人"。我们已经从法律的角度划清了老人的范畴，现在需要对"失能"进行必要的说明。

　　国际上，学术界通常用日常生活自理能力（ADLs）来测定老年人的失能程度，通过其日常独立生活的程度，构造出一个指数来反映老年人基本生活自理的情况。可分基础性的和工具性的日常生活自理能力[①]。应用最为广泛的是日常生活功能指数评价（Katz）量表和巴氏（Barthel）量表，Katz 量表是对老年人基本生活能力独立性的测度，分为 6 项指标：包括进食、穿衣、大小便控制、用厕、自主洗澡、床椅转移等，由"独立""部分依赖""完全依赖"三个等级进行评分。在一些西方国家，比如德国，长期护理制度根据平均照护次数和护理时间，将照护服务分为轻、中、重三个等级，并根据照护服务等级及照护人员或机构的等级确定照护服务的收费标准。每一个照护级别都包括基础护理、精神心理护理、运动与康复四种相同的基本照护内容。澳大利亚政府和州政府联合建立的老年照护评估项目（ACAP），由生理、心理、医疗、文化和社会五个方面的照顾需求构成。澳大利亚对养老服务有完善的评价体系和评价制度，对于接受服务的老年人，首先由专家组进行评价，然后确定适宜的场所，制定养老服务计划，最后根据计划提供服务。老年人在入住养老院前，还会使用评估表对老年人进行评估，包括日常生活自理能力、精神行为能力、复杂健康问题三个方面，每个方面分为高、中、低三类。日本于 2006 年出台了介护预防政策，将老年照护服务分为八个等级，包括自立、要支援Ⅰ－Ⅱ、要介护Ⅰ－Ⅴ级，级别的划分是以护理时间和护理强度为依据进行评估，并不是单纯地以老人身体指标作为依据。政府要根据老年居民提出的申请，调查员和主治医师以上职称的医生提出的健康状况认定书，以及由保健、医疗、福祉专家组成的护理认定审查会认定的等级，再由相应的单位提供相应的服务，做到评估者和服务提供者的分离。2002 年美国的联邦医疗照顾保险（Medicare）和贫困者医疗补助保险（Medicaid）服务中心（CMS）

---

　　① 景跃军、李元：《中国失能老年人构成及长期护理需求分析》，载于《人口学刊》2014 年第 2 期，第 55～63 页。

启动了老年护理院质量行动（NHQI），并开发了老年护理对象的健康状况和照护需求评估工具——最小数据集量表（MDS）。美国主要采用因素型分类方法进行照护分级。因素型分类方法是运用客观的测量工具，评估并计算患者需要的所有照护项目的照护时数，按照其占用照护时长及技术难易度等要素进行量化，时数和直接照护成正比例，时数越高者则需要的直接照护也就越多，相反则需要的直接照护就越少。

在中国，由于长期照护险目前仍处于试点阶段，上海、南通、青岛等地的长期照护险运行经验较为丰富，也形成了适用于当地实际的长期照护服务需求评估方法。以上海为例，上海民政局和卫计委等部门联合出台了关于印发《上海市老年照护统一需求评估标准（试行）》的通知，将老年人自理能力细化为日常生活活动能力、工具性日常生活活动能力、认知能力三个方面，每个方面的占比是不一样的。日常生活活动能力的权重最大，为85%。认知能力占比最小，为5%。日常生活活动能力包括一些基本生活中的常用行为，如穿衣、进食、上厕所、洗脸、洗手、上下楼等。工具性日常生活活动能力包括：搭乘公共交通、现金和银行账户的管理两项。认知能力包括：时间定向、空间定向、瞬间记忆、短期记忆4项。而疾病轻重维度主要包括当前老年人群患病率比较高的10种疾病。评估等级由自理能力和疾病轻重两个维度的得分决定，分值范围为0~100分，分值越高表示所需的照护等级越高。在疾病维度的基础上按照自理维度进行打分。

目前，学界对失能老人的界定有狭义和广义之分，其差异就在于狭义定义认为失能老人是完全丧失了生活能力，必须借助他人才能进行生活。而广义的概念则认为失能老人指部分功能丧失，需要依赖他人的帮助与照料。总体来看，对失能老人的概念只是存在着失能程度方面的争论。基于2011~2012年中国健康长寿调查数据（CLHLS），苏群、彭斌霞（2015）等人追踪评估包括吃饭、穿衣、上下床等6项指标，设置4个表示程度的选项，将失能程度分为了三个等级，即轻度失能、中度失能、重度失能。[①]

而在2015年，世界卫生组织（WHO）在《关于老龄化与健康的全球报告》中着重指出失能的社会性质，明确了失能（disability）的定

---

① 苏群、彭斌霞、陈杰：《我国失能老人长期照料现状及影响因素——基于城乡差异的视角》，载于《人口与经济》2015年第4期，第69~76页。

义，强调应该重视个人因素与环境之间的密切联系以及交互作用，认为失能是一种概括性术语，是对身体功能受到障碍、日常活动受到限制或者活动参与限制的统称。[①] 徐新鹏、王瑞腾和肖云（2014）也解释说明失能可以理解为一种老年人由于身体功能受损，从而日常生活活动受到制约的状态。[②] 成茜（2014）则将失能老人界定为由于疾病、年老、伤病、残疾等原因导致在吃饭、上下床活动，以及洗澡、穿衣等日常生活活动必须完全依赖他人或者由他人协助的年龄在 60 岁及以上的老人。[③] 刘纯燕（2018）则认为失能老人是生活无法完全自理，因受到身体机能损伤的限制，必须依靠他人照护或辅助性照护才能生存的老人。[④]

综上，本书对失能老人的界定为 60 岁及以上生活不能自理的老年人口，根据日常生活能力（activities of daily living，ADL）量表 6 项指标，至少有 1 项部分或完全不能自理且需要他人照料时间在 90 天（含）以上的老年人，即属于需要长期照护的失能老人。

2.2.2　长期照护服务

长期照护（long-term care，LTC）一词最初是源于西方社会。在我国，长期照护也会被翻译为长期照顾、长期护理、长期介护等。2000年，世界卫生组织发布的《居家长期护理服务》报告中，首次对长期照顾进行了定义，认为长期照顾是以非正式提供照顾者（家庭、朋友或邻居）和专业人员（卫生、社会和其他）为活动主体，以最大限度地享受独立、自主、个人充实和人类尊严为目标，保障自理能力欠缺者在个人选择优先的情况下，保持自身达到生活质量的最高可能。[⑤] 值得注意的是，2016 年世界卫生组织将 long-term care 翻译为：长期照护。

23

---

①　World Health Organization. Worldreport on ageing and health ［R］. 2015. https：//www. who. int/ageing/events/world – report – 2015 – launch/en/。

②　徐新鹏、王瑞腾、肖云：《冰山模型视角下我国失能老人长期照护服务人才素质需求分析》，载于《西部经济管理论坛》2014 年第 1 期，第 84 ~ 88 页。

③　成茜：《城市空巢失能老人长期照料服务问题研究》，湖南师范大学论文，2014 年。

④　刘纯燕：《失能老人长期护理服务发展面临的困境研究》，载于《经济研究导刊》2018 年第 26 期，第 103 ~ 104 页、121 页。

⑤　WHO Study Group. Home – Based Long – Term Care ［R］. WHO Technical Report Series 898. 2000。

1987 年，美国学者凯恩（Kane）首次提出长期护理服务（long term care service），他认为长期护理服务就是无论因为先天还是后天的原因失去生活自理能力的人，应该得到的一系列的护理或者照顾的服务。随后欧洲经济合作与发展组织（OECD，2005）也对长期护理服务进行了定义，认为这种长期照护服务与医院的"治疗"是有所区别的，服务的提供者可以是缺乏专业技能的家人或朋友，也可以是具备护理技能的专业人员，为日常生活中身体机能低下、需要协助的老年人提供的一种服务。

关于长期护理服务在国内也有许多不同的定义。早在 1995 年，张天笑（1995）首次将长期护理服务的概念引入国内，认为它是专门为老年人提供的协助其日常生活的医疗、护理和生活服务。孙建娥、王慧（2013）结合我国国情和发展背景，指出需要整合家庭、社区和养老机构的照护资源，提出建立"以政府为主导、以家庭为基础、以社区为依托、以机构为支撑"的"四位一体"的老年长期照护服务体系，使失能老人得到集生活照料、医疗康复、精神慰藉等一体化的长期照护服务。[1] 沈洁（2014）认为在这一概念中有必要引入福利因素，介于我们服务的关键主要体现在老年人的终极阶段，人的一生都理应有尊严，处于失能状态的老年人也不例外，应使他们延续到生命的最后一刻。[2] 周春山、李一璇（2015）又进一步对长期照护服务进行研究，强调"为身体功能障碍缺乏自我照顾能力的人，提供健康照顾、个人照顾以及社会服务"，并以预防诊断、预防、治疗、康复、支持性及维护性的服务为内容。[3] 唐钧（2018）等人界定了与长期照护相关的概念框架，并介绍了建立长期照护保险的国际经验。[4]

综上，我们可以明确：长期照护服务专门为失能人群长期提供生活

---

[1] 孙建娥、王慧：《城市失能老人长期照护服务问题研究——以长沙市为例》，载于《湖南师范大学社会科学学报》2013 年第 6 期，第 69~75 页。

[2] 沈洁：《养老护理政策的目标》，载于《社会保障研究》2014 年第 1 期，第 72~87 页。

[3] 周春山、李一璇：《发达国家（地区）长期照护服务体系模式及对中国的启示》，载于《社会保障研究》2015 年第 2 期，第 83~90 页。

[4] 中国长期照护保障需求研究课题组，唐钧、冯凌、王君：《长期照护：概念框架、研究发现与政策建议》，载于《河海大学学报（哲学社会科学版）》2018 年第 1 期，第 8~16 页、89 页。

照顾、医疗服务、精神慰藉等一系列服务。其显著特点为长期性，正是基于此，长期照护逐渐地从养老服务中独立出来。所以，长期照护服务是一个复合型的概念，兼具养老服务和医疗服务的双重任务。长期照护服务不是简单的生活照料服务，不同于通常意义上的家庭照料，正规化和专业是它的显著特征，是在特定的政治、经济、文化、社会背景下，由多个部门共同协作构成的一张社会服务网。除此之外，长期照护服务需要照料、康复和保健相结合，体现了对需求人员照护服务的全面性。长期照护服务的方式包括家庭、社区和机构提供的从饮食起居照料到急诊或康复治疗等一系列长期服务。长期照护服务更加强调专业化和正规化的护理服务。长期的生活不能自理，将使老年人的生活范围缩小，从而使老人与外界接触减少，进而使老年群体的信息接受能力大大降低，这是造成长期失能加剧的重要原因。因此我们只有真正深入了解长期照护服务的特点，认识到其重要性和必要性，才能有效地缓解失能老人的病情及帮助他们康复。

2.2.3　长期照护模式

　　所谓模式，应属于方法论的范畴，将解决某一问题的方法上升到理论的高度固定下来变成了模式。失能老人长期照护服务模式便是指向那些对于长时间生活不能自理的失能和半失能老人，依据其需求，在提供不同层次和等级的护理服务的过程中所固化的方法。按照失能老人接受服务的场所和服务主体的不同，我们可以大致分为家庭照护、居家照护、日间社区照护、机构照护。

　　众多学者研究构建出了适合于中国本土化的长期照护模式，李明、李士雪（2013）将长期照护服务的责任主体分为政府、市场、家庭和社会四个方面，构建出四元结构的长期照护模式。[①] 刘焕明（2017）认为中国养老模式尚未完善，尤其对于失能老人来说更具特殊性，因年老体衰而丧失自我照护能力，就目前中国养老模式是否能够有效地满足失能、失智老人的需求问题，还有待进一步研究考证，所以加强养老资源整合，使其得到充分利用，联动各方共同构建多元主体的失能、失智老

---

　　① 李明、李士雪：《福利多元主义视角下老年长期照护服务体系的构建》，载于《东岳论丛》2013 年第 10 期，第 117～120 页。

年人长期照护模式成为目前的重要之事。① 刘纯燕（2018）进一步研究失能老人长期护理服务供给不足、服务水平较低、服务门槛较高和护理保险政策缺失等问题，通过确立政府责任、建立"三位一体"失能老人长期护理服务模式，逐步完善养老模式。②

1. 家庭照护模式

在我国，由于受到几千年来的传统文化的影响，所谓"善事父母者，从老省、从子，子承老也"，成年的子女不供养自己的父母就被认为是不孝，因此众多的老年人都是依靠家庭照护得以养老。家庭照护一般是以家庭的内部成员、亲戚朋友或者邻里作为照护者，在家中给予老人长期的照护服务。家庭照护是一种非正式的照护形式，社会互助性较差，承担家庭照护的主体主要是家庭内部成员以及亲朋好友。家庭照护是老人特别容易接受的一种照护方式，一方面老人与子女关系密切，更加信任子女，老年人往往会有更多的情感需求和对亲情的依赖。另一方面子女对父母具备天然的亲近和熟悉优势，更加了解老人的生活习惯，子女的照护是最简单而现实的，也可增进亲人之间的感情。由此看出家庭照护具有明显优势，老人不仅能够得到子女物质上的照护，更能感受精神的慰藉，有助于老人的身心健康。

近几年学者们研究发现，家庭照护模式开始发生转型。这种转型是因社会环境发生了翻天覆地的变化，家庭养老的伦理基础已经不像过去那样被强调，经济快速发展所带来的社会生活节奏加快使得人们更加注重物质的富足，具有互助性质的各种养老机构的数量不断增加。张明锁、米粟（2018）研究发现农村地区受到现代文化与经济的冲击较小，因此农村老年人仍然主要依靠家庭进行养老，但是现代社会子女对老人的赡养是软弱无力的。③ 刘西国、刘晓慧（2018）指出家庭人力资本越

① 刘焕明：《失能失智老人长期照护的多元主体模式》，载于《社会科学家》2017 年第 1 期，第 46～50 页。

② 刘纯燕：《失能老人长期护理服务发展面临的困境研究》，载于《经济研究导刊》2018 年第 26 期，第 103～104 页、121 页。

③ 张明锁、米粟：《农村家庭老年照护行为及其影响因素研究》，载于《河南社会科学》2018 年第 1 期，第 120～124 页。

丰富，失能老人获得照护的概率会越高，而且以获得家庭照护为主①，这与李冬梅、王荣华（2015）的观点是一致的，他们认为家庭照护方式在那些子女较多的社会是十分可行的，子女较多也就意味着家庭人力资本较为丰富。② 20 世纪 80 年代后，计划生育政策的推行以及改革开放等政策的实行，使中国社会发生了巨大的变化，家庭结构呈现倒三角的形式，家庭的养老功能也大大削弱。

2. 居家照护模式

居家养老源自以英国为代表的西方国家的社区照护。居家养老是人们的理想，并成为许多国家政府的政策目标，被联合国纳入《老龄问题国际行动计划》予以倡导。中国学界最早提出居家养老模式并予以理论阐述的是袁缉辉（1996）。③ 居家照护可以被理解为家庭照护和机构照护的过渡模式，老年人可以不必离开自己的家，由相关专业服务人员上门为其提供照护服务。一方面，它不仅能够解决子女在时间、医疗上对父母照护的欠缺，还能够充分考虑到失能老人的想法和感受，通过借助外部服务提高对老人的专业照护水平。既解决了各种成本问题，又提高了照护水平，对家庭照护具有很大的弥补性优势，是老人偏爱的照护方式。另一方面，居家照护方式，顾名思义就是被照护的老人重返家中，同时政府在福利开支方面的负担也大大减少。对于病情稳定的失能老人来说，避免了单纯依靠子女的照护形式，有效地增强了照护的专业性，有助于协调好社区医院与家庭之间的关系，减少过多的医院康复检查带来的不便。以志愿者团队服务方式进行居家照护还有助于减少政府的财政支出，可以定期进行心理疏导和精神慰藉。

居家照护的形式主要是日常照护，其性质是一种社会性和家庭性相结合的照护服务。可以预见，居家照护在不远的将来会成为长期照护模式的主流形式。崔恒展（2015）指出学界主流一致认为居家养老是一种社会化的养老模式，是指老年人的居住地不发生变化，仍然居住在家

27

---

① 刘西国、刘晓慧：《基于家庭禀赋的失能老人照护模式偏好研究》，载于《人口与经济》2018 年第 3 期，第 56 ~ 66 页。

② 李冬梅、王荣华：《家庭照护向居家照护转化的思考》，载于《大庆社会科学》2015 年第 5 期，第 85 ~ 87 页。

③ 袁缉辉：《养老问题浅议》，载于《社会科学》1996 年第 6 期，第 52 ~ 55 页。

中，但却能够享受到来自社区所提供的服务。① 杨云帆（2015）借鉴了国外的养老方式，通过列举欧美国家的经验，发现"居家养老院"竟是美国设立的最具有营利性的养老方式（即居家养老与社区养老结合体）。② 龚艳萍（2016）指出养老服务项目的发展应该与时俱进，将当前的"互联网＋"思维引入其中，转移养老服务项目的发展重心，向社区居家养老产业链方向发展。③ 陈连庆（2018）认为高龄老人居家照护需求高，精神照护需求最高，85 岁以上的老人是最需要照顾的群体，应有针对性地提供照护。④

3. 日间社区照护模式

由于社区照顾概念的形成比较复杂，至今仍然没有一个公认的解释。对社区照顾概念的界定，不同的人有不同的理解。在英国，1989年的社区照顾白皮书中给出了关于社区照顾的解释，为了使老人能够尽可能在"类似家庭"的环境下（自己家或社区中）过独立的生活，给予因年迈、心理疾病或障碍、身体及感觉机能受损等问题所困者提供服务和支持。日间社区照护是社区照护的一种，是指依托社区这一平台，老人在社区内就可以享受到来自社区的社会性专业照护服务。其形式以日常生活照料和日间托养为主，它是一种社会性的专业照护服务。

日间社区照护模式与前面分析的居家照护模式的本质区别在于专业性强。按照 ADL 量表统计结果，日常生活自理能力状态良好的老年人高达 92.8%，其中部分老年人更愿意在熟悉的环境中养老，因为社区既能够提供养老机构所不能给予的更加人性化设计的温馨服务环境，而且还能避免不必要的政府财政支出和提高社区内外资源利用率。刘晓双（2016）认为日间社区照护模式能够满足老人及其照顾者的照护需求，使照护质量得到极大的提升，还能充分利用社区资源，对解决老人长期

① 崔恒展：《居家养老的源起演变及其内涵探究》，载于《山东社会科学》2015 年第 7 期，第 120～124 页。

② 杨云帆：《国外养老模式的经验和启示》，载于《中国民政》2015 年第 5 期，第 57 页。

③ 龚艳萍：《互联网＋社区＋居家养老产业发展研究——以荆门市为例的养老产业 PPP 项目思考》，载于《荆楚学刊》2016 年第 1 期，第 36～40 页。

④ 陈连庆、宋琼、陈长香：《不同年龄阶段中高龄老人的居家照护需求分析》，载于《华北理工大学学报（社会科学版）》2018 年第 5 期，第 57～63 页。

照护问题有着重要的意义。[①]该方式更适用于有一定自理能力或病情稳定的老人，而社区照护也正是结合了这一点。社区本身就是家庭和社会的中间桥梁，使家庭与社会之间的信息沟通更加顺畅，换句话说就是巧妙地将社会服务融入家庭照护模式中，做到优势综合利用，使子女最为满意。社区照护模式可以组织部分老人组成互助小组开展互相照料活动，形成帮带作用来鼓励并且督促老人积极参加，可以增加一定奖励机制，有助于老人精神上的愉悦和乐观心态的培养。

根据"就地养老"的理念，因为社区照护既省时又省力，更好地保障了老年人晚年生活的延续性，应完善社区照护服务，并将其引入照护服务体系的构建当中。随着人口老龄化和社会养老问题的日益凸显，仇媛（2015）认为通过加强社区照护功能，结合家庭医生服务、社会组织和志愿者力量，强化社区（村）养老服务站的照护服务供给能力，使社区成为失能、失智老人可以真正依靠并信任的地方。[②]刘印、李红芹（2018）认为合理的社区连续性照护可以较大程度地减少患者的不良情绪，提高其生活质量，也可以提高社区资源利用度，缓解社会的医疗支出压力。[③]

中国所提出的"9073养老模式"便能够充分说明国家对于社区养老的态度，尽管多数老年人会选择居家养老模式，但社区将会是未来养老发展的方向，社区不仅仅是一个相对独立生活单元，同时它更应该是具有互助精神的开放的养老家园。因此应该加大政府支持力度，鼓励政府以外的各部门积极参与，进而提高养老服务供给水平、缓解老龄化速度加剧带来的社会压力。

4. 机构照护模式

机构养老在社会化养老模式下已成为养老服务体系中不可缺少的组成部分。通过相关研究发现，目前中国失能老人数量不断增加，家庭照护的功能逐步弱化，社区照护服务至今还未发挥出其应有的作用。基于

---

① 刘晓双：《以日间照料中心为基础的社区失能老人长期照护服务模式及运行机制研究》，泰山医学院论文，2016年。

② 仇媛：《人口老龄化背景下中国城镇社区居家养老模式探析》，载于《河北学刊》2015年第1期，第214～217页。

③ 刘印、李红芹：《社区连续照护模式改善老年慢性病患者不良情绪及生活质量》，载于《基因组学与应用生物学》2018年第2期，第604～610页。

上述情况，机构照护在照护失能老人方面具有的独特优势，也必将成为今后研究和实践的重点。

机构照护是以向老年人提供饮食起居、清洁卫生、生活护理、健康管理和文体娱乐活动等为目的的综合性服务。照护机构对入住公办或者民营养老机构的失能老人提供一系列照护服务，主要是以养老院、敬老院、老年护理院为主体，能够为入住的老年人提供饮食起居、清洁卫生、生活护理、健康管理和文体娱乐活动等服务项目的综合性养老机构。从数量上看，当前我国养老机构大多由政府出资筹办，民间投资的比例还较小。随着人口老龄化程度逐渐加深，有不少学者对此进行了研究。李茂呈（2018）强调家庭结构的变化和人们思想观念的转变，使得传统的养老模式已经难以为继，应该向发展机构养老模式等新型养老产业模式努力。[1] 民政部《2017年社会服务发展统计公报》显示，全国各类养老服务机构和设施15.5万个，比上年增长10.6%。在全国所有养老机构中，公办养老机构超过一半达到56.25%，而民营养老机构占43.75%。[2] 关于长期照护概念，其典型特征是具有长期性和持续性，是照顾护理的意思。主要有日常生活照料、康复治疗、精神慰藉等内容。有学者对机构照护进行研究，认为机构照护就是为入住养老机构的老年人长期提供以日常照料、托养服务、康复治疗、精神慰藉等内容的照护服务。[3]

在中国，机构照护已成为老年人社会化养老和长期照护服务中的重要方式，并制定出一系列的标准化管理措施，为提高养老机构的服务质量做出了重要保障。王章安（2015）据目前研究表明，照护服务的相关标准缺乏科学的数据支持，总体现状是重硬件轻软件、重技术而轻服务，很难对实践起到实质性的指导性作用，同时不利于养老机构的可持续发展。[4] 从目前来看，标准化的服务都是按照一般老人制定的，对于失能老人的长期照护服务并没有体现出其特殊性。针对不同程度的失能

① 李茂呈：《机构养老模式下昆明市失能老人长期照护问题研究》，云南财经大学硕士论文，2018年。
② 《2017年社会服务发展统计公布》，中华人民共和国民政部网站，http：//www.mca.gov.cn/article/sj/tjgb/201808/20180800010446.shtml，2018-8-2。
③ 陈涛：《中国失能老人机构照护服务质量评价实证研究》，重庆大学硕士论文，2014年。
④ 王章安：《机构养老服务标准体系的研究现状与展望》，载于《中国老年学杂志》2015年第10期，第2864~2867页。

老人必须制定不同服务标准。马丽霞（2016）等人调查发现，老人的失能程度对长期照护服务需求产生一定的影响，重度失能老人对专业性健康照护和生活照护的需求较多，而轻度及中度失能老人对精神慰藉的服务需求较大。[1] 黄雯（2018）针对长春市多家设有失能老人服务的养老机构进行调查研究，分析养老机构失能老人实际照护需求与保障体系完善之间的递进关系，以需求为导向，为养老机构失能老人保障体系提供改善的策略依据。[2] 严运楼（2018）根据失能老人功能障碍的程度以及由此产生的照护需求，完善养老机构照护标准体系，更好地提高养老机构的服务质量，从而满足失能老人的照护服务需求。[3]

机构照护模式采取集中居住以便更好地管理和服务。但是机构照护仍然面临着投资大，回收周期长，盈利困难，监管困难等一系列难题。对经营过程中发生在机构内的伤病、死亡等重大问题并未找到相应明确的解决办法，时有纠纷困扰经营者，服务人员培训难度增大，机构长期照护服务模式存在一系列挑战。

2.3　PPP 模式内涵及分类研究

2.3.1　PPP 模式内涵

英国是 PPP 一词的发源地，早在 1982 年英国就提出了 PPP 一词，到现在 PPP 模式已经被世界上众多国家肯定并积极推广。那么就出现一个问题，PPP 模式是如何而来的？又是怎样进行发展成了现在的样子？国内外如何界定 PPP 模式？都在哪些方面进行研究？是这一节我们将要解决的问题。

---

① 陈颖、马丽霞、裴慧丽、刘灵灵：《不同失能程度老年人居家养老照护服务项目需求调查》，载于《中国实用神经疾病杂志》2016 年第 1 期，第 38～40 页。
② 黄雯：《养老机构失能老人实际照护需求与保障体系建设调查研究——以长春市为例》，载于《现代商贸工业》2018 年第 25 期，第 115～116 页。
③ 严运楼、杨毅、章萍：《失能老人机构照护标准化建设研究》，载于《卫生经济研究》2018 年第 9 期，第 59～62 页。

1. 国外 PPP 内涵文献综述

PPP 最早由英国政府于 1982 年提出的，当然 PPP 模式的运用也不是政策家们头脑中凭空产生的，事实上 PPP 模式是从实践中而来的。在英国，早在 13 世纪的时候英格兰律法就首次允许设立收费站，并将所收取的通行费作为维护道路运营的费用。但是，在这个时期并没有出现 PPP 一词，发展也十分缓慢。1663 年英国的第一条收费公路建成投入使用，同时设立收费站。一直到 18 世纪收费公路才在英格兰普及开来。1992 年，英国率先提出了私人融资活动（private finance initiative, PFI），利用私人部门的财力、管理、技术与理念去提供公共物品与服务。由此，PPP 开始进入了人们的视野。英国财政部定义 PPP 是一种安排，其特点是公私部门要进行相互合作。而从广义来讲，PPP 是从公共部门独立运作到私人部门独立运作之间的众多的各种合作、提供服务和建造基础设施的方式。

国际上将 PPP 界定为 public 和 private 的结合，市场（私人部门）起着基础的资源配置作用，而政府（公共部门）是对公共服务的供给，两者有效地结合就实现了公共服务的市场化运作。在 1998 年联合国发展计划署（UNDP）定义了 PPP 是基于某个项目，政府、营利性企业和非营利性组织协作而形成的一种合作形式，这种合作往往可以超出单独预期的效果。① 欧盟委员会认为 PPP 为公共部门和私人部门进行分工合作提供了可能，这种公共部门和私人部门一起合作的方式将会使二者共同提供公共服务或建设公共设施。② 世界银行认为，PPP 是一种为了提供公共资产和公共服务由私人部门和政府部门之间签订的长期合同。美国 PPP 国家委员会指出，PPP 模式是一种公共物品的提供方式，结合了外包和私有化的特色，发挥出了外包和私有化的优势。加拿大 PPP 国家委员会侧重于 PPP 模式的手段，将 PPP 定义为公共部门和私人部门基于各自的经验建立的一种合作经营关系，并通过适当的资源分配、风险

---

① 贾康、孙洁：《公私合作伙伴关系（PPP）的概念、起源与功能》，载于《中国政府采购》2014 年第 6 期，第 12～21 页。

② Ivan Paya, Ioannis A. Venetis, David A. Peel Further Evidence on PPP Adjustment Speeds: the Case of Effective Real Exchange Rates and the EMS. Oxford Bulletin of Economics & Statistics, Vol. 65, No. 04, July 2003, pp. 421–437.

分担和利益分享来满足公共需求。①

除了上述一些国际组织对 PPP 模式做了定义之外，众多的国外学者也做出定义。萨瓦斯（E. Savas，2002）认为 PPP 是公私部门共同参与供给物品和服务的任何安排。② 博瓦尔德 Bovaird（2004）则认为只要是公私部门共同提供的公共服务都可称为 PPP。③ 皮乐逊和麦克彼德（Pearson & Mikepeter，1996）认为 PPP 是指按照公私二者之间的合同契约，公共部门基础设施的建设或管理由私营部门来进行或由代表公共部门实体（利用基础设施）向社会提供各种公共服务的一种运行模式。④ 阿姆斯特朗（Armstrong，2015）认为 PPP 是一种以促进公共政策和计划的实行为目标，包括合同安排、联合、合作协议和协作活动等方面在内进行的合作关系。⑤

由此看来，众多的权威机构和专家对 PPP 的表述不尽相同，一部分学者所定义的 PPP 更偏向于我们所理解的广义的 PPP，还有一部分学者从政府和社会资本的分工合作进行定义。但总体来看都基本出现了公共部门、私人部门、合作、分配等字眼，的确合作是作为 PPP 的前提而存在，公共部门与私人部门如果没有合作的共识就无法共同来进行 PPP 项目，合理分配则是 PPP 的问题之一，不仅包括风险的合理分配也包括利益的合理分配。

2. 国内 PPP 内涵文献综述

目前国内众多组织和学者都对 PPP 模式进行了广泛的研究，具体内容涉及融资模式、风险分配、运营效率、成功关键因素、物有所值评价、可行性与必要性的态势分析法（SWOT）分析等。

---

① 达霖·格里姆赛、莫文·K. 刘易斯：《公私合作伙伴关系：基础设施供给和项目融资的全球革命》，中国人民大学出版社 2008 年版，第 56 ~ 68 页。

② E. S. 萨瓦斯：《民营化与公私部门的伙伴关系》，中国人民大学出版社 2002 年版，第 105 页。

③ Ivan Paya, Ioannis A. Venetis, David A. Peel Further Evidence on PPP Adjustment Speeds: the Case of Effective Real Exchange Rates and the EMS. Oxford Bulletin of Economics & Statistics, Vol. 65, No. 04, July 2003, pp. 421 – 37.

④ Nick Timmins. Building Better Partnership [J]. Financial Times, Vol. 07, No. 02, 2002, pp. 34 – 37.

⑤ 刘薇：《PPP 模式理论阐释及其现实例证》，载于《改革》2015 年第 1 期，第 78 ~ 89 页。

在国内关于 PPP 模式的研究中，中国官方对 PPP 做了三个版本的定义。国务院办公厅转发《关于在公共服务领域推广政府和社会资本合作模式指导意见的通知》将 PPP 定义为：政府和社会资本合作模式是公共服务供给机制的重大创新，即政府采取竞争性方式择优选择具有投资、运营管理能力的社会资本，双方按照平等协商原则订立合同，明确责权利关系，由社会资本提供公共服务，政府依据公共服务绩效评价结果向社会资本支付相应费用，保证社会资本获得合理收益。[①] 政府和社会资本合作模式有利于充分发挥市场机制作用，提升公共服务的供给质量和效率，实现公共利益最大化。

财政部《关于推广运用政府和社会资本合作模式有关问题的通知》将 PPP 模式定义为："政府和社会资本合作模式是在基础设施及公共服务领域建立的一种长期合作关系。"应该充分认识 PPP 模式的重要意义，积极稳妥做好项目示范工作，为了促进 PPP 发展制度体系的完善，必须切实有效履行好财政管理职能，不断加强组织和能力方面的建设。

《国家发展改革委关于开展政府和社会资本合作的指导意见》认为："政府和社会资本合作（PPP）模式是指政府为增强公共产品和服务供给能力、提高供给效率，通过特许经营、购买服务、股权合作等方式，与社会资本建立的利益共享、风险分担及长期合作关系。"该意见指出了 PPP 模式的重要意义和原则，适用范围以及操作模式等。

由此可以看出，中国官方虽然对 PPP 模式给出了不同的定义，国务院的定义侧重于 PPP 模式的运作过程，财政部的定义简单明了，而发改委的定义侧重于其功能和依托手段。但它们有其共性，首先它们都充分肯定了 PPP 模式，并积极鼓励和发展 PPP 模式，都认为 PPP 模式应该应用在公共事务以及公共服务领域，是政府和社会资本之间所建立的一种长期合作关系。

除此之外学界的众多学者也从不同方面和不同应用领域对 PPP 模式进行了研究。中国 PPP 模式起步较晚，且在推广初期的众多项目很不规范，2017 年出台了众多的文件来帮助规范 PPP 模式的健康发展，关于 PPP 的理论和实践研究不管是深度还是广度都在不断延伸和扩展，针对

---

① 《国务院办公厅转发财政部发展改革委人民银行关于在公共服务领域推广政府和社会资本合作模式指导意见的通知》，http://www.gov.cn/zhengce/content/2015 – 05/22/content_9797.htm，2015 – 05 – 22。

PPP 模式的定义，不同学者也有不同的侧重点。

如孙翙锋（2018）从政府、市场和社会三者之间关系揭示了 PPP 模式的含义，认为 PPP 模式集中体现为共治、法治以及善治三重治理逻辑，是推进国家治理现代化的一项重大制度创新。[①] 他指出，根据 PPP 模式的不同用途学界将 PPP 分为四类，他着眼于将 PPP 模式界定为政府与非政府主体合作提供基础设施和公共服务的制度安排。李宜强、韦佳慧（2017）也从市场、社会与政府的关系角度提出 PPP 模式的根本作用不仅是解决政府融资和债务问题，而且在于协调市场、社会与政府三者之间的关系，PPP 模式是一种推进国家治理能力、治理体系现代化的工具。[②] 和军、戴锦（2015）认为 PPP 是提供公共服务和公共基础设施的一种重要组织创新和制度创新，具有降低交易成本、转移与合理分配风险、创新管理方式、提高效率、缩减政府债务等多重功能，但同时 PPP 也存在一定的风险。[③] 杜焱强、吴娜伟等人（2016）则从农村环境治理的视角，针对农村当前出现的空心化、空巢化等问题，提出了 PPP 模式对市场机制和配套工程的依赖性很高，是否适用于农村环境治理需要深入系统研究，构建了农村环境治理的 PPP 模式生命周期成本的分析框架进行成本测算。[④]

中国财政学会公私合作（PPP）研究专业委员会课题组[⑤]（2014）比较了各国对 PPP 模式的定义，从管理的视角给出了 PPP 的定义，着眼于合作与管理的过程，指出 PPP 管理模式与融资模式的区别，融资只是 PPP 的目的之一，并不是全部。董再平（2017）指出 PPP 模式是指政府与私人资本通过签订协议，社会资本方向公众提供公共服务。同时

---

① 孙翙锋：《PPP 模式的治理逻辑、现实困境与发展路径——构建面向国家治理现代化的 PPP 模式》，载于《湖湘论坛》2018 年第 6 期，第 142～151 页。

② 李宜强、韦佳慧：《PPP：国家治理现代化的政策工具——借鉴法国城市合同经验》，载于《经济研究参考》2017 年第 53 期，第 24～28 页。

③ 和军、戴锦：《公私合作伙伴关系（PPP）研究的新进展》，载于《福建论坛（人文社会科学版）》2015 年第 5 期，第 44～51 页。

④ 杜焱强、吴娜伟、丁丹、刘平养：《农村环境治理 PPP 模式的生命周期成本研究》，载于《中国人口・资源与环境》2018 年第 11 期，第 162～170 页。

⑤ 贾康、孙洁：《公私合作伙伴关系（PPP）的概念、起源与功能》，载于《中国政府采购》2014 年第 6 期，第 12～21 页。

指出 PPP 来源于实践，并随着实践的发展而不断深化。①

朱振鑫、杨芹芹（2016）深度剖析 PPP 各参与方，详细解读了政府、银行、企业在参与 PPP 时存在的动因，参与的模式以及面临的风险，从而细致描绘了中国式 PPP 当前的图景。② 查勇、梁云凤（2015）认为政府和社会资本合作模式具有撬动民间资本等作用，从政府的视角分析了应如何推动 PPP 模式发展，并提出了需要建立合理的收费和补贴制度、完善财税管理制度、完善管理体制和监管体系等制度安排，同时提出了建立适用的法律框架和规则体系、建立维护公共利益的机制、保护私人部门的正当权利、建立合作中的相互信任关系等配套措施。③ 赖丹馨、费方域（2010）则从经济效率的角度，认为 PPP 模式是社会组织在公共部门的扩展，它是一种合同关系，包含项目的融资、建设、运营等责任的分配，重点在于收益和风险在公共和私人部门之间的适当配置。④

简迎辉、包敏（2014）综合了加拿大和美国 PPP 的内涵，认为 PPP 模式拥有三个最为核心的要素：融资要素、产权项目要素和风险分担要素，认为 PPP 模式是在这三个核心要素基础上所达成的为更好地提供公共物品和公共服务的合作关系。⑤ 董光耀（2015）指出政府及业界对 PPP 的认识已经发生转变，从开始的政府部门融资工具转移为促进投资体制改革，从大方向看就是微观范畴已上升至宏观层面。⑥ 刘娇等（2016）提出用 PPP 模式开发养老项目，并将其融入养老项目各阶段的设计中，构造项目流程图进行了细致的风险分析和识别。⑦ 陈柳钦

---

① 董再平：《中国 PPP 模式的内涵、实践和问题分析》，载于《理论月刊》2017 年第 2 期，第 129 ~ 134 页、178 页。

② 振鑫、杨芹芹：《中国式 PPP：参与方、模式与风险》，载于《金融市场研究》2016 年第 7 期，第 58 ~ 68 页。

③ 查勇、梁云凤：《在公用事业领域推行 PPP 模式研究》，载于《中央财经大学学报》2015 年第 5 期，第 19 ~ 25 页。

④ 赖丹馨、费方域：《公私合作制（PPP）的效率：一个综述》，载于《经济学家》2010 年第 7 期，第 97 ~ 104 页。

⑤ 简迎辉、包敏：《PPP 模式内涵及其选择影响因素研究》，载于《项目管理技术》2014 年第 12 期，第 24 ~ 28 页。

⑥ 董光耀：《PPP：规则的探索之路》，载于《中国投资》2015 年第 2 期，第 30 ~ 32 页、第 7 页。

⑦ 刘娇、李红艳：《PPP 模式在上海养老机构建设中的可行性分析》，载于《上海工程技术大学学报》2016 年第 3 期，第 260 ~ 266 页。

（2005）认为 PPP 模式是一种可以实现"双赢"或"多赢"的新型优化项目融资模式。[①] 王灏（2004）认为先从 PPP 的定义和分类入手，并结合中国的实际情况，探讨中国轨道交通的 PPP 模式。[②]

上述众多学者，从 PPP 不同的领域、不同的侧重点分析了 PPP 模式的含义与运用，在早期的学者像陈柳钦、吕建灵等人着重于 PPP 模式的融资功能，到了近几年各个学者开始转向于 PPP 模式的其他功能，并认为 PPP 模式是一种管理模式和制度创新。但是归结起来，PPP 模式离不开政府和社会资本的共同作用。

3. 本书观点

综合国内外组织与学者的定义以及目前 PPP 的发展趋势，本书认为 PPP 模式是一种管理手段和制度理念的创新，通过政府和社会资本方的合作能够切实地为公共物品和服务供给提质增效，帮助政府转型，实现国家治理能力和治理体系的现代化。综上，PPP 应是一种管理模式，主要有以下四层含义。

第一，PPP 模式更应该是一种管理模式。因为管理才是 PPP 模式的首要目标，而大家通常所说的融资只是 PPP 项目的中间环节。在管理学中，我们都学习过管理，包括计划、组织、领导、控制与创新等职能。因此 PPP 这种管理模式更多地体现在政府和社会资本合作的全过程，这就意味着其重点在于项目，是以项目为中心，为了实现对 PPP 项目的管理必须依靠项目的实际需求、预期收益、融资能力，以及政府扶持力度等因素。项目在每一个时期都有着不同的目标，这些目标与帮助实现目标的计划不仅通过书面文本的形式记录下来，而且政府和社会资本还要共同达成相关协议，进行合理分工，并为此配备合适的组织结构和领导班子，确保在出现问题时及时采取纠偏措施等。因此，我们认为管理是 PPP 首要职能。

第二，PPP 模式通过采用降低政府初期财政投资负担和规避风险的方式，以达到提高失能老人长期照护服务质量的目的。2018 年 2 月 1

---

① 陈柳钦：《PPP：新型公私合作融资模式》，载于《中国投资》2005 年第 4 期，第 113 ~ 114 页。

② 王灏：《PPP 的定义和分类研究》，载于《都市快轨交通》2004 年第 5 期，第 23 ~ 27 页。

日，国务院新闻办举行的发布会上，时任民政部部长黄树贤指出，将继续深化养老机构的"放管服"改革，全面放开养老服务市场，支持、放开并鼓励 PPP 项目的发展，以适应老龄化社会的需要。在政策的不断扶持下，将 PPP 模式引入长期照护服务中，使得公共部门和民营企业共同参与发展长期照护服务模式，由民营企业负责融资既能节省政府的财政负担，还能为养老服务分担风险。因此双方不但可以实现互惠互利的长期目标，而且还能更好地为老年人提供养老服务。

第三，PPP 模式搭建了政府和社会资本合作的通道，更多地为公共物品与公共服务提供社会资本。双方制定共同目标并达成长期稳定的合作关系，既保证了公共物品与服务供给的可持续发展，又大大降低了风险。党的十八大后，PPP 热潮再次席卷全国，民政部、发展改革委等于2015 年 2 月 3 日发布了《关于鼓励民间资本参与养老服务业发展的实施意见》，文中特别指出要吸引民间资本进入养老服务业发展，落实完善各项优惠政策，促进民间资本规范有序参与，保障养老服务需求。

第四，在某种程度上，PPP 模式可以确保社会资本有一定的营利性。对于无利可图的投资项目并不感兴趣的民营资本来讲，是达不到既能够还贷又有投资回报的双赢项目目标的。而通过采取 PPP 模式，政府就可以以补偿的方式为私人投资者提供税收优惠、贷款担保等方面相应的政策扶持，从而为解决这个问题提供保障。

2.3.2　PPP 模式的运作方式

PPP 模式的运作方式，是指 PPP 模式具体的类型划分，模式的选择问题不仅切实关系到利益相关者的风险分配、利益分配等重要问题，还影响到项目的成败，因此我们了解 PPP 模式的分类情况旨在为了更加清晰地知道如何运作才能将其更好地运用到实际中。对于每个国家来说无论在意识形态方面还是所处的 PPP 发展阶段来看都是不同的，因此使得每个国家的专业术语都有所差异，即便是同一个术语也有符合各自国家特点的理解，这就使得 PPP 的分类方式出现了一定差异。当前对于 PPP 模式运作方式的研究主要集中于基于不同维度的 PPP 模式的具体运作方式分类、运作方式的选择以及影响其运作方式选择的因素。

国内外的学者都对 PPP 模式的运作方式进行了探讨，世界银行按照所有权、投资运营、风险承担和合作期限等因素将 PPP 模式划分为服务和管理外包、租赁、特许经营、建设—运营—移交（build-operate-transfer，BOT）、建设—拥有—经营（building-owning-operation，BOO）和剥离六种模式。① 联合国训练研究所只认同世界银行 PPP 分类选项中的特许经营、BOT 和 BOO 三类模式为 PPP，外包、租赁和剥离则不属于PPP。欧盟委员会则是将其分为三类：传统承包类、一体化开发和经营类与合伙开发类。加拿大 PPP 国家委员会按照私营部门所承担风险的大小将 PPP 模式细分为委托运营（operoations & maintenance，O&M）、设计—建设—主要维护（design，build and major maintenance，DBMM）、设计—建设—经营（design build operate，DBO）等 12 种模式。

在中国，PPP 模式主要分为委托运营（O&M）、管理合同（manogement-contract，MC）、BOT、BOO、转让—运营—移交（transfer-operate-transfer，TOT）、改建—运营—移交（renovate-operate-transfer，ROT）等不同的运作方式。PPP 模式下项目建设的各运作方式的共同之处就是政府部门和私人部门共同参与项目的建设，不同之处体现在投资、建设、运营、维护、所有权等方面的归属以及在新建和在建项目中的适用上。

王灏（2004）在结合了国际上对 PPP 模式的划分后，提出了按照三级结构的方式进行划分，即按外包类、特许经营类、私有化类划分下属三个层，外包类包括模块式外包和整体式外包，特许经营类包括TOT、BOT 等，私有化包括完全私有化和部分私有化，并且探索了前补偿模式和后补偿模式的两种切合中国轨道交通的 PPP 模式。② 杨卫华（2014）等人借鉴了王灏的研究方法，构建出 PPP 模式的 22 个小类、9个中类和 4 个大类的三级分类结构，针对 9 个中类的 PPP 模式，构建三维框架，识别出公共项目 PPP 模式选择的三条路径，结合公共项目属性给出每条选择路径的适用条件。③ 陆晓春等人（2014）基于 PPP 典型案例，将实践中的 PPP 运作方式归纳为股权方式、分工合作方式、特许经

---

① 赵琦：《中国 PPP 理论与实操》，企业管理出版社 2017 年版，第 35～42 页。

② 王灏：《PPP 的定义和分类研究》，载于《都市快轨交通》2004 年第 5 期，第 23～27 页。

③ 杨卫华、王秀山、张凤海：《公共项目 PPP 模式选择路径研究——基于交易合作三维框架》，载于《华东经济管理》2014 年第 2 期，第 121～126 页、176 页。

营方式和购买公共服务方式四类，以股权方式参与 PPP 的主要有国有股转让和公私合资入股，项目所有权归公共部门所有，而特许经营方式是在合同期内所有权属于私人资本，购买公共服务类则是完全属于私人所有。① 赵辉等人（2008）以图表的方式全面分析了 PPP 模式的不同运作方式的内涵以及特征，并收集了目前项目库已有的经验，建立两阶段决策模型，分析适用于轨道交通 PPP 项目的方式，运用蒙特卡罗法进行案例模拟，确定出风险损失最小的模式为 BOT 模式。② 李公祥等人（2011）基于项目区分理论，从项目治理层和项目管理层两个层面分析了经营性项目和非经营性项目的 PPP 运作方式，认为在城市基础设施纯经营性项目应采用政府特许经营的 PPP 运作方式，非经营性项目可以采用 BOT 方式，准经营性项目则都可以。③ 简迎辉等人（2014）根据融资、产权和风险三个要素，确立了由政府投资并拥有项目所有权、由私人部门部分或全部投资但政府拥有项目所有权、由私人部门投资并拥有项目所有权这三个大的类别，需要结合项目的实情和外部环境因素，包括项目自身特点（项目的经济属性、技术属性和战略地位）、政府的能力和偏好、政策法律等因素来进行 PPP 模式的选择和设计。④

上述关于 PPP 运作方式的分析，基本可以说是建立在具体某一领域的应用上，大部分集中在轨道交通、综合管廊、城市基础设施建设方面。目前，还没有关于养老领域或是长期照护服务领域专门的运作方式的研究，基于中国的基本情况，综合借鉴上述众多国际组织与国内外学者的研究，将 PPP 按所有权、承担风险大小等因素分为三大类：外包类、特许经营类、私有化类，为失能老人长期照护服务引入 PPP 模式起到借鉴作用。关于这些模式在失能老人长期照护服务中的应用，将放在后面章节详细说明。

---

① 陆晓春、杜亚灵、岳凯、李会玲：《基于典型案例的 PPP 运作方式分析与选择——兼论我国推广政府和社会资本合作的策略建议》，载于《财政研究》2014 年第 11 期，第 14～17 页。
② 赵辉、邱玮婷、王楠、刁伟涛：《城市轨道交通 PPP 项目运作方式选择》，载于《土木工程与管理学报》2018 年第 4 期，第 38～45 页。
③ 李公祥、尹贻林：《城市基础设施项目 PPP 模式的运作方式选择研究》，载于《北京理工大学学报（社会科学版）》2011 年第 1 期，第 50～53 页、58 页。
④ 简迎辉、包敏：《PPP 模式内涵及其选择影响因素研究》，载于《项目管理技术》2014 年第 12 期，第 24～28 页。

1. 外包类

外包类顾名思义就是将项目的部分职能承包出去，一般情况下是由政府投资承包给私营部门。简单来讲就是通过政府付费的方式提供管理并维护设施等公共服务来实现收益。一般来讲，外包类 PPP 模式可划分为模块式外包和整体式外包，前者按照形式的差异又包括服务外包和管理外包。以澳大利亚为例，政府支出作为主要资金来源，而其他方面的运营则由非政府部门负责。有调查显示，采用该种服务模式的联邦政府及州政府除通过其他方式给予的机构补贴以外，仅养老机构的运营费用就占 30%。因此外包类项目中，私人部门的风险比例相对较小。目前，我国通过评估老年人的身体状况划分出 8 个级别额度补贴向不同需求程度的老人提供帮助。中国政府也在严格把控服务质量，统一招标规划，做好绩效评估，在北京、上海等多地已展开试点，为政府购买外包类项目的推广做出充分准备。

其中委托经营管理就是外包类项目中的典型，它的私有化程度相对较低。一般情况下，它不改变养老机构的国有属性，因为前期工作是由政府来做，通过提供一定的运营管理费用，来委托项目公司完成剩余的部分工作。在这期间，项目公司只具有运营和维护的职责，所有权一直归政府所有，因此政府能够真正地从繁杂的事务中脱出身来。同时，政府方和项目运营方实际上是一种商品交换关系，社会资本方所拥有的商品便是高效的管理与服务，政府对其进行购买。这样，一些效率低下、专业化水平低的公共养老机构，就可以重获新生了。该模式运用比较成功的国家，例如日本，在著名的横滨藤尺项目中就通过采用委托运营的公私合作形式，提高了养老机构的效率。因此我们可以借鉴日本的相关经验，尝试运用委托运营的方式，解决目前在公建、公营养老机构中遇到的问题。

吴楠（2014）调查发现沈阳市养老服务中心委托经营的运行管理模式，是典型的非营利组织参与到养老工程之中以期实现社会福利最大化目标的例子。[①] 据析，购买服务的范围由政府与运营机构协商后确定覆盖群体，其中政府是主要责任承担者其责任包括制定服务标准、做好

---

① 吴楠：《公建民营养老机构委托经营管理模式研究》，沈阳师范大学硕士论文，2014 年。

服务规范、准备招标合同并公开招标，最终确定最恰当的非政府机构等一系列工作，并通过构建一套具有可量化性和可操作性的服务质量评估体系进行全程监督。

对于长期照护服务业引入 PPP 模式，政府以一定费用委托私人部门代为提供或管理养老服务机构或长期照护服务机构，采取政府外包的方式为老人提供包括生活照料、医疗保健、精神慰藉等在内的长期照护服务，不仅照顾到老年人恋家的传统思想，而且以公益与营利相结合的形式运作，还能推动社会服务的发展。通过借鉴较早进入老龄化社会的发达国家的经验，同时基于全国长期照护服务 PPP 项目的实践成果，"BOT + O&M" 的组合模式运用具有更多的优越性。在这种合作框架下，政府部门和社会资本联合成立特殊目的项目公司（SPV），政府负责划拨土地、征地拆迁等，社会投资人出资建设长期照护服务机构等设施。项目建设完工后，政府以租赁形式获得长期照护服务机构的使用权，以租赁费支付投资人建设、维护成本及回报。同时，政府自身并不参与项目经营，而是再次将其委托给专业运营单位运营，运营单位和社会资本分别以使用者付费和租金的方式回收投资成本。

2. 特许经营类

政府特许经营出现于 19 世纪 40 年代，最早起源于美国。特许经营类又分为 TOT、BOT、ROT 等。在某种程度上来说，特许经营类项目的成功与否和政府部门的管理水平息息相关，只有衡量好与私人部门在利润和公益性两方面的关系的才能正常运行。此外，为特许经营类的公私合营项目健全合理有效的监管机制，既可以节省项目的建设和经营成本，还能在某种程度上提高公共服务质量，项目完成后按照合同规定，私人部门最终将项目的使用权或者所有权全部移交给公共部门。

特许经营类在公共设施领域运用较多，在公共服务领域少。从运作方式来看，宋雪（2018）等人调查章贡区社区居家养老中心 PPP 项目采用的是 BOT 和 O&M 的融资建设模式。[①] 陈学千（2018）提出采用 PPP

---

① 宋雪、连春茗、谢园琳：《PPP 模式在社区居家养老服务的应用研究——以赣州市章贡区为例》，载于《农村经济与科技》2018 年第 5 期，第 255～257 页。

模式中的特许经营权 ROT 模式来激活齐齐哈尔市的存量的闲置资产。[①]
李桂馨（2017）指出运用 TOT 模式促进事业单位的社会化和专业化改
革。典型的 BOT、TOT 及私人主动融资（PFI）等方式都属于政府特许
经营类模式，这类形式对私人部门的参与程度要求比较高。[②] 在养老服
务领域，非常典型的例子是美国，因为它公共服务的民营化程度占有相
当高的比例，并且拥有独自 PPP 法规的洲就占到了 50% 以上。比较成
功的借鉴就是美国的这五类社区，它们通常情况下是按照老年人年龄及
身体状况来提供多样化的需求，包括活力长者社区、独立生活型社区、
协助生活型社区、特殊护理社区及混合型持续护理退休社区。其中除前
两类社区之外的其他社区，建设运营所需要的社会资本必须由所在州政
府的特许授权才可经营。经过对美国经验的总结，我国在养老机构的建
设运营等方面也可以通过签署特许经营合同，向私人部门转让特许经营
权的方式，减轻政府建设资金负担，由特许方分担部分建设投资，从而
为我国养老机构的建设运营开拓了新的途径。

3. 私有化类

当前中国长期照护服务私有化类 PPP 供给模式主要以 BOO 实现形
式为主。对于私有化类的 PPP 项目具有永久性的所有权，整个项目的全
部资金都自己承担，在政府部门的辅助监管下，通过向用户收费实现利
润反馈。因此，私有化类 PPP 项目是承担风险最大的一种模式。

在基础设施建设中 PPP 模式的应用案例最多，通常传统采用 BOT
模式。如北京地铁四号线、奥运鸟巢项目等。对于养老机构适合哪几种
具体模式，鲜有人分析。把 PPP 模式应用于养老机构是一个勇敢的尝
试，王晖（2014）在其研究中表示，关键问题是要明晰产权、进行有
效的合同管理和制定科学严谨的运行流程。[③] 徐宏、岳乾月（2018）调
查发现上海市金山区颐和苑老年服务中心采取 BOO 的项目运作模式具

---

① 陈学千：《基于 PPP 模式的齐齐哈尔市养老机构融资方式探析》，载于《商业经济》
2018 年第 7 期，第 35 ~ 37 页。

② 李桂馨：《PPP 模式在河南养老服务业中的应用研究》，载于《中国市场》2017 年第
30 期，第 76 ~ 77 页、90 页。

③ 王晖：《PPP 模式在云南省养老机构建设中的应用探索》，载于《科技视界》2014 年
第 36 期，第 177 ~ 178 页。

体由政府提供土地、上海颐和苑老年服务中心投资建设。[①] 李正伟（2013）对 PFI 模式在养老地产领域的应用进行了详细的分析和研究，通过对比法进行研究发现，PFI 模式对于养老地产来说属于较为合理的模式。[②] 私有化类的 PPP 模式，社会资本方出资建设、运营养老院，并拥有所有权，因此私有化类的 PPP 项目，社会资本方通常要承担所有的项目风险，政府更多地起到了监督和保障外部环境的作用对私有化类的 PPP 项目进行鼓励。

PPP 模式应用于中国的养老机构，BOO 模式可以缓解政府的财政预算压力，同时，让专业的人从事自己所擅长的领域，提高机构养老服务的专业化服务水平和供给质量，创造公共部门、私人部门以及其他参与主体多方满意的局面。

2.3.3 PPP 模式的主体研究

关于 PPP 模式的主体研究边界目前是比较清晰的，即 PPP 模式的主体主要包括政府、社会资本和其他相关利益者。但是学者们对于这些主体的角色以及主体的职责、主体的选择、主体之间的互动关系等有着不同的研究。

焦艳（2018）从政府和企业的角度，以企业建设成本和政府补贴的关系为切入点，分别建立收益函数求得均衡解，从而为企业与政府在准经营类基础设施项目合作过程中的投资行为提出建议。[③] 徐霞、郑志林（2009）认为，在 PPP 模式项目中主要有三类活动主体，这三类活动主体的相互活动就形成了 PPP 项目的运作过程，这三类相互联系、互动的主体分别是公共部门、私营部门和其他利益相关者（包括公共服务的消费者、为公共设施的建设与运营而提供产品或服务的供应商、金融机构等）。[④] 何平均、刘思璐（2018）探讨农业基础设施 PPP 投资的利

---

① 徐宏、岳乾月：《养老服务业 PPP 发展模式及路径优化》，载于《财经科学》2018 年第 5 期，第 119 ~ 132 页。

② 李正伟：《养老地产 PFI 模式研究》，重庆大学论文，2013 年。

③ 焦焰：《PPP 模式中政府与企业行为的博弈研究》，载于《经贸实践》2018 年第 17 期，第 27 ~ 28 页。

④ 徐霞、郑志林、周松：《PPP 模式下的政府监管体制研究》，载于《建筑经济》2009 年第 7 期，第 105 ~ 108 页。

益相关者及其互动关系，分析其行为动机及行为响应，从利益相关者权责定位、沟通、利益维护及监督等四个方面提出利益协调的对策建议。[1] 谭小芳、杜佳媛（2018）首先论述了民营企业的重要地位以及其有限参与 PPP 的原因，提出应该尊重民营企业的利益诉求，建立事前规范、事中约束和事后惩罚为基础的问责机制，进一步约束地方政府干扰市场竞争环境、缺乏契约意识等决策或行为，重塑 PPP 项目中民营企业对地方政府的信任，以吸引更多地民营企业。[2] 崔恒展、刘雪（2018）从历史的维度纵观中国古代时期的养老理念和政府责任以及新中国成立以来政府在养老中的有限责任，指出了有限责任的合理性。[3] 邢潇雨、赵金煜、刘彩霞（2018）则是从政府视角下分析养老 PPP 项目合作伙伴选择的研究现状，指出现有研究的不足及未来的研究方向，在推动养老 PPP 项目的发展上具有现实意义。[4] 库马拉斯瓦米（Kumaraswamy, 2008）提出通过对 PPP 项目预期绩效的考察来评定特许经营者，建立合作伙伴评价的整合框架。[5] 安伟青（2018）通过对比 PPP 融资模式和传统融资模式，对 PPP 项目投标阶段的融资策划事项进行分析，为社会资本在对融资成本的控制与对融资需求的"博弈"中起到了作用。[6] 张学清（2009）发现了 PPP 的合作伙伴与项目成功之间的关系。[7]

综上，根据 PPP 的定义便可以清楚地知道 PPP 模式的主要合作主体包括公共部门和私人部门，以及一些 PPP 项目在不同阶段的合作主体。学者们不仅研究了 PPP 模式合作主体边界的确定，还将研究的范围延伸到主体的角色定位、职能分工，主体们的合作方式互动过程，以及

---

① 何平均、刘思璐：《农业基础设施 PPP 投资：主体动机、行为响应与利益协调——基于利益相关者理论》，载于《农村经济》2018 年第 1 期，第 76 ~ 81 页。

② 谭小芳、杜佳媛：《PPP 模式中民营企业与地方政府信任重塑》，载于《地方财政研究》2018 年第 9 期，第 48 ~ 58 页。

③ 崔恒展、刘雪：《中国养老制度运行中的政府职责完善研究》，载于《山东社会科学》2018 年第 8 期，第 73 ~ 82 页。

④ 邢潇雨、赵金煜、刘彩霞：《政府视角下养老 PPP 项目合作伙伴选择研究综述》，载于《价值工程》2018 年第 26 期，第 273 ~ 275 页。

⑤ Mohan M. Kumaraswamy, Aaron M. Anvuur. Selecting Sustainable Teams for PPP Projects. Building and Environment, Vol. 43, No. 6, June 2008, pp. 999 – 1009.

⑥ 安伟青：《社会资本视角下 PPP 项目融资策划探索》，载于《合作经济与科技》2018 年第 24 期，第 67 ~ 69 页。

⑦ X. Q. Zhang, Best value concessionaire selection through a fuzzy logicsystem, Expert Systems with Applications, Vol. 36, No. 4, May 2009, pp. 7519 – 7527.

如果选择社会资本，在经济新常态下政府如何利用 PPP 模式成功转型等问题。

但在这里需要指出的是，在发达国家中私人部门是一个十分清晰的概念，就是指私营企业，但是在我国，这个概念却是比较模糊的。我国早期的 PPP 项目由于缺乏规范性，一些国有企业和政府控股的融资平台也作为社会资本方进入 PPP 项目，2014～2015 年间，国务院、发改委、财政部以及银监会相继出台政策文件，但对社会资本这个概念做出了不同口径的定义。财政部明确将社会资本定义为除本级政府所属融资平台公司及其他控股国有企业以外已经建立现代企业制度的境内外企业法人。那么我们会有疑问，本地政府的融资平台和国有企业是否能作为其他地区的社会资本方呢？并且它也没有明确国有企业的问题。银监会和发改委从三方面做出了明确定义：第一，已经建立现代企业制度的、实现市场化运营。第二，承担的地方债务已纳入政府财政预算，得到妥善处理。第三，今后不再承担地方政府举债融资职能。但是这些定义都没有涉及事业单位，事业单位在我国的科教文卫等领域做出了巨大的贡献，那么 PPP 模式的私人资本是否包括事业单位，目前尚不清晰。

2.3.4 PPP 模式的利益模式研究

利益分配的问题是 PPP 模式最为关键而且最为敏感的话题，正如我们经常说没有永远的朋友，只有永远的利益。在一个 PPP 项目中，只有确定了一个合作主体都满意的利益分配格局，PPP 项目才能够拥有活力，一旦利益分配格局存在不对称的现象，公私双方合作的桥梁则很容易崩塌。说到利益分配的问题，就不可避免地说到风险分担的问题，因为取得的收益往往是和其投入多少以及承担风险的大小相关，因此在这里我们将有关利益分配和风险分担的研究放在一起说明。

胡仕炜（2018）从政府承诺固定投资回报入手，提出虽然固定投资回报有变相融资的嫌疑，但它有经济学上的合理性，并提出设置科学合理的投资回报模式可以有效控制地方政府债务，同时激发社会资本参与 PPP 项目的积极性。[①] 陈飞（2018）从传统村落保护的角度研究了

---

① 胡仕炜：《PPP 模式中固定投资回报的适法性研究》，载于《财政监督》2018 年第 14 期，第 89～94 页。

PPP 项目的投资回报机制，指出传统村落 PPP 项目的利益分配方包括政府、社会资本和村民，在利益分配中应该充分考虑村民的利益，通过传统村落门票收入、政府补贴来实现各方利益的均衡，但在这个过程中政府需要确定恰当的补贴额度。[①] 姜早龙等人（2015）在对地下综合管廊的研究中运用投资收益模式说明了要运用使用者收费和可行性缺口补助相结合的方式，并对综合管廊进行了投资收益的测算。[②] 段丽霞等人（2015）提出了两阶段利益分配模型，在合作之初以公私双方价值贡献确定初始利益分配方案，后期综合考虑影响 PPP 项目公私双方利益分配的投入等因素，运用网络分析的方法对最初的分配方案进行修改，进而构建一个兼顾多因素的利益。[③] 李珍珍等人（2017）对准经营性水利工程收益分配进行了研究，提出基于 Shapley 值的准经营性水利工程 PPP 项目合作初期、运营稳定阶段的动态收益分配模型。[④] 胡丽等人（2011）提出了利益相关者利益分配基本原则，综合权衡涉及利益分配的四个要素，基于投资、风险、执行和贡献的程度建立了运用 Shapely 修正的 PPP 项目利益分配模型，以协调各方利益分配，使各方利益都实现最大化。[⑤] 肖条军等人（2002）则研究交通 BOT 项目中政府的最优战略和私人投资者的最优战略之间的关系。[⑥] 何寿奎、傅鸿源（2006）使用了综合评价方法，通过实例分析说明了 PPP 模式中公私双方的风险分担和收益分配比例。[⑦] 弗朗西斯卡·梅亚（Francesca Medda，2007）分析了 PPP 模式下公司双方对待风险的态度，认为能够获得多少预期报酬

---

① 陈飞：《传统村落保护 PPP 项目投资回报机制优化设计研究》，载于《江汉考古》2018 年第 1 期，第 118～123 页。

② 姜早龙、梁倩慧、熊伟：《综合管廊 PPP 项目的收益模式及其收费模型研究》，载于《湖南大学学报（社会科学版）》2018 年第 3 期，第 94～98 页。

③ 段世霞、刘红叶：《PPP 项目的利益分配两阶段模型》，载于《财会月刊》2015 年第 28 期，第 7～10 页。

④ 李珍珍、朱记伟、周荔楠、刘家宏、王力坚：《PPP 模式下准经营性水利工程收益分配研究》，载于《南水北调与水利科技》2017 年第 6 期，第 203～208 页。

⑤ 胡丽、张卫国、叶晓甦：《基于 SHAPELY 修正的 PPP 项目利益分配模型研究》，载于《管理工程学报》2011 年第 2 期，第 149～154 页。

⑥ 肖条军、盛昭瀚、周晶：《交通 BOT 项目投资的对策分析》，载于《经济数学》2002 年第 4 期，第 40～46 页。

⑦ 何寿奎、傅鸿源：《基于风险分摊的 PPP 项目投资决策与收益分配研究》，载于《建筑经济》2006 年第 10 期，第 9～12 页。

决定了对待风险的态度，直接说明了利益和风险之间的关系。① 郭渐强等人（2017）则从交易成本的定义出发分析了政府在 PPP 模式下交易成本过高的原因，并提出了控制交易成本的办法。② 刘新平等人（2006）通过分析影响项目风险分配的因素，认为风险分配和所得回报相匹配，并设计了相应的风险分担框架。③ 刘晓凯等人（2015）也说明了 PPP 项目的两种收益来源：政府付费和使用者付费，并提出二者应该综合运用。④

综合来看，关于利益分配和风险分担的研究，一部分学者基于 Shapely 值的定量分析方法来研究利益分配，并引入了其他一些关键的影响利益分配的因素进行模型的重新构建。一部分学者从项目区分理论出发来分析项目应采用哪种利益分配方式，一部分学者则建议建立动态的利益分配格局等。

对于长期照护服务 PPP 项目的收益来源以及利益分配格局的研究基本还处于起步阶段，对此，我们也将其分为三种类型：政府付费、使用者付费以及可行性缺口补助，在这一节将不做过多阐述，关于长期照护服务 PPP 项目的利益分配问题将在之后章节展开。

2.4　失能老人长期照护服务供给相关问题研究综述

近年来，失能失智老人长期照护服务问题随着人口老龄化的深入发展，逐渐成了养老问题的重中之重。2016 年人力资源和社会保障部办公厅发布的《关于开展长期护理保险制度试点的指导意见》，标志着我

---

① M. Francesca. A Game Theory Approach for the Allocation of Risk in Transport Public Private Partnerships［J］. International Journal of Project Management，Vol. 25，No. 03，April 2007，pp. 213 – 218.

② 郭渐强、张明敏：《PPP 模式下政府交易成本控制研究》，载于《广西社会科学》2017 年第 10 期，第 166 ~ 170 页。

③ 刘新平、王守清：《试论 PPP 项目的风险分配原则和框架》，载于《建筑经济》2006 年第 2 期，第 59 ~ 63 页。

④ 刘晓凯、张明：《全球视角下的 PPP：内涵、模式、实践与问题》，载于《国际经济评论》2015 年第 4 期，第 53 ~ 67 页、5 页。

国长期照护保险的建立正式进入了试点阶段，意见选取了 15 个地市开展试点工作。由此，相关学者开始着眼于我国长期照护服务的供给、长期照护保险的制度框架、运行情况的研究。① 福利多元主义的核心为多元，其显著的表现形式为主体的多元。但就目前来说，家庭仍是承担长期照护服务的主要责任主体，国家和社会还存在缺位现象。

2.4.1　失能老人长期照护服务供给现状文献综述

目前对于失能老人长期照护服务的研究主要集中于对长期照护服务供给的主体以及其职责的讨论②、长期照护服务供给不均衡原因的分析③④、长期照护服务供给模式的比较、长期照护保险的需求评估以及筹资方式⑤⑥⑦⑧、国际经验和对策等方面。

（1）在供给主体上，常晋靖（2016）分析了长期照护服务的供给主体即家庭、社区和机构在提供长期照护服务方面存在的不足以及与长期照护服务对象——失能老年人之间的关系，并提出采用"混合式"即多元主体共同提供长期照护服务的模式来应对中国失能老年人长期照护服务市场供需失衡的现状。⑨ 针对老年人长期照护方面，学者也进行

49

---

① 潘屹：《长期照护保障体系框架研究——以青岛市长期医疗护理保险为起点》，载于《山东社会科学》2017 年第 11 期，第 72～79 页。

② 涂爱仙：《供需失衡视角下失能老人长期照护的政府责任研究》，载于《江西财经大学学报》2016 年第 2 期，第 70～76 页。

③ 朱凤梅、王震：《长期照护供需失衡的政策分析》，载于《中国医疗保险》2016 年第 9 期，第 34～37 页。

④ 高传胜：《供给侧改革背景下老年长期照护发展路径再审视》，载于《云南社会科学》2016 年第 5 期，第 152～157 页、187～188 页。

⑤ 孙鹃娟、冀云：《中国老年人的照料需求评估及照料服务供给探讨》，载于《河北大学学报（哲学社会科学版）》2017 年第 5 期，第 129～137 页。

⑥ 周子勋：《建立老年护理分级与失能评估体系是大势所趋》，载于《中国老年报》2016 年 5 月 23 日。

⑦ 胡宏伟、李延宇：《我国老年长期照护保险筹资、补偿水平优化设计研究——兼论老年照护保险框架设定》，载于《河北大学学报（哲学社会科学版）》2017 年第 5 期，第 117～128 页。

⑧ 李强、厉昌习、岳书铭：《长期照护保险制度试点方案的比较与思考——基于全国 15 个试点地区的比较分析》，载于《山东农业大学学报（社会科学版）》2018 年第 2 期，第 23～30 页。

⑨ 常晋婧：《失能老年人长期护理服务的供需分析》，山西财经大学论文，2016 年。

了大量研究。

（2）在长期照护服务供给的均衡问题上，徐美玲、李贺平（2018）指出目前长期照护服务供给与需求呈现失衡状态，这种失衡不仅表现在供给的量上，而且表现在供给的结构上；同时分析了供需失衡的原因，指出家庭照护中仅有一部分的轻度失能老年人表示能够完全满足其照护需求。① 张思锋（2016）等人指出中国失能老人生存与照护面临护理人员短缺、子女照护缺失、老伴照护艰辛、社区养老服务形式化、养老机构服务欠温存等方面的问题，提出了构建有中国特色失能老人照护服务体系，确保失能老人的生存质量、生命尊严以及养老照护的诉求等建议。② 肖云、闫一辰、王帅辉（2015）提出导致养老服务机构服务供给水平较低的主要原因是机构中服务提供者即护理员的数量和质量不足。③ 王文茹（2015）认为目前中国长期照护服务领域存在着家庭长期照护模式难以维持、社区养老服务发展不足、机构养老服务供给错位、长期照护服务制度体系和法律保障不完善以及长期照护服务人员短缺等问题。④ 赵蓓蓓（2012）认为日常照护服务技术标准科学化程度不足，长期照护服务人员专业化、职业化程度较低，服务对象面临长期照护服务支付压力，非正式照护支持薄弱，缺少人文关怀等原因导致选择在机构养老的老人生活质量较低。⑤ 原新（2015）认为，发达国家是人口老龄化发生最早的地方，同时也是人口老龄化程度最严重的地方，发达国家应对老龄化的积极举措对中国具有一定的借鉴意义。⑥

（3）在解决长期照护服务供给问题的对策上，朱凤梅（2019）提出长期照护服务可由政府提供，但不一定必须要由政府生产，实现生产

---

① 徐美玲、李贺平：《供需均衡视角下老年人长期照护问题》，载于《河北大学学报（哲学社会科学版）》2018 年第 3 期，第 123～129 页。

② 张思锋、唐敏、周淼：《基于我国失能老人生存状况分析的养老照护体系框架研究》，载于《西安交通大学学报（社会科学版）》2016 年第 2 期，第 83～90 页。

③ 肖云、闫一辰、王帅辉：《失能老人机构照护发展的困境与破解》，载于《现代商业》2015 年第 6 期，第 91～93 页。

④ 王文茹：《我国城镇失能老年人长期照护问题研究》，黑龙江大学论文，2015 年。

⑤ 赵蓓蓓：《养老机构的长期照护服务体系研究》，首都经济贸易大学论文，2012 年。

⑥ 原新：《国际社会应对老龄化的经验和启示》，载于《老龄科学研究》2015 年第 3 期，第 39～51 页。

者和提供者分离的供给方式可能是一种更好的模式。[①] 有众多学者从"医养结合"的角度提倡发展长期照护，彭雅、彭涛（2018）认为"医养结合"是我国愈发严峻的老龄化背景下的大势所趋，在生存层面的"医养结合"服务质量水平较高，建议从加大"医养结合"的建设力度、提升从业人员专业素质、进一步满足老人的心理需求三个方面来提高服务质量。[②] 孟颖颖（2016）认为"医养结合"养老模式有效结合了现代医疗服务技术与养老保障模式，实现了"有病治病、无病疗养"的创新型模式，将成为未来我国养老服务发展的主要方向。[③]

2.4.2　失能老人长期照护服务模式的文献综述研究

从对失能老人长期照护服务供给模式研究的现状来看，国内外专家学者的研究集中在模式本身的内容方面，包括对家庭照护模式、社区照护模式、机构照护服务模式的专门研究。已有相关领域的研究为本书的失能老人长期照护服务供给模式研究提供了基础。根据中国目前长期照护服务的发展状况，应该对家庭照护、社区居家照护、机构照护的供给现状做深入了解。

1. 家庭照护

家庭照护是老年人最喜欢的一种照护方式，主要由家属和亲属来提供服务，这种形式让老人最为舒服也最容易接受。张露（2018）指出当前的居家养老仍依靠的是传统家庭养老，对于身体健康的老人来说，这一养老模式无疑是最优的选择。[④]

（1）家庭照护的优势和发展问题研究。一直以来，家庭照护在中国老年人照护服务模式中都占有最主要地位。它一方面受到子女负责养

---

① 朱凤梅：《长期照护服务供给研究》，载于《卫生经济研究》2019 年第 2 期，第 28 ~ 31 页、34 页。

② 彭雅、彭涛：《"医养结合"服务质量及其影响因素研究——基于马斯洛需求层次的实地调研》，载于《长沙大学学报》2018 年第 2 期，第 95 ~ 100 页。

③ 孟颖颖：《我国"医养结合"养老模式发展的难点及解决策略》，载于《经济纵横》2016 年第 7 期，第 98 ~ 102 页。

④ 张露：《居家养老与家庭照护的现实矛盾与对策》，载于《中国老年学杂志》2018 年第 11 期，第 2798 ~ 2800 页。

老的传统观念影响，另一方面熟悉的环境可以给老年人带来归属感。韩央迪（2014）通过分析梳理福利国家的家庭政策，发现家庭政策经历了"家庭主义—去家庭化—再家庭化"的发展历程。随着现代社会的发展，家庭逐渐趋向小型化和核心化，尤其是农村地区家庭空巢化现象不断出现，导致传统的家庭养老功能逐渐弱化。[①] 何敏（2018）在研究农村地区家庭养老模式时发现，农村家庭养老面临着巨大的经济压力，子女为老人提供养老支持的可能性很有限。[②] 虽然家庭照护功能逐渐弱化，但是家庭养老模式依然是认同度较高的养老模式，其在养老领域的功能和地位仍然是不可或缺的。国内外的经验和实践证明，社会养老并不能完全替代家庭养老，家庭养老方式是一种最适合老年人养老的方式。经过研究证实，赵怀娟（2015）等人认为做实居家养老必须协助家庭"增能"，应把增加家庭的经济资本和人力资本作为首要问题。[③] 有学者指出，我们必须结合中国的具体国情，在新时代的背景下重新审视和界定家庭养老在养老领域的重要功能和地位，并采取措施改进和完善家庭养老服务供给体系，强化家庭养老功能。[④]

（2）家庭老年照护对家庭成员的影响研究。在家庭照护模式中，老人主要由女性提供照护，因此在现有研究中，大多研究集中在家庭老年照护会对女性产生什么样的影响。通常来说，照护老人会在一定程度上降低劳动力的市场参与率，她们要付出明显的机会成本，从而使其承受逐渐扩大的隐性"工资惩罚"。从农村已婚女性的角度，顾和军（2012）等人做出细致说明，他认为照护老人会增加农村已婚妇女的劳动时间，同时也会带来身体和精神上的压力，因此相比于无须照护老人的妇女，需要照护老人的妇女的健康状况相对较差。[⑤] 刘岚（2010）等在对农村已婚女性的研究中发现，照护父母会对农村已婚女性的时间分

---

① 韩央迪：《家庭主义、去家庭化和再家庭化：福利国家家庭政策的发展脉络与政策意涵》，载于《南京师大学报（社会科学版）》2014 年第 6 期，第 21～28 页。

② 何敏：《我国农村家庭养老模式的困境与对策》，载于《智库时代》2018 年第 51 期，第 112～113 页。

③ 赵怀娟、罗单凤：《失能老人家庭照护者的照护感受及影响因素》，载于《中国老年学杂志》2015 年第 2 期，第 449～451 页。

④ 刘鹏程：《为家庭养老添把柴》，载于《中国社会工作》2018 年第 29 期，第 1 页。

⑤ 顾和军、刘云平：《照料父母对中国农村已婚妇女健康状况的影响》，载于《妇女研究论丛》2012 年第 5 期，第 23～27 页。

配产生影响。① 熊吉锋（2014）在研究中发现农村失能老人家庭照护会对照护者的生计产生影响。② 金彩云（2018）发现家庭老年照护会对女性劳动就业产生影响，具体来说，家庭老年照护会抑制女性的劳动参与、减少女性的劳动时间、降低女性的劳动收入，进而影响其职业发展。③ 吴燕华（2017）等在研究家庭照护对女性就业影响中发现，家庭老年照护会导致女性劳动参与率下降 4.5%，每周劳动时间减少 2.7 小时。④

2. 社区居家照护

在人口老龄化程度高、速度快、高龄化三大趋势同时进行的大背景下，王雪娅（2016）通过对上海市人口老龄化现状的分析，发现目前上海市老年人的养老需求远远超过了现有的家庭养老模式和机构养老模式的供给水平，急需一种新型的养老模式来缓解养老压力，实现供需均衡。她提出社区居家养老模式就是一种介于家庭养老和机构养老之间的一种新型养老模式。⑤ 孙璇（2014）从社区居家养老模式发展现状在多元性与群体整合、养老的投入差异性等方面进行检视，并提出完善社区居家养老的运行机制及供给模式。探索社区居家养老模式这种富有"第三条道路"意义的新养老模式的理念、内涵及发展现状与趋势在当代具有特殊现实意义。⑥

严妮（2015）指出了空巢老人养老和医疗服务供给与需求的矛盾，提出建立城市社区"医养结合"机构来应对空巢老人的养老需求，并通过采取 SWOT 分析法从优势、劣势，以及机遇与挑战四个方面来验证社区"医养结合"对空巢老人养老的应对情况，从生活质量理论和社会支持理论两方面探讨了社区"医养结合"的价值，提出了建立和完

---

① 刘岚、董晓媛、陈功、郑晓瑛：《照料父母对我国农村已婚妇女劳动时间分配的影响》，载于《世界经济文汇》2010 年第 5 期，第 1～15 页。
② 熊吉峰：《农村失能老人家庭照护对照护者生计行为的影响研究》，载于《求索》2014 年第 4 期，第 31～34 页。
③ 金彩云：《家庭老年照料对女性劳动就业的影响研究》，载于《决策探索（下）》2018 年第 3 期，第 78 页。
④ 吴燕华、刘波、李金昌：《家庭老年照料对女性就业影响的异质性》，载于《人口与经济》2017 年第 5 期，第 12～22 页。
⑤ 王雪娅：《上海市社区居家养老模式研究》，东华大学硕士论文，2016 年。
⑥ 孙璇：《养老模式的第三条道路探索——社区居家养老的实践检视与模式建构》，载于《中共南宁市委党校学报》2014 年第 5 期，第 43～47 页。

善社区"医养结合"的对策建议。[①] 郜凯英 (2015) 通过中国社区居家养老服务的现状,分析出目前所面临的问题并探索出 PPP 模式应用于社区居家养老服务具有很大优势,同时还明确了公共部门和私人部门在社区居家养老服务中的主要职能。[②] 目前中国的社区居家养老服务还存在许多问题,比如服务辐射范围小、资源不足、服务设计不合理、服务人员专业素质低等,这些都是值得我们研究和注意的。在此背景下,刘焕明 (2015) 指出要通过健全服务制度来巩固强化社区养老的地位、建设社区基础养老设施、提高服务人员专业水平、创新社区养老服务设计等途径,因地制宜发展社区养老,才能切实满足多样化的养老需求。[③] 不久,崔炜 (2016) 就对社区居家养老做出了新的见解,他提出要做到"四个结合":政府主导和社会参与相结合、规划先行和硬件建设相结合、人才建设与监管建设相结合、标准化建设与信息化建设相结合,强调了社区居家养老服务是一项重大的系统工程。[④] 史薇 (2015) 指出居家养老和居家养老服务是我国经济社会发展和历史文化变迁的产物,居家养老服务的发展需要政府和社会各方力量共同参与,还需要在完善配套设施建设,加强人才队伍建设的基础上,统筹城乡一体化促进长期均衡发展,发挥市场在养老资源配置中的决定性作用。[⑤]

随着老龄化进程的不断加快、失能老年人口数量的上升,对医院和养老机构的需求也随之增加,导致这方面的社会成本压力增大。因此"就地养老"这一概念随之而来,甚至已成为一些国家解决养老问题的重要突破口。"就地养老"政策旨在帮助老年人尽可能在自己熟悉的环境中养老。进入老龄化社会,全国社会关怀项目已开发并提供以家庭和社区为基础的服务。这些服务在每个国家都有各自的项目特点,例如日本是以一种"综合社区服务"的模式来帮助老年人达到"就地养老"

---

① 严妮:《城镇化进程中空巢老人养老模式的选择:城市社区医养结合》,载于《华中农业大学学报 (社会科学版)》2015 年第 4 期,第 22 ~ 28 页。

② 郜凯英:《PPP 模式应用于中国社区居家养老服务研究》,载于《现代管理科学》2015 年第 9 期,第 82 ~ 84 页。

③ 刘焕明、蒋艳:《社区居家养老为老服务模式探析》,载于《贵州社会科学》2015 年第 11 期,第 103 ~ 107 页。

④ 崔炜:《推进社区居家养老服务要注重"四个结合"》,载于《中国社会报》2016 年 8 月 22 日。

⑤ 史薇:《居家养老服务发展的经验与启示——以太原市为例》,载于《社会保障研究》2015 年第 4 期,第 14 ~ 20 页。

的目的，同时已被纳入公众长期护理保险（long term care insuramce,
LTCI）系统。再者是美国通过"家庭—社区"协作的方式，融合了正式照护和非正式照护服务的优势来促进"就地养老"的发展，就目前其现有的长期照护服务体系已经远远不能满足社会多样化的需求了，只能以此方式来提高老年人的晚年生活品质。

（1）社区照护服务模式的优势和内容研究。对于社区照护服务的优势，修宏方（2010）指出居家养老服务必须依托社区这个平台才得以实现，对绝大多数老人来讲，居家养老是他们最乐意接受的一种养老方式。站在社区平台的角度，王莹（2007）等人认为在社区中，成员之间彼此都很熟悉，医生对病人的身体状况比较了解，病人也更加信任医生，同时还能够很好地规避因医生的不当诱导所带来的"过度医疗"的风险以及对"高消费"误导带来的医疗成本压力等问题。王巍（2016）针对由政府投资并经营的社区居家养老服务，制约了上海市养老服务业的发展问题，提出在社区居家养老服务中引入 PPP 模式，让市场在养老服务资源的配置中起决定性作用，实现社区居家养老服务的市场化运作，提高服务供给的质量和效率。①

（2）中国社区照护服务模式发展及构建问题的研究。刘焕明，蒋艳（2015）指出中国的社区居家照护服务辐射范围小、资源不足、为老服务设计不合理、服务人员专业素质低，只有通过制度强化社区养老地位、完善社区基础养老设施、增强社区养老服务人员专业性、创新社区养老服务设计、因地制宜发展社区养老等途径，才能切实满足多样化的养老需求。② 张娴（2012）等人认为中国应构建以养老、护老、终老为内容的社区失能老年人"三老联动"一体化长期照护服务模式，一方面可以方便老年人生命周期中各项服务的获取和衔接，另一方面可以节省医疗护理费用，减轻失能老人及其家庭的经济负担。③ 王娟（2016）等人提出了三点解决对策，一方面我们需要在法律规范层面建立起合理的制度性规范，另一方面也应当在人力资源培训和照护质量方

---

① 王巍：《PPP 模式在社区居家养老服务中的应用探索——以上海市为例》，载于《改革与开放》2016 年第 1 期，第 85 ~ 86 页。

② 刘焕明、蒋艳：《社区居家养老为老服务模式探析》，载于《贵州社会科学》2015 年第 11 期，第 103 ~ 107 页。

③ 张娴、俞群、徐东浩、龚钦青、周菊红、李辉：《社区失能老人一体化长期照料模式的探索与实践》，载于《中国全科医学》2012 年第 34 期，第 3942 ~ 3944 页。

面完善相关的制度建设,从而有效应对当前中国社区失能老人的照护问题。① 总体来看,在中国的具体国情下,老年公寓照护模式、中医社区照护服务模式、城市新型老年照护模式等社区照护服务模式更适合老年群体,但是目前这些服务模式尚处在探索阶段,并不成熟。

从现阶段来看,社区居家照护服务的相关研究越来越多,且从不同角度、不同程度展现出社区居家照护服务的优势、出现的问题以及未来的发展趋势等内容。但从宏观层面来看,目前的研究还不够全面,现有的研究大多集中在城市社区照护服务的供给方面,而对农村方面的研究相对匮乏。随着中国城市化进程的不断加快,建设新农村产生了许多"新社区",城乡接合部也开始建设社区居家照护服务模式,社区居家照护服务出现的新趋势和可能面临的新问题都需要我们进一步探索和研究。②

3. 机构照护

简单来讲,机构照护就是来自养老机构的社会服务者向失能失智老人提供照顾的方式,只有当家庭的照护无法满足老年人需求时,才会极为需要社会提供的服务,所以它是一种潜在的照护需求,仅有少数的老年人完全由社会服务者照护。对此,李茂呈(2018)指出传统的家庭养老功能正在严重退化,单纯依靠家庭成员提供养老服务已无法满足老年人的基本需求。③ 因此,需要社会来提供养老服务以弥补家庭照护功能的不足。

(1)机构照护的服务内容研究。在社会上,养老机构包括公办养老机构、民营养老机构,以及公办民营的养老机构等。在现实生活中,公立机构照护主要包括敬老院、托老所等公办养老机构提供的照护服务。民营机构照护则是国家机构以外的由社会组织或个人举办的机构为老年人提供的住养、生活照料、康复护理等服务。公办民营的机构照护则是由政府建立、社会组织负责经营的养老机构提供的服务。经过不断地研究发现,公办养老机构和民办养老机构提供服务的侧重点是有所差

---

① 王娟、刘婕、张娴:《浅析我国社区失能老人照护存在的问题与解决对策》,载于《中国卫生标准管理》2016 年第 4 期,第 26～28 页。

② 张志雄、陈琰、孙建娥:《老年人长期照护服务模式研究现状和反思》,载于《老龄科学研究》2015 年第 8 期,第 25～34 页、53 页。

③ 李茂呈:《机构养老模式下昆明市失能老人长期照护问题研究》,云南财经大学硕士论文,2018 年。

异的。公办养老机构更强调服务的公益性、福利性，后者则以市场化为导向，由社会化养老机构提供长期照护服务。随着人口老龄化程度的加剧，机构养老越来越得以重视，杨博维（2013）认为应该逐步建立起社会化机构养老模式，将其作为重要补充。[①] 伴随人口比例的急剧变革，穆光宗（2012）认为家庭结构的小型化、核心化以及人口的流动给家庭养老带来了冲击，同时老龄化程度的不断加深将导致社会化养老服务需求量的增大，因此机构养老在国家养老服务体系中的地位将从"补充"逐步转移向"支撑"地位。[②] 后来穆光宗（2016）继续深入探索指出，应当构筑以围绕安老、乐老、终老为需求的养老服务供给体系，以提升养老机构的服务能力和服务品质。[③]

（2）机构照护模式的发展问题研究。艾丽（2013）对机构照护模式的发展问题进行了总结，她认为中国养老服务机构主要存在经营能力较弱、专业护理人才短缺、服务内容单一、资源利用率低、医疗服务功能欠缺等问题。[④] 张昊（2018）指出目前机构养老的收费标准、从业人员专业程度、功能分类等方面仍存在许多不足之处。[⑤] 除了上述问题，有学者认为目前中国机构养老还存在养老、护理、医疗、临终关怀四大功能分离的问题，人性化服务和精神慰藉是机构养老所缺乏的，农村养老机构的发展还不够规范等问题。

（3）老年人的机构养老意愿影响因素研究。阎志强（2018）在研究城市老年人的机构养老意愿时发现，城市老年人住养老院的意愿比较强，同时家庭规模、教育程度、身体健康状况以及经济状况均影响着城市老年人的养老机构选择意愿。[⑥] 高程程（2018）通过对100名老年人的养老意愿进行调查，发现老人的不同特征导致他们对养老机构的认同

① 杨博维、杨成钢：《社会化机构养老：要素集成与协同的系统工程》，载于《社会科学研究》2013年第6期，第106~113页。
② 穆光宗：《我国机构养老发展的困境与对策》，载于《华中师范大学学报（人文社会科学版）》2012年第2期，第31~38页。
③ 穆光宗：《机构养老的品质要素和星级评定》，载于《中国社会报》2016年12月5日。
④ 艾丽：《对我国机构养老模式的思考》，载于《人民论坛》2013年第11期，第154~155页。
⑤ 张昊：《上海市机构养老存在的问题与对策研究》，载于《中国集体经济》2018年第36期，第165~167页。
⑥ 阎志强：《城市老年人的机构养老意愿及其影响因素——基于2017年广州老年人调查数据的分析》，载于《南方人口》2018年第6期，第58~65页、57页。

感不同，但是整体来说老人的机构认同感和接受度处于较低的状态。①
张栋（2017）以北京市老年人为研究对象，发现老年人的养老观念、
家庭经济状况，以及老年人的生活自理能力均影响着老年人入住养老机
构的意愿。② 陈瑶（2018）通过对失能老人长期照护服务选择意愿的研
究发现，年龄、性别、城乡地域、失能程度、健康状况，以及经济状况
都会影响老年人的选择意愿。③ 靳迪（2017）指出能否妥善解决失能老
人的养老照护问题将会影响未来政府养老事业的成功与否。需要不断地
对不同国家进行横向比较，在长期照护服务体系和长期照护保险制度方
面来借鉴其有益经验。④ 在老龄化背景下，探讨构建能够解决我国老年
人长期照护服务问题的可行之策。

综上所述，目前有关机构照护服务模式的研究已经对机构照护服务
模式的优势、发展中存在的问题进行了细致的描述和总结，同时也对老
年群体的养老机构入住意愿及其影响因素进行了调查。然而，在新的时
代背景下，针对"如何实现经济社会发展新常态下长期照护服务机构的
整体转型升级""如何处理好公办长期照护服务机构和民营长期照护服
务机构的关系""如何推动民营长期照护服务机构产业链的发展"等问
题的研究尚不多。因此，我们应该重视如何运用"经济"的视角对机
构长期照护服务供给业展开进一步的研究。

2.5　长期照护服务供给引入 PPP
模式研究的文献综述

2.5.1　长期照护服务供给引入 PPP 模式必要性和可行性

长期照护服务供给引入 PPP 模式的必要性和可行性，即主要说明

①　高程程：《老年人机构养老意愿及影响因素分析》，载于《中国集体经济》2018 年第
34 期，第 144～145 页。
②　张栋：《北京市老年人机构养老意愿及影响因素研究》，载于《调研世界》2017 年第
10 期，第 23～29 页。
③　陈瑶：《失能老人长期照护选择意愿研究》，贵州财经大学硕士论文，2018 年。
④　靳迪：《我国失能老人长期照护模式的选择及其影响因素分析》，首都经济贸易大学
硕士论文，2017 年。

PPP 模式的进入能够为该领域带来什么样的变化、能够为相关利益群体带来什么变化，以及当前我们拥有什么条件去引入。PPP 模式从英国诞生以来，经历了 PFI 模式的第一代 PPP、法国特许经营理念下的第二代 PPP 模式以及联合国推动的可持续发展理念的第三代 PPP 模式。[①] 近年来在我国，PPP 模式的内涵和外延也在不断地丰富，在原因和目标方面也从最初的缓解政府举债，逐步扩展到推动国家治理能力治理体系的现代化、推动财政体制改革、推动投融资制度改革，以及利用私人部门的先进技术经验等。

不同的学者从不同的方面去论述在公共领域引入 PPP 模式的好处，也有学者从不同的角度去探讨 PPP 的必要性。但总体来讲现有的文章大都为定性研究，定量研究较少。成军帅、李维杰（2016）对 PPP 的由来及性质，各国 PPP 模式的运作进行分析说明，提出 PPP 模式立法的必要性及立法对策。[②] 张西勇、段玉恩（2017）从公共基础设施供给体制的创新、政府责任机制的改善、政府行政体制的改革方面论述了 PPP 模式的必要性。[③] 胡桂祥、王倩[④]（2012）首次在养老领域引用 PPP 模式，证明了无论从理论上还是实践上 PPP 模式在养老建设中的应用都是很有必要的，并设计出 PPP 模式在社会化养老中的步骤方法。杨祎珂[⑤]（2018）指出将 PPP 模式引入养老服务领域可以促进投资主体的多元化，减轻财政负担，同时可以借助社会力量提供更专业的服务，提高养老服务质量和效率，改善老年人的生活水平并提高他们的幸福指数，同时还可以缓解政府在养老服务业中资金与供给能力的压力，一系列的成果都验证了 PPP 模式引入失能老人长期照护服务中是非常必要的。整个养老服务业在不断优化，但针对目前中国社区居家养老的供需失衡、资

---

①　李开孟、伍迪：《PPP 的层次划分、基本特征及中国实践》，载于《北京交通大学学报（社会科学版）》2017 年第 3 期，第 1～12 页。

②　成军帅、李维杰：《PPP 模式立法的必要性及对策建议》，载于《河北北方学院学报（社会科学版）》2016 年第 4 期，第 82～85 页。

③　张西勇、段玉恩：《推进政府与社会资本合作（PPP）模式的必要性及路径探析》，载于《山东社会科学》2017 年第 9 期，第 95～100 页。

④　胡桂祥、王倩：《社会化养老应用与机构养老建设的必要性与应用条件分析》，载于《建筑经济》2012 年第 2 期，第 352～355 页。

⑤　杨祎珂：《养老服务行业 PPP 模式应用研究》，载于《科技创业月刊》2018 年第 5 期，第 50～53 页。

金不足等问题，郜凯英①（2015）通过总结中国部分地区规范化、标准化的社区居家养老模式，提出将 PPP 模式引入社区居家养老，这一应用不但可以有效平衡社区居家养老的供需和弥补资金缺乏的问题，还可以提高养老服务的供给效率。

自 2013 年起，在外部政策环境上，中国为促进养老行业的健康快速发展也做了很多工作，政府和有关部门相继出台了一系列政策文件。如《国务院关于印发"十三五"国家老龄事业发展和养老体系建设规划的通知》《国务院办公厅转发财政部发展改革委人民银行关于在公共服务领域推广政府和社会资本合作模式指导意见的通知》等文件，鼓励社会资本进入养老服务业，推动养老服务业供给侧结构性改革，形成多元主体供给、服务内容多层次的养老服务市场，推动老龄事业健康发展。② 为失能老人长期照护服务引入 PPP 模式提供了强有力的政策支持。

除此之外，PPP 模式引入长期照护服务供给中在经济上也是可行的。改革开放以来，中国经济发展迅速，民间资本大量积累，可以通过 PPP 模式来建设养老机构。徐代忠③（2017）强调在制定合理的投资回报和风险分担机制的基础上，建立政府和社会组织之间的合作伙伴关系，以获得互利共赢的结果。苗阳④（2016）指出通过进一步完善相关法律法规，将 PPP 引入长期照护服务供给中成立独立的监管机构，优化风险的分担结构，给政府更大的弹性空间，可推动养老机构乃至养老产业的发展。在 PPP 模式养老机构项目中，刘娇、李红艳⑤（2016）认为通过优化股东组合和合理进行权益配置，不但可以增强项目在不同阶段的应对风险的能力还可以提高实施效率。综上，长期照护服务供给引入 PPP 模式是具有必要性和可行性的，可以促进中国养老服务业

---

① 郜凯英：《PPP 模式应用于中国社区居家养老服务研究》，载于《现代管理科学》2015 年第 9 期，第 82 ~ 84 页。

② 《关于运用政府和社会资本合作模式支持养老服务业发展的实施意见》，http：//www. gov. cn/gongbao/content/2018/content_5254325. htm，2017 – 08 – 21。

③ 徐代忠：《PPP 模式在养老机构建设中的应用研究》，武汉科技大学硕士论文，2017 年。

④ 苗阳：《PPP 模式应用于养老机构的风险分担研究》，载于《价值工程》2016 年第 10 期，第 26 ~ 28 页。

⑤ 刘娇、李红艳：《PPP 模式在上海养老机构建设中的可行性分析》，载于《上海工程技术大学学报》2016 年第 3 期，第 260 ~ 266 页。

持续健康发展。

2.5.2 长期照护服务供给引入 PPP 模式存在问题研究的文献综述

长期照护服务供给引入 PPP 模式虽然从理论上来讲是必要且可行的，能够改善当前供给失衡、财政紧张、管理混乱等现象。但由于长期照护服务业存在着特殊性，所以在引入 PPP 模式时也面临着一些不可回避的问题，而这些问题又是项目是否能够健康运作的关键。例如：如果调动私人部门的积极性以期改变当前私人部门积极性不高的问题？如何调和公私目标以及利益的矛盾？如何构建高效的监管体系？以及如何进行顶层设计工作等？

在监管方面，国外学者德克·多贝（Dirk Daube，2007）指出因公私部门目标存在不一致性，政府可通过合同制裁来督促私人部门改进服务。合同就意味着契约，因此该学者提倡通过明确的契约关系来对私人部门进行监督。维克托·贝克尔（Victor Bekkers，2009）认为只有使政府及其他监管机构联合起来共同建立信息化系统平台，实现信息资源共享，才能使 PPP 项目的供给效率得以提高。里汉·申迪（Riham Shendy，2013）指出采用 PPP 模式不仅要求政府给予资金方面的支持，还应该通过建立制度和完善机制来支持和管理相关财政资金的运作，在 PPP 项目运行过程中以达到有效监控和风险识别的目的。国内学者桂雄[1]（2016）从养老机构建设方面引入 PPP 模式的相关政策着手，通过总结公私合作项目的经验，认为必须构建完善的养老服务公私合作监管体系，才能弥补 PPP 项目在政策、监管、评价等方面存在的不足。李婉[2]（2018）指出中国养老机构的发展面临养老机构分布不均衡、养老床位供需不均、从业人员素质低、提供服务方式单一，以及政府监督缺少法律支持等问题。杨祎珂[3]（2018）发现在养老领域，PPP 模式的应

---

[1] 桂雄：《PPP 应用于我国养老服务业的政策分析》，载于《中国财政》2016 年第 7 期，第 38～40 页。

[2] 李婉：《PPP 模式下养老机构发展中的问题及对策》，载于《行政科学论坛》2018 年第 9 期，第 45～48 页。

[3] 杨祎珂：《养老服务行业 PPP 模式应用研究》，载于《科技创业月刊》2018 年第 5 期，第 50～53 页。

用尚不多见。有关数据显示，PPP 模式多运用于交通运输、市政工程等领域，而在养老服务领域所占的比例较小。在公私合作机制中，陈诚诚（2016）等人发现政府应提供持续的补贴才能保障 PPP 模式的健康持续发展。①

在资金方面，张元珺②（2018）在 PPP 模式应用于养老服务业的过程中，发现存在诸如税收优惠范围过窄、优惠方式单一、重复征税等税收问题，应在完善 PPP 模式税收政策顶层设计的基础上，系统修订税种中与 PPP 模式应用于养老服务业发展相关的税收政策，以更好发挥 PPP 模式在养老服务业发展中的作用。武萍③（2018）等人基于长春市的养老项目数据，针对投资方依赖财政补贴和社会资本缺乏激励等问题设计了 PPP 项目财政运营补贴"进入—退出"机制模型，在养老 PPP 发展初期应实施财政动态补贴机制。

失能老人长期照护服务供给引入 PPP 模式还有很多关键的问题有待深入探讨和解决。在人口老龄化不断加剧且失能老人数量不断上升的背景下，长期照护服务业是中国养老服务业必不可少的重要组成部分。在长期照护服务业中引入 PPP 模式可充分融合政府部门和社会组织的优势，一方面可缓解政府部门的财政压力，拓宽资金来源渠道，增加服务供给；另一方面可实现长期照护服务机构的市场化运营，提高长期照护服务供给的质量和效率。

2.5.3　PPP 模式应用于长期照护服务供给形式的文献综述

1. PPP 模式在长期照护服务供给领域应用形式研究的文献综述

欧美等国家关于长期照护服务 PPP 供给模式研究较早。在经济合作与发展组织（organisation for economic coperation and development,

---

① 陈诚诚：《长期护理服务领域的公私合作》，载于《中国社会保障》2016 年第 7 期，第 37~39 页。

② 张元珺：《PPP 模式下养老服务业税收问题研究》，载于《合肥学院学报（综合版）》2018 年第 3 期，第 40~44 页。

③ 武萍、周卉、邢衍：《养老服务 PPP 项目财政运营补贴"进入—退出"机制设计——基于长春市的项目数据》，载于《社会保障研究》2018 年第 5 期，第 31~43 页。

OECD）国家，PPP 模式相继进入长期照护供给市场（OECD，2010）。OECD（2011）将 31 个成员国的长期照护服务供给筹资模式分为三类：单制度全覆盖模式、混合模式和资产审查型社会安全网模式。国内学者肖宏燕（2016）建议在我国构建以数据共享为基础、区域服务为支撑的长期照护服务信息通信与技术模式（information communication techaology，ICT）模式。梁舰①（2016）认为在 PPP 模式下公益组织应当转换之前的角色，以社会资本方的身份参与到养老 PPP 项目中。杨璐瑶、张向前②（2017）指出，PPP 模式下的居家养老服务所涉及的三方主体，即政府、社会组织、老年人，这三方在居家养老服务供给中均存在一定的问题，政府一方存在法律法规建设不完善、老年人购买力不足、社会组织供给能力不足等问题，因此需要针对以上问题对服务模式进行优化改进。卓秋香（2018）指出在政府购买公共服务时加强 PPP 模式运用的论证工作，合理的利用扶持政策，增进 PPP 模式运用双方的信任度。③ 吴楠（2014）调查发现沈阳市养老服务中心委托经营的运行管理模式，是典型的非营利组织参与到养老工程之中以期达到实现社会福利最大化目的的例子。④

国内有关"长期照护服务 PPP 供给模式"的讨论相对较少，已有研究仅限于介绍国外长期照护服务供给模式，借鉴国外经验（裴晓梅、房莉杰，2010；张盈华，2013；陈鹤，2014）研究了中国长期照护保险的资金来源，绝大多数介绍聚焦于"长期照护保险"这一项筹资制度上，如对德、日、荷的长期照护保险制度的介绍（周探，2008；戴卫东，2007；伍江、陈海波，2012）或对中国建立长期照护保险制度必要性和可行性的论证（林珊珊，2013；耿晋娟，2014；王东进，2015；唐钧等，2015；赵曼等，2015），很少涉及长期照护服务 PPP 供给模式的研究。PPP 项目具有多种运作模式，如 BOT、TOT、ROT、BOO 等，在

---

① 梁舰：《PPP 模式如何与养老服务产业对接》，载于《中国建设信息化》2016 年第 16 期，第 31～35 页。

② 杨璐瑶、张向前：《政府购买服务、社会资本合作（PPP）促进社会组织发展——基于居家养老分析》，载于《哈尔滨商业大学学报（社会科学版）》2017 年第 1 期，第 79～87 页。

③ 卓秋香：《PPP 模式在政府购买公共服务中的运用探索》，载于《会计师》2018 年第 16 期，第 74～75 页。

④ 吴楠：《公建民营养老机构委托经营管理模式研究》，沈阳师范大学论文，2014 年。

不同的项目中要依据项目的实际特点选择合适的运营模式（孙洁[1]，2015）。现阶段中国长期照护服务市场还具有很大的拓展空间，服务供给仍处于探索阶段，可以通过政府购买服务、特许经营和股权合作等方式来扩展 PPP 模式在我国长期照护服务供给领域的发展。

2. PPP 模式应用于长期照护服务供给关键问题研究的文献综述

（1）风险控制。罗艳（2018）认为 PPP 模式对于长期照护服务供给的应用是否成功关键在于企业和政府之间能否公平合理地分担风险。[2] 李新平（2018）提出，在长期照护保险 PPP 模式中，政府承担部分风险，降低了社会资本的投资风险和经营风险。[3] 吴芳芳（2018）指出风险管理应该贯彻于整个 PPP 项目内，按照合同中政府和企业之间有关风险分担机制的明确规定，才可以降低发生风险的概率，节省风险管理成本，也减少了不必要的损失。[4] PPP 模式下，风险管理的过程一般包括风险识别、风险评价和风险分担三个阶段，其中企业最大的风险就是财务风险，使用原始 F 分数模型判断、度量，可以达到控制财务风险的目的（黄电[5]，2018）。赵团结、王子曦（2017）等从风险控制角度围绕 PPP 业务项目识别、项目准备、项目采购、项目执行、项目移交五个阶段阐述了应达到的目标、主要风险点和关键控制点。[6]

（2）经济节约。雷咸胜（2017）指出政府独自承担长期照护服务投入成本，具有一定的脆弱性，财政压力较大，无法做到有效的经济压力分担。[7] 沈君彬（2015）提到台湾地区由于"长期照顾十年计划"策

---

① 孙洁：《管理视角下的 PPP：特点、构成要素与基本原则》，载于《地方财政研究》2015 年第 8 期，第 4 ~ 8 页。

② 罗艳：《IPD 模式在新疆水利水电 PPP 项目管理中的应用探讨》，载于《中国水利》2018 年第 8 期，第 59 ~ 61 页。

③ 李新平：《新加坡长期照护保险制度构建及对我国的启示》，载于《对外经贸实务》2018 年第 2 期，第 45 ~ 48 页。

④ 吴芳芳：《PPP 模式下投资风险控制探微》，载于《财会月刊》2017 年第 7 期，第 42 ~ 47 页。

⑤ 黄电：《PPP 项目财务风险度量与控制研究》，载于《财会月刊》2018 年第 21 期，第 85 ~ 90 页。

⑥ 赵团结、王子曦：《风险控制导向下 PPP 内部控制模型的构建》，载于《财务与会计》2017 年第 14 期，第 51 ~ 53 页。

⑦ 雷咸胜：《中国长期照护服务供给体系及其 PPP 取向》，载于《老龄科学研究》2017 年第 7 期，第 12 ~ 21 页。

略的实施，他们的财源以税收为主，因此财务便成为最重要的制约因素，财务稳定与否将直接严重影响着台湾地区长期照护服务体系的可持续性的稳定。[①] 周正祥等（2015）也指出因为长期照护服务是公共事业的一部分，因此其基础设施和服务具有公共服务的相同特点，例如非排他性、非竞争性、正外部性及自然垄断等特点，必须在市场和政府的共同作用下才可以决定，仅靠市场或者政府单一力量是无法形成合理的经济价格体制的。[②] 林姗姗（2015）通过对中国长期照护保险制度完整构建，利用相关因素的架构进行长期照护保险基金财务平衡的测算，评估我国实施长期照护保险的可行性。[③]

（3）责任归属。PPP 模式的典型特点是参与主体的多元化，不仅包括政府等公共部门，而且包括企业等社会组织。有权利便会产生责任，因此在 PPP 模式运营过程中政府与非政府部门的责任归属问题便是不可避免的。王天义（2016）指出长期照护服务属于新兴的服务行业，目前正处于发展阶段，政府和企业尚处于对长期照护服务业的探索了解过程中，难以预测其未来的发展状况。因此，在签订合同时对 PPP 项目未来发展过程中可能出现的风险等状况难以把握。[④] 雷咸胜（2017）觉得合作过程中前期监管不严的话，政府部门很容易出现腐败或者推卸责任等行为。[⑤] 此外，如果政府的 PPP 项目的操作经验不足有可能导致行为失效，而非政府部门在 PPP 项目经营过程中可能会出现违反合同的行为或者存在道德风险等。因此在 PPP 项目经营之前应制定好风险分配原则。例如，在 PPP 项目运营过程中对于出现的政策风险应由政府来承担，市场风险应由社会组织来承担等。

65

---

① 沈君彬：《从"长照十年"到"长照保险"：台湾地区长期照顾制度的重构》，载于《甘肃行政学院学报》2015 年第 5 期，第 82～100 页、50 页、128 页。

② 周正祥、张秀芳、张平：《新常态下 PPP 模式应用存在的问题及对策》，载于《中国软科学》2015 年第 9 期，第 82～95 页。

③ 林姗姗：《我国长期照护保险制度的构建与财务平衡分析》，载于《福建师范大学学报（哲学社会科学版）》2013 年第 1 期，第 28～34 页。

④ 王天义：《全球化视野的可持续发展目标与 PPP 标准：中国的选择》，载于《改革》2016 年第 2 期，第 20～34 页。

⑤ 雷咸胜：《中国长期照护服务供给体系及其 PPP 取向》，载于《老龄科学研究》2017 年第 7 期，第 12～21 页。

2.6　长期照护服务 PPP 供给模式的
有效性保障文献综述

随着长期照护服务需求的迅速增长，长期照护服务供给相关主体在不断探索新的服务供给模式。对长期照护服务供给模式的有效性保障进行研究，可通过在效率、成本和质量改进之间取得良好的平衡，可促进长期照护服务质量的提高，改善需要照护和援助的失能老人的生活质量。同时已有研究表明，明确可行的评价标准是服务供给模式持续健康发展的前提。

2.6.1　长期照护服务 PPP 供给模式有效性保障的总体评价维度

世界卫生组织（WHO）指出一个可持续的长期照护模式必须具有费用可及、公平、灵活的特点。欧盟相关研究指出应站在服务体系本身的角度评估服务可及性、服务质量、服务公平性、资金负担，以及改善功能性能力和最小化服务需求 5 个目标（Mot et al.，2012）。[①] 国外学者还提出长期照护服务供给模式有效评价必须基于科学的长期照护服务需求预测，发达国家为了预测年度的长期照护服务需求方法，通常采用马尔可夫循环仿真模型树结构（Markov cycle tree structure），主要以每种长期照护服务（正式的和非正式的家庭照护、医疗门诊服务和机构照护等）的年度需求量、满足这些需求所需的资源（非正式照护者、上门医疗服务和床位等）以及相关的成本为预测内容（Teresa Cardoso，2015）[②]，在供给模式惠及群体方面，关于政策的"针对性群体"的讨

---

① Mot, E., Faber. E., Geerts J. & Willemé P. (eds.) 2012, "Performance of Long-term Care System in Europe.", ENEPRI Research Report No. 117, http：//www. ancien-longtermcare. eu/sites/default/files/ENEPRI% 20RR117% 20_ANCIEN_% 20Evaluation% 20Final% 20Report. pdf.

② Cardoso, T., Oliveira, M. D., Barbosa – Povoa, A and Nickel, S., An integrated approach for planning a long-term care network with uncertainty, strategicpolicy and equity considerations, European Journal of Operational Research, Vol. 247, No. 01, November 2015, pp. 321 – 334.

论早已成为热点议题，很多国家实际上正在朝向"针对性普惠主义"发展（Colombo et al. 2011）[①]。WHO 在 2000 年的世界卫生组织报告中指出，评价任何一个卫生服务系统的绩效时应该从以下 3 个主要目标来进行评价：获得良好的健康、加强人民所期望的反应能力、确保筹资的公平性。

国内学者罗霞（2015）指出较高服务满意度是公共服务发展模式有效的保障。房莉杰、杨维（2016）指出一般从服务可及性、公平性、资金效率、服务质量等几个维度来保障一项社会服务的有效发展。[②] 裴逸礼等（2017）在对欧洲长期照护服务质量框架的研究中提出一项有质量的服务应该包括 12 个质量原理：尊重人权和维护尊严、以人为中心、预防和康复、可利用性、可获得性、可负担性、综合性、连续性、以结果为导向、以证据为依托、公开透明、性别与文化敏感。[③] 方烨、陈青、雷雨（2018）基于评价医养结合居家养老服务绩效从相关性、效率性、效果性、公平性和可持续性等 5 个维度的研究中提出要建构社区居家养老医养结合服务四级评价指标体系。[④] 吉鹏、李放等（2013）在对社区居家养老服务的绩效评价中就以公平性、经济性、效率性、效果性，以及及时性 5 个方面设立指标评价养老机构的绩效。[⑤]

在借鉴已有研究的基础上，结合失能老人长期照护服务 PPP 供给模式的特点，本书为了长期照护服务 PPP 供给模式的有效性保障，从服务可及性、公平性、用户满意度、资金使用效率 4 个方面进行细致研究。

67

---

①　Colombo，F；Llena – Nozal，A；Mercier，J；Tjadens，F.，Help Wanted? Providing and Paying for Long-term Care. Paris：OECD Publishing，2011.

②　房莉杰、杨维：《长期照护筹资模式：OECD 国家的经验与中国三城市的实践》，载于《社会发展研究》2016 年第 3 期，第 150 ~ 169 页，245 页。

③　裴逸礼、刘上、郭西：《欧洲长期照护服务质量框架》，载于《社会福利（理论版）》2017 年第 11 期，第 15 ~ 22 页。

④　方烨、陈青、雷雨：《医养结合居家养老服务绩效评价》，载于《管理观察》2018 年第 22 期，第 67 ~ 69 页。

⑤　吉鹏、李放：《政府购买居家养老服务的绩效评价：实践探索与指标体系建构》，载于《理论与改革》2013 年第 3 期，第 104 ~ 107 页。

2.6.2　长期照护服务 PPP 供给模式有效性保障的具体评价指标

相关部门要精准合理地对长期照护服务有效性进行评价，为了保障长期照护服务供给的有效性，需要展开分析并对具体维度进行界定。因此本书将借鉴相关领域的研究并结合长期照护服务 PPP 供给模式的特点来制定长期照护服务领域的有效性保障指标。

1. 服务可及性

可及性是一个复杂的概念，国内外关于养老服务可及性的研究较少，可及性研究成果主要集中于医疗卫生服务领域。国内外学者对卫生服务的可及性研究多基于美国学者安德森（Andersen R. M.）的卫生服务利用行为模型。"可及性"（access）主要用来评价卫生服务系统所提供卫生服务的可获得性、可负担性等。其中现阶段的研究主要包括可及性的概念和可及性衡量的指标框架两个方面[1]。在概念方面，可及性是指个人实际获得卫生服务的情况以及影响服务享有的各种因素，或是衡量顾客需求与服务体系有效供给之间的匹配程度。[2] 在坎贝尔（Campbell，2000）看来，可及性的概念等同于可得性的概念，即可及性的服务具有四个典型特点：便捷性、及时性、可负担性与符合自身需求特点。[3] 从模型框架的角度来看，学术界探索总结出了一些具有较强科学性、逻辑性、可操作性的可及性的分析框架。安德森（1995）站在系统学的角度，通过分析环境因素、人群特征、卫生行为和健康结果四个方面的内容，构建出卫生服务利用行为模型，并基于利用行为模型创立了可及性分析框架。[4] 戴维斯（Davis，2008）围绕着服务质量

---

[1]　王海军、金水高、刘丽华：《卫生服务绩效评价的概念框架研究与公共卫生应用》，载于《中国卫生经济》2008 年第 7 期，第 67~70 页。

[2]　R. Penchansky, J. W. Thomas, The Concept of Access: Definition and Relationship to Consumer Satisfaction. Medical care, Vol. 19, No. 02, Febulary 1981, pp. 127−40.

[3]　S. M. Campbell, M. O. Roland, S. A. Buetow, Defining Quality of Care. Social Science & Medicine (1982), Vo. 51, No. 11, 2000, pp. 1611−1625.

[4]　R. M. Andersen, Revisiting the Behavioral Model and Access to Medical Care: Does it Matter? Journal of Health and Social Behavior, Vo. 36, No. 01, March 1995, pp. 1−10.

这一核心要素，从服务的地理可及性、经济可及性、可获得性、可接受性四个方面分析服务可及性。[1]阿达伊和安徒生（Aday LA & Andersen RM，1974）在期刊《健康服务研究》（*Health Services Research*）发表的 *A framework for the study of access to medical care*[2] 以及坎伯内利亚和托马斯·维塞尔（Penchansky R & Thomas W，1981）在期刊《医疗护理》（*Medical care*）发表的 *The concept of access：definition and relationship to consumer satisfaction*[3]，这两篇文章中所提出和测试服务可及性的分类学定义，把广泛和模糊的概念描述成一套更具体的描述病人和卫生保健系统之间的"适合度"（degree of fit）的量纲。包括五个方面的内容：可得性（availability）、可达性（accessibility）、可负担性（affordability）、可适应性（accommodation）、可接受性（acceptability）。综上所述，虽然对于卫生服务可及性问题不同组织和学者具有不同的定义和分析框架，但关于卫生服务可及性的含义都包含卫生服务供给、利用、需求三部分。

2. 服务公平性

WHO 在 1996 年的《健康与卫生服务的公平性》中强调，公平性并不是平均分配，更不是社会特权，它应该是以需求为导向对生存机会的一种分配。WHO 对卫生服务公平性的理解是排除社会地位、收入水平等外界因素，社会成员以社会需求为导向获得卫生服务[4]。即每一个社会成员不能受所拥有社会特权的影响，都应该具有相同的机会获得卫生服务[5]。常修泽（2007）对基本公共服务的均等化做出说明，全体公民都应该享有基本公共服务的同等机会和得到大致相等的结果，并且相关组织或

---

[1]　D. H. Peters，A. Garg，G. Bloom，etc. Poverty and Access to Health Carein Indeveloping Countries. Annals of the New York Academy of Sciences，Vol. 1136，No. 01，July 2008，pp. 161 – 171.

[2]　L. A. Aday，and R. M. Andersen，A framework for the Study of Access to Medical Care，Health Services Research，Vo. 09，No. 03，1974，pp. 208 – 220.

[3]　R. Penchansky，J. W. Thomas，The Concept of Access：Definition and Relationship to Consumer Satisfaction. Medical care，Vol. 19，No. 02，Febulary 1981，pp. 127 – 40.

[4]　姜润生、初炜：《社会医学：案例版》，北京科学出版社 2010 年版。

[5]　谢小平、刘国祥、李斌、郭斌、赵郁馨：《卫生服务利用公平性方法学研究》，载于《中国卫生经济》2007 年第 5 期，第 74 ~ 76 页。

部门在提供大体均等服务的过程中，要尊重社会成员的自主选择权。①

萨瓦斯（Savas，1987）对公共服务供给是否公平做出评判，他从支出公平原则、效果公平原则、投入公平原则和效果满意度公平原则四方面进行了衡量。② 任晓春和宁文倩（2018）在研究医疗救助公平性时提出从机会公平、过程公平、结果公平三个方面，构建出了包括权利的可享有性、资金的可获得性、地理的可接近性、资源的可适用性、方式的可协调性、流程的可操作性、健康的可信赖性、经济的可承受性、制度的可持续这九个维度的指标体系。③ 方烨、陈青、雷雨（2018）指出公平性就是通过民众对项目的相关信息是否知晓以及了解的程度来判断医养结合服务政策及指引在社区居家养老领域是否得到有效宣传，项目的内容与程序之间是否存在严格的界限以及各社区服务中心是否具备统一标准来筛选服务对象④。任苒（1999）认为考虑到卫生保健的公平性问题包括以下三方面的内容：第一，应按需分配卫生资源以实现资源的公平分配；第二，按需分配卫生服务以实现服务的公平；第三，按支付能力来支付卫生服务的费用以实现支付的公平。⑤ 张强（2009）指出通过机会均等、过程均等和结果均等三个维度评价基本公共服务制度安排是否实现了均等化以及判断均等化的程度。⑥

3. 用户满意度

用户满意是指用户的需要得到满足后带给心灵愉悦感的一种心理状态。用户满意度则是指用户需要被满足程度的概述。最早该词叫作顾客满意度，产生于市场营销学，当时是以吸引顾客争取到最大的销量为目

---

① 常修泽：《公共服务均等化亟须体制支撑》，载于《刊授党校（学习特刊）》2007 年第 4 期，第 18 ~ 19 页。

② E. S. Savas，Privatization：The Key to Better Government. Chatham NJ：Chatham House Publishers，1987.

③ 任晓春、宁倩文：《医疗救助公平性的多维度审视》，载于《医学与哲学（A）》2018 年第 8 期，第 65 ~ 69 页。

④ 方烨、陈青、雷雨：《医养结合居家养老服务绩效评价》，载于《管理观察》2018 年第 22 期，第 67 ~ 69 页。

⑤ 任苒：《健康与卫生保健的公平性》，载于《医学与哲学》1999 年第 5 期，第 46 ~ 48 页。

⑥ 张强：《基本公共服务均等化：制度保障与绩效评价》，载于《西北师大学报（社会科学版）》2009 年第 2 期，第 70 ~ 74 页。

的而构建的让顾客满意的一种理论假设。奥利弗（Oliver[①]，1981）通过对期望视角的研究验证了当顾客买到需要的东西后，内心就会满足而感到愉悦，则这种感觉便是正向满意度的表现，从而得出顾客满意度其实就是一种主观方面的情绪化反映。随之，曹礼和[②]（2007）研究发现顾客满意度反映的是顾客的预期感受与实际感受之间的一种差值，该值大小就代表顾客满意度的高低水平。

在研究长期照护服务满意度方面，现阶段国内学者侧重点在老年人个人因素方面，而对于养老服务体系满意度评价研究较少，其中崔丽娟、韩海萍[③]（2002）通过综合各方因素得出养老院中的软硬件设施、护理人员以及老人之间的支持都会不同程度地对老人的满意度产生影响。于彦华、曹勇（2017）基于生活压力、老年人预期、各项服务满意度、感知价值、总体满意度、老年人抱怨、老年人信任7个维度对医养结合机构满意度进行了评价。[④] 余杰（2015）等在调研北京市的社区居家养老服务中发现，社区提供的养老服务质量并不是影响满意度的唯一因素，社区本身的环境建设等也显著影响着老人对养老服务的满意度。[⑤] 李放、谢勇（2010）研究发现人财物投入力度、服务内容、公平氛围的营造等要素渗透并作用于居家养老的满意感知。[⑥] 王小荣（2014）等分析得出居家养老中的满意度与硬件存在积极的互动联系。[⑦]

4. 资金使用效率

效率通常情况下是输入量与输出量的比值，简单来讲就是一种投入

---

① Oliver R. L., Measurement and Evaluation of Satisfaction Processes Inretailing Setting. Vol. 57, 1981, pp. 25 – 48.

② 曹礼和：《顾客满意度理论模型与测评体系研究》，载于《湖北经济学院学报》2007年第1期，第115~119页。

③ 崔丽娟、韩海萍：《养老院支持与养老院老年人生活满意度的相关性研究》，载于《中国老年学杂志》2002年第3期，第161~163页。

④ 于彦华、曹勇：《医养结合机构满意度评价指标体系模型构建》，载于《中国卫生产业》2017年第1期，第197~198页。

⑤ 余杰、Mark W. Rosenberg、程杨：《北京市老年人居家养老满意度与机构养老意愿研究》，载于《地理科学进展》2015年第12期，第1577~1585页。

⑥ 李放、沈苏燕、谢勇：《农村老人养老状况及其满意度的实证研究——基于南京市五县区的调查数据》，载于《开发研究》2010年第1期，第58~61页。

⑦ 王小荣、贾巍杨：《社区养老实态调研与满意度评价指标初探》，载于《建筑学报》2014年第2期，第157~159页。

与产出关系的衡量标准。此概念最早产生于物理学，来判断在相同的投入情况下，产出与效率成正比；而在相同的产出情况下，成本与效率是成反比的。在经济学领域，效率用来衡量资源的使用效果，是来考察资源投入与相关产出之间的关系的变量，通常用投入产出比来表示。从福利经济学的角度研究发现公平才是公共服务供给的效率，该领域专家们认为是否实现最大多数人的幸福就是公共服务供给是否有效率的标准。截止到目前，国际上对效率做出的官方解释包括资源的节约、成本最小化、产出的数量与结构（也可以说是技术效率与资源配置效率）是否符合人的需求三方面的内容。

尤内斯和霍尔泽（Junes & Holzer，2001）把绩效评价分为成本、收益、结果评价，项目影响、产出评价及组织的政策和过程评价三种类型。[①] 吉鹏、李放（2013）提出在建立政府购买养老服务效率评价体系时要从政府投入和养老服务产出这两个方面进行考虑。[②] 方烨、陈青、雷雨[③]（2018）通过对医养结合纳入居家养老服务的绩效评价研究得出效率性体现在以下六个方面：一是医养结合服务项目在社区居家养老中的预算资金执行情况；二是财政资金在项目预算安排上的拨付情况包括是否及时以及是否高效等；三是服务站点建设和服务人数实际接受的完成情况；四是完成任务的及时程度；五是任务完成质量的达标率（即服务内容全面度、专业度和精准度以及服务时间合格）；六是服务人员的专业度，服务人员数量上的充足度。周桂芳（2007）在研究普通高校信贷资金利用效率评价体系中指出人力资源利用效率、财力资源利用效率、物力资源利用效率、人才培养质量以及发展潜力五个一级指标来衡量资金利用效率。[④]

---

① P. D. Lancer, M. Holzer, Promoting the Utilization of Performance Measures in Public Organizations: An Empirical Study of Factors Affecting Adoption and Implementation. Public Adm Rev, Vo. 61, No. 6, December 2001, pp. 693 – 708.

② 吉鹏、李放：《政府购买居家养老服务的绩效评价：实践探索与指标体系建构》，载于《理论与改革》2013 年第 3 期，第 104~107 页。

③ 方烨、陈青、雷雨：《医养结合居家养老服务绩效评价》，载于《管理观察》2018 年第 22 期，第 67~69 页。

④ 周桂芳：《论构建普通高校信贷资金利用效率评价体系》，载于《事业财会》2007 年第 6 期，第 37~39 页。

第3章 失能老人情况分析及长期 照护服务供给问题探寻

由于中国家庭规模小型化，导致失能老人长期照护服务成本居高不下，而长期照护服务机构发展滞后等因素造成长期照护服务有效供给不足。分析失能老人长期照护服务供给现状，明确长期照护服务供给问题，从而有助于促进中国失能老人长期照护服务供给侧结构性改革。

3.1 失能老人基本情况

3.1.1 中国失能老人状况分析

1. 失能老人数量状况

随着中国老龄化进程的不断加快，高龄老年群体不断扩大，失能、半失能老年群体也在不断扩大。根据全国老龄工作委员会办公室发布的《全国城乡失能老人状况研究》，2010 年末中国失能、半失能老年群体总数达到 3300 万人，占总体老年人口的 19%。中国老龄科学研究中心在 2015 年 7 月的一份研究报告指出，2014 年底中国的失能老人达到 4000 万人，比 2010 年增长 700 万人，占老年人口的比重为 19.5%[①]。同时，据全国老龄工作委员会预测，到 2030 年和 2050 年，中国的失能老人将分别达到 6168 万人和 9750 万人。由此可见，伴随着中国人口老

---

① 庄绪荣、张丽萍：《失能老人养老状况分析》，载于《人口学刊》2016 年第 3 期，第 47~57 页。

龄化的不断深入发展，中国失能老人的规模将不断扩大，失能老人占老年人口的比重将会进一步提高。

2. 失能老人 ADL 障碍率状况

本部分研究是基于 2014 年中国老年健康影响因素跟踪调查（原名中国老人健康长寿影响因素跟踪调查）数据，利用 ADL 指标来全面考察中国失能老人的基本状况及相关特征，以此为更好地把握失能老人长期照护服务供需缺口提供测度依据。其中，2014 年中国老年人口健康状况调查（Chinese Longitudinal Healthy Longevity Survey，CLHLS）数据调查范围覆盖全国 22 个省区市，调查对象为 65 岁及以上老年人和 35 ~ 64 岁成年子女，调查问卷分为存活被访者问卷和死亡老人家属问卷两种[①]。存活被访者问卷的调查内容包括老人及家庭基本状况、社会经济背景及家庭结构、经济来源和经济状况、健康和生活质量自评、认知功能、性格心理特征、日常活动能力、生活方式、生活照料、疾病治疗和医疗费承担；死亡老人家属问卷的调查内容包括死亡时间、死因等内容。

结合研究目的和数据可得性，本书使用 CLHLS 2014 年的截面数据从中选择需要长期照料的老年人，即根据调查问卷所测量的 ADL6 项指标（洗澡、穿衣、吃饭、如厕、控制大小便和室内走动）以及每项需要他人照料的时间进行筛选。根据国际通行法则，6 项指标中至少有 1 项部分或完全不能自理且需要他人照料时间在 90 天（含）以上的，即属于需要长期照护的老年人。经筛选，共有 1096 名老人符合条件，属于失能老人。另外，按照失能的项目数将其划分为 3 个自理程度等级：轻度失能（1 ~ 2 项失能）、中度失能（3 ~ 4 项失能）、重度失能（5 ~ 6 项失能）。

通过表 3 - 1 可以清晰得知，中国失能老人基础性 ADL 障碍率呈现出性别、年龄、城乡之间的差异，具体表现为：ADL 障碍率女性高于男性，即女性失能老年人的失能程度普遍高于男性失能老年人；相比于低龄失能老年人，高龄失能老年群体的 ADL 障碍率普遍较高；相比于城市失能老年群体，农村失能老年群体的 ADL 障碍率较高。从六大 ADL

---

① 22 个省区市分别为辽宁、吉林、黑龙江、河北、北京、天津、山西、陕西、上海、江苏、浙江、安徽、福建、江西、山东、河南、湖北、湖南、广东、广西、四川和重庆。

项目指标来看，老人在洗澡方面需要帮助的人数最多，其次是在穿衣、如厕和室内活动的项目存在诸多障碍，而进食和控制大小便于失能老人来说难度较小。

表 3 - 1　　　　　　　　失能老人基础性 ADL 障碍率　　　　　　　单位：%

类别		洗澡	穿衣	如厕	室内活动	控制大小便	进食
性别	男	33.21	18.70	17.61	14.87	9.85	10.58
	女	60.22	35.77	37.59	33.85	16.61	21.99
年龄	65～74 岁	2.92	1.82	1.82	1.46	0.91	0.82
	75～84 岁	12.96	6.93	6.48	6.02	4.01	3.38
	85 岁及以上	77.65	45.71	46.81	41.24	21.53	28.38
居住地	城市	18.89	10.13	10.40	8.58	6.02	6.30
	城镇	30.38	17.88	17.15	16.42	8.12	10.40
	农村	44.16	26.46	27.65	23.72	12.32	15.88

从表 3 - 2 老人的失能程度分布情况来看，患有轻度失能以及重度失能的比例最大，中度失能的比例反而最低。而这主要是随着失能老人年龄的上升，机体逐渐老化并伴发慢性疾病，损伤相互牵连，多重甚至全部活动不能自理的情况就更为多见。分群体来看，居住地为城市的老年人生活能够自理的比例高于城镇和农村，并且差距较大，这与老人自身的经济水平、生活环境等有很大关系。

表 3 - 2　　　　　　　　失能老人基础性 ADL 障碍率　　　　　　　单位：%

类别		轻度失能	中度失能	重度失能
性别	男	17.97	8.67	9.49
	女	27.92	13.87	22.08
年龄	65～74 岁	1.82	0.82	0.82
	75～84 岁	8.85	2.65	3.65
	85 岁及以上	35.22	19.07	27.10

类别		轻度失能	中度失能	重度失能
居住地	城市	9.12	4.56	6.48
	城镇	15.24	6.75	10.86
	农村	21.53	11.22	14.23

3.1.2 中国失能老人长期照护服务需求状况分析

通常来说，老年人的养老服务需求包括日常生活照料、精神慰藉、医疗服务需求等。相比于普通的老人来说，失能老人兼具老年综合征和功能障碍问题，因此对医疗、康复服务的长期照护服务需求更多一些。具体来说，失能老人的长期照护服务需求有如下几种。

1. 生活照料

失能老人的日常生活能力，比如洗澡、穿衣、如厕等方面的自理能力会下降，因此需要自己以外的其他人为其提供生活照料服务。克里斯多夫·福特和克里斯汀·斯坦德（Christopher Foote & Christine Stanners）提出，对日常照护服务需求较高的老年人通常具有以下特点：年龄在80岁以上、独自居住、活动能力下降、接受过多种药物治疗等。而失能老人正是其中的一大部分群体，他们所需要的不是一般的生活照料，而是对照护服务的专业化、技术化要求较高①。

2. 医疗服务

随着年龄的增长，老年群体的各项身体机能不断退化，因此相比于其他年龄阶段的群体来说，老年群体患病的概率更大。《老龄蓝皮书：中国城乡老年人生活状况调查报告（2018）》显示，约三成老年人健康状况较好，约六成的老年人疼痛感较为严重。② 与普通老年群体相比，失能老年群体慢性病的发病率和患病率更高，因此失能老年群体对医疗

---

① Christopher Foote & Christine Stanners, *Integrating Care for Older People：New Care for Old – A Systems Approach* [M]. London：Jessica Kingsley Publishers Ltd，2002.

② 潘子璇：《老龄蓝皮书揭秘中国城乡老年人生活状况》，http://shanghai.xinmin.cn/xmsq/2018/05/16/31388275.html，2018 – 05 – 16。

服务的需求更为迫切。

3. 精神慰藉

随着社会经济的不断发展，人们的生活水平不断提高。失能老年群体的生活需求也不再局限于物质生活的满足，而是有了更高精神层面的需求。但是现实中失能老人普遍缺乏精神慰藉，据《第四次中国城乡老年人生活状况抽样调查成果》显示，老年人的精神慰藉服务严重不足，空巢老人比例达到了 51.3%。因此，我们在关注失能老人身体健康的同时，也要注重失能老人的精神关怀。

4. 经济支持

大多老年群体经济能力较弱，尤其是失能老年群体。失能老年群体健康状况较差，生理功能退化，患病率增高，自理能力下降，随之产生的就诊费、医药费、护理费等显著增加。但是大多数失能老年人，尤其是农村失能老年群体没有稳定的经济来源，也未被纳入制度性的社会保障体系中，而且目前中国的长期护理保险制度尚处于试点阶段。我国大多数失能老人主要依靠家庭和子女提供经济支持，这给家庭带来了较大的经济压力。

3.2　失能老人长期照护服务供给现状

长期照护服务既不同于养老服务把服务的重点放在老年人的日常生活照护方面，也不同于医疗上的护理服务把服务重心放在治疗后的护理和康复方面，它是介于养老服务和护理服务之间的一种服务，其主要功能是为失能、半失能人群提供维持身心机能的照护服务，重心落脚于维持失能、半失能群体的身体机能。在中国，长期照护服务通常与养老服务、医疗护理服务混淆在一起，其供给现状描述可能部分与日常的养老服务没有进行严格的区分。

3.2.1　失能老人长期照护服务模式供给现状

传统上，长期照护服务的供给模式主要有三种：一是家庭照护；二是居家照护；三是机构照护。具体情况如下。

1. 家庭照护供给日渐弱化

家庭照护是在失能老年人居住场所内，由子女或相关亲属为其提供养老服务的传统养老方式。这种养老方式具有多方面优势：首先能够让老人在熟悉的环境生活，而且可以享受到亲情的慰藉；其次家庭照护成本低，方便高效；最后，受传统养老观念的影响，家庭照护方式最容易为老年人所接受。但是家庭照护存在着长期照护服务专业化水平低的弊端。

在现代社会，家庭的照护功能逐渐弱化。一方面，随着社会的发展，家庭结构逐渐呈现出小型化、核心化的趋势，同时家庭的居住方式也发生了变化。不同于传统典型的四世同堂或多代同堂的居住方式，现代家庭的居住方式呈现出代际分离的特点。根据第六次全国人口普查数据显示，中国老年空巢家庭占比已达到 31.77%。① 这种代际分离的居住方式导致子女无暇照护或照护不周的情况时有发生，也给传统的家庭照护模式带来了冲击。另一方面，在传统的家庭照护中，女性群体是长期照护服务的供给主体，但是随着社会化进程的不断前进和优化，女性群体思想觉悟不断提高，逐渐从家庭走向社会，这将导致家庭照护功能的不可持续。而且随着老人失能程度的不断加重，对专业化照料的需求不断上升，家庭照护这种非正式的照料方式将难以满足老人的需求。总之，长期照护所需的人力、精力负担以及持久的经济支出都将使现代家庭难以独立承受长期照护负担。

2. 居家照护供给需进一步扩大发展

居家照护服务体系是由专业的长期照护服务人员在失能老人的居住场所为其提供健康照护、精神慰藉、康复等专业照护服务的体系。居家照护服务方式是一种介于家庭照护和机构照护之间的一种长期照护服务供给方式，它有效融合了家庭照护和机构照护两者的优势，既可以满足失能老年群体的家庭归属感，同时又能满足其对专业服务的需求。

居家长期照护是家庭长期照护的有力补充，由于发展时间较短尚处

---

① 《2010 年第六次全国人口普查主要数据公报》，http：//www. stats. gov. cn/tjsj/tjgb/rk-pcgb/qgrkpcgb/201104/t20110428_30327. html，2011 - 04 - 28。

于起步阶段，所以仍存在着诸多问题。第一，居家照护服务的经费来源较为单一。目前资金主要来源于财政拨款，部分来自福利彩票公益金。由于缺少资金的支持，居家养老服务的扩大也受到限制。加之高龄失能老人的长期照护并不是政府无偿购买一两个小时服务便可解决的，居家养老服务只有以社区为依托，让老年人在家中享受到与家属进行长期照护的对等服务，成为家庭照护的有力补充，才能完全胜任长期照护服务。另外，一些深受老年人欢迎的活动站、日托站等由于经费、场地、工作人员等因素的制约而无法扩大发展。第二，从事居家长期照护服务的队伍素质需进一步提高。目前在提供居家照护服务的人员中仅有极少部分具有专业知识背景，大部分为四五十岁的下岗职工，缺乏社会工作专业知识、工作经验和有效的管理手段，更由于社会上对居家长期照护服务工作的偏见，使从事该工作的人产生低人一等的想法，人员流动性大，也影响到为老年人提供长期照护服务的质量。

3. 机构照护供给不足

机构照护服务是指失能老年群体入住长期照护服务机构，接受机构为其提供的长期照护服务。相比于非正式的服务供给方式，长期照护机构的专业化程度较高，提供的服务类型较为全面，失能老人在机构中可享受 24 小时的专业照护服务，这种照护模式主要是针对失能程度高而缺乏家人照护的失能老人。然而现阶段，机构供给存在着数量不足、费用较高等问题，限制了失能群体对长期照护服务的有效需求。

其一，现有长期照护服务的供给远不能满足长期照护需求。与普通老年群体相比，失能老年群体所需要的是护理型床位。截至 2015 年底，中国有 4063 名失能、半失能老人，如果按照 4% 入住养老机构的比例来看，那么需要 162.5 万张护理型床位，但是 2015 年在中国 358.1 万张养老机构床位中，接收的失能、半失能老人仅有 63.7 万人①，由此可见，养老机构提供的医疗护理型床位数量远远不能满足失能老人的需求。

其二，在数量不足的现有机构养老服务中，能够提供合格的长期照

---

① 成非非：《从第四次全国城乡老年人生活状况抽样调查数据看养老服务业发展五大趋势》，人民网，http://gongyi.people.com.cn/n1/2016/1017/c152511-28785395.html，2016-10-17。

护服务的机构更是严重不足。中国机构养老服务业发展不够成熟，不论是硬件设施、设备还是软件的护理服务人员素质都有待进一步规范和提高，而且养老服务机构发展长期照护服务的评估审核标准尚未完全建立。目前，这一领域服务质量参差不齐，一些机构甚至无力提供比家庭照护更专业的服务，面临着数量和质量的双重不足，中国现有养老机构的状况严重制约了其长期照护服务的提供能力。

其三，成本较高导致有效供给不足。中国长期照护费用居高不下，据预测到2020年中国65岁以上老年人的长期照护服务总费用将达到1419亿元，到2050年将达到4374亿元。① 但是由于中国的长期护理保险制度目前处于试点阶段，大多城市尚不能为老年人提供长期照护资金保障。长期照护机构较高的照护费用，不仅对失能老年群体自身，对其家庭也是一项沉重的经济负担。特别是农村老年人在没有任何养老保障的情况下，即使有意愿接受机构长期照护服务，也可能迫于经济压力而放弃。

总体来看，中国机构长期照护数量与质量都不足，同时也由于养老机构自身定位及老年人经济能力有限而出现有效利用不足，但潜在的性价比不高也制约了机构长期照护服务的供给能力。目前，中国养老服务机构发展层次模糊，服务类型、费用设置、硬件软件配置、服务的专业性等方面仍需规划发展。面对新的社会发展形势，我们应当重点关注如何从"经济"的视角来发展壮大长期照护服务业。

3.2.2 失能老人长期照护服务人才供给现状

1. 主体学历较低，专业知识技能欠缺

随着社会需求的多样化，一名合格的长期照护服务人才不仅要掌握日间照料、日常护理等基本照护技能，而且应当具备相关的医学、护理、康复、心理学等多领域的知识。目前中国失能老人照护服务人员大多是下岗、失业工人和外来务工者，护理人员队伍的专业化和职业化水

---

① OECD：Projecting OECD health and long-term care expenditures：what are the main drivers? Economics Department Working Paper No. 477，2006.

平较低。在近 30 万护理员中，仅 4 万多人持有职业资格证书。[①] 而且长期照护服务人才学历水平相对较低，拥有高中及以上学历的长期照护人员才仅占 3%，80% 是小学及以下的学历水平。[②] 而且他们大都没有接受过系统培训，业务技能和服务水平较低，难以满足失能老人专业化的长期照护服务需求。虽然目前中国的一些高等院校开设了有关老年服务的专业，但由于工作性质和社会地位等原因，毕业后选择从事相关行业的毕业生数量较少。面对如此现状，中国养老服务业急需引入一批有知识技能的年轻人，改变长期照护服务就是脏和累的代名词的旧观念，大力传播社会保障的新思想。

2. 参加培训意愿不强烈，知识技能较难提升

目前，绝大多数长期照护服务人员的年龄在 45～55 岁，他们大多数属于没有专业照护知识的农村妇女或下岗失业群体。他们的认知和综合素质影响了接受培训学习的意愿。一方面他们思想观念落后保守，对新知识、新观念的接受度较低，接受改变的意愿和风险承受能力也较低。另一方面由于大多数养老护理员文化水平不高，将导致其学习认知能力和新技能接受度不高。由此可见，文化水平限制了他们接受培训学习的意愿。

此外，由于长期照护服务领域的相关政策尚不完善，长期照护服务人员的级别与工资绩效、职位晋升并无直接关系，因此部分人员认为参加培训获取证书并没有实质性的价值，纯属浪费时间和精力，这也抑制了照护人员参加培训的积极性。而且，现阶段长期照护服务人员短缺，缺乏人员竞争力，因此大多数照护服务人员并没有危机感。总之，照护人员参加培训意愿不强烈既有主观原因也有客观环境原因，因此要针对照护人员的实际情况建立合适的培训体系，并制定一定的激励机制，不断提升长期照护服务人员的专业技能水平。

3. 人员流动性大，离职率高

长期照护人员队伍流动性较大，稳定性不高，主要是受到照护人员

---

① 王瑜：《供需失衡，养老服务人才都去哪儿了》，载于《工人日报》2017 年 03 月 26 日。
② 徐新鹏、王瑞腾、肖云：《冰山模型视角下我国失能老人长期照护服务人才素质需求分析》，载于《西部经济管理论坛》2014 年第 1 期，第 84～88 页。

的社会地位低、薪酬待遇低、晋升机制不完善等因素的制约。一方面，中国很多人对养老照护这一职业普遍存在定位偏颇的现象，认为养老照护人员是伺候人的工作，对该职业缺乏尊重，照护人员的工作价值得不到认可，从而阻碍了很多高素质专业性人才的加入。另一方面，养老照护职业的薪酬待遇薄弱，就全国范围来看，养老照护人员的工资仅千元甚至更少，远低于当地工资的最低标准。由此可见，工资水平与照护工作的劳动强度大、风险高等特点严重不匹配，导致收支不均衡。另外，相对于医疗机构来讲，养老照护员升职空间存在许多不确定性，发展空间受阻。对于一线的照护人员，国家没有制定相应的职位晋升制度，但是工作人员大都希望能有机会从事更高层次的工作，缺乏晋升机制在一定程度上抑制了照护人员的工作积极性，增加了人员的流动性。

4. 服务人员数量不足，人力资源配置不全

民政部颁布的《老年人社会福利机构基本规范》中明确指出：老年人社会福利机构应该配备有学历以及有专业水平的工作人员，为了给老人提供更好的康复护理服务应具有相应数量的医生和护士，来满足被服务者需要。并在规范中详细对养老服务机构的专业护理人员的数量做出了统一量化的要求。

实际上长期照护服务人才的数量与有长期照护服务需求的失能老人数量比例相差较大。按国际标准的普遍要求，一位照护人员应当对应两位失能老人，但在国内平均每 10 位失能老人只能配备 1 位照护人员，人才配比远远低于国际平均水平。即使按照 3∶1 的比例为失能老人配备照护人员来计算，全国养老照护人才仍存在 1000 万以上的巨大缺口①，专业养老照护人才严重不足，成为制约长期照护事业健康发展的瓶颈。

5. 思想道德素质不高，法制观念淡薄

有些失能老人的照护员事业心、责任心不强，消极怠工，缺乏敬业精神和认真负责的工作态度；有的失能老人照护员放弃了照护工作的原则，失能老人照护员的职业道德水准直接影响到失能老人照护服务工作质量；有些失能老人照护员不认真学习国家有关的法律法规，不能严格

---

① 赵艳红：《构建老年人长期照护制度：家庭尽责政府主导社会参与》，http：//politics.people.com.cn/n1/2017/0224/c1001 – 29105427. html，2017 – 02 – 24。

要求自己，法制观念浅薄的照护员在保障失能老人的合法权益方面有所欠缺。尽管有些失能老人的思维是不正常的，但是他们是一样受法律保护的，一旦违反规章制度，往往导致差错和事故，甚至危及老人的生命。失能老人长期照护服务工作是一项细致的工作，不能马虎轻率，其所在的机构必须提高照护员的思想道德素质，严格执行各种规章制度。

3.2.3　失能老人长期照护服务资金供给现状

长期性是长期照护服务的突出特点之一，有的老人失去生活自理能力到离世，长达 10 多年甚至更长时间，这期间不是以治疗疾病为目的，而是通过他人对失能老人的长期照护，以提高生活质量，维护身体机能为目的，其高昂的照护费用是大多数家庭难以承受的。现阶段，随着老年人口数量的增长以及生活水平的提高，致使长期照护成本不断增加，加重了病人家庭的财务负担，甚至可能使其陷入经济窘迫的困境。

现阶段，中国处于"未富先老""未备先老"以及老龄化日益加重的社会背景之下，失能老人的数量也在急剧增加，随之而来的资金问题也成为比较受人关注的问题了。到目前为止，中国长期照护服务的主要资金来源是政府资本，而在英国实行的是救助式长期照护制度，以低收入的贫困老年人、妇女、儿童及残障者为照护对象，其资金是由中央政府和地方政府共同负担的国家财政预算。福利国家的典型代表瑞典，照护服务覆盖全民，以国民保险制度作为长期照护的依托，其主要资金来源于国家税收。因为中国老年长期照护服务社会化工作开展较晚，长期照护服务投资周期长、见效缓慢、审批程序复杂，导致社会资本进入长期照护服务业相对较难，参与率也较低，以至于老年人长期照护服务供给的经济压力也越来越大，急需拓宽长期照护服务供给领域的社会化筹资渠道。近年来，随着各类社区长期照护服务设施迅速发展，我国社区养老也有了很大的提升。自 2001 年，中国政府通过实施"星光计划"，大力为各类社区建设福利服务设施，同时向老年人提供日间照料、康复护理、紧急救援、上门照护等多样化服务，使得我国养老服务领域取得了长足的进步。

从宏观上来看，长期照护服务的供给问题已上升到国家层面，国家也正在从自身国情出发，克服筹资渠道有限等因素的制约，努力试点探索并构建出与国情相适应的长期护理保险制度。

3.2.4　失能老人长期护理保险试点现状

1. 长期护理保险制度试点地区探索情况

在某种程度上，长期护理保险能够对失能、半失能老人群体给予补贴，不仅可以缓解其经济方面的压力，而且还保障了失能老人的基本权益。现阶段，中国的长期护理保险制度正处于全国试点阶段。早在2012 年全国范围试点之前，青岛市就已开始并努力为失能、半失能老人承担部分护理费用，以减轻失能、半失能老人及其家庭的经济负担。在长期护理保险中，青岛市主要通过基本医疗保险参保人、基本医疗保险统筹基金，以及福利彩票公益金三种途径获取资金，每年合计筹资约3 亿元，青岛市政府筹集到资金后向有资质的机构购买老年护理服务。长春市在 2015 年开展长期护理保险制度试点，在试点过程中有多处亮点：长期护理保险的保障范围涵盖重度失能人员与长期中度失能人员；在智慧化的背景下，搭建"智慧长护"服务平台，实现信息互联互通；有效衔接长期护理保险、医疗保险、工伤保险，减少不必要的过度支付。不同于青岛市依托基本医疗保险的长期护理保险制度，北京海淀区率先试点商业性长期护理保险制度。2016 年，人社部明确将上海市、长春市等 15 个城市作为全国首批开展长期护理保险试点的城市。在试点城市中，长期护理保险的支付标准主要有三个：第一，根据护理方式确定支付比例；第二，根据不同的人群确定不同的支付比例；第三，根据长期护理保险缴纳的年限来确定支付比例。在保障对象方面，各试点城市均将重度失能老人作为重点保障对象，同时又根据各地的具体情况适度扩大保障范围以最大限度地保障群众的权利，其中青岛市将中度和短期失能人员纳入保障范围内[1]。

2. 我国总体长期护理保险现状

由于经济发展水平、地方特色、具体地方政策制度内容的不同，导

---

[1]　荆涛、陈秦宇：《我国试点城市长期护理保险经验及启示》，载于《中国保险》2018年第 12 期，第 11～16 页。

致我国有些地方仍停留在地区试点阶段。截止到目前，无法建立一套适用于全国推广的完善长期照护保险体系。随着人们对长期护理保险认识的深入，商业保险公司也加大关注力度并开始推出相关保险产品，在不少地方已开始推行实施长期护理社会保险，并逐渐建立起相关制度设施。总之，目前中国的长期护理保险体系呈现出以下特征。

（1）长期照护险仍处于探索阶段。商业性保险与社会性保险具有显著性差异：首先从概念上可以看出其提供主体不同，前者是各商业保险公司开发，而后者是由政府在法律法规范围内进行安排；其次两者的收益范围有差异，前者强调的是被保险者的自愿性，而后者则受益范围更加广泛，相比之下在实施方面，社会性长期护理保险具有一定的难度。目前我国的太平洋保险、国泰保险等商业保险公司通过借鉴国外经验推出属于自己的保险产品，例如太平盛世——附加老年护理费保险、"康宁"长期看护健康保险等。而中国的社会性保险还处于初级探索阶段，仅在个别地方开展试点，因此目前发展程度远不及商业性保险产品。

（2）保险覆盖范围相当有限。从中国长期护理保险的现阶段分析，商业性保险的覆盖范围远大于社会性保险，而且这一现象将会持续一段时间，换句话说，短时间内不会轻易改变这种现状。不同于社会性保险产品的福利性，商业性长期照护保险产品追求的根本目的是获得经济利润，商业性才是其最根本的特征。因此那些具有稳定收入来源，并且需要长期照护的老年人群体成了他们主要的获利对象。总之，现实中因缺乏一种弥补不足且系统完善的长期护理保险体系导致覆盖范围无法得到扩张。

（3）长期护理保险的供需矛盾仍旧严峻。随着中国老年人口数量不断攀升，人口老龄化程度持续加重，出现了越来越多的长期护理服务的需求，中国长期护理保险已无法满足商业性保险覆盖率低和社会性保险有待于探索的现状。张琳（2017）通过对中国长期护理保险供需现状进行研究，认为应该从参保意向、保障水平及方式、缴费年限、身体健康水平等多种方面考虑[①]。总而言之，长期护理保险供不应求和失能老人参保能力有限之间的差距使老龄人口问题的解决能效严重降低，并

[①]　张琳：《我国长期护理保险的供需现状研究》，载于《卫生经济研究》2017 年第 6 期，第 30～34 页。

且仍然无法在资金筹集渠道与服务内容方面得到根本上的完善。

3.3　失能老人长期照护服务供给问题分析

相比于日益增长的长期照护服务需求，中国的长期照护服务有效供给无论在软服务还是硬件设施方面都显得严重不足。单从硬件设施——护理床位方面来看，根据民政部门的相关规划，到 2020 年，中国每千名老年人口将拥有养老床位数为 35 ～ 40 张，然而目前发达国家平均每千名老人已拥有养老床位 50 ～ 70 张，由此可见，中国与发达国家之间仍有较大差距。具体来讲，中国失能老人长期照护服务供给问题主要表现为以下几方面。

3.3.1　失能老人长期照护服务模式整合力度不强

长期照护服务的供给内容和质量是长期照护服务的核心要素，它在很大程度上影响着失能老人的日常生活、健康状况和福利水平。体系化的服务层次、精准化的服务配备和专业化的服务技能不仅能够满足失能老人多样化的服务需求，而且有利于整合服务资源、提高资源使用效率和服务供给效率。但是现阶段中国的长期照护服务供给存在序列单一、衔接不畅、模块分割等问题。失能老人的长期照护服务需求与照护模式不符。另外，中国长期照护服务垂直网络尚未建立，不同层次服务的转换和流动较为困难，这样导致服务供给体系僵化，无法灵活适应失能老人的服务需求。

由于传统因素的影响，失能老人的长期照护模式是以家庭长期照护为主的，而伴随着家庭功能的不断弱化，家庭远远不能满足失能老人日趋增加且极具多元化的长期照护服务需求。失能老人居家长期照护服务需求内容越来越丰富，包括日间照料、康复护理、医疗护理、心理康复服务等内容，其中上门服务是其主要形式。但是上门家政服务目前来看仍具有一定的地区局限性，因为专门为失能老人提供日间照料、康复护理、心理康复等的多元化长期照护服务模式在不同发达程度的地区有很大差异。因此，中国失能老人长期照护服务模式急需加强整合，不仅要加强不同服务层次之间的流动，更要加强不同领域服务的流动，如促进生活照料和医疗照料、正式照料和非正式照料之间的横向互动和合作。

3.3.2　失能老人长期照护服务专业化水平低

长期照护服务专业化水平受国家发达程度的影响，其中发达国家的专业程度较高。例如：日本具有夜间紧急上门服务；英国推出个性化和类别化的长期照护服务。而中国在强调个性化、专业化的长期照护服务的同时，更应该构建一个覆盖范围广、专业普惠、保障型的长期照护服务。目前中国各地机构照护和社区居家照护慢慢转向多样化的服务，而专业长期照护服务项目仍然不足[①]，发展各类专业化长期照护服务终将成为未来工作的重点之一。实践中，大部分的长期照护服务机构专业化程度不高，管理结构不完善。主要因为缺少专业服务人员，绝大多数人没有经过系统且专业的培训，不具有相关专业资质[②]；并且因为无法满足失能老人有关专业医疗设备和技术方面的服务，仅局限于定期巡视慰问。因此，失能老人的多层次、多类别的专业化需求很难得到满足。

3.3.3　失能老人长期照护服务供给主体单一

近年来，国家对养老服务高度重视，为养老设施的建设投入了大量资金。在"十二五"期间，中国养老床位数年均增长率达到了14%，但相比近年来快速增长的长期照护服务需求，政府财政在长期照护服务业上的投入仍远远不足。面对有限的政府资金投入，如此大的供需缺口急需社会力量的参与来进行填补。然而社会力量参与长期照护服务的积极性并没有充分地被调动激发起来，社会力量参与长期照护服务业面临着土地、融资等难题。

[①]　邹华：《中国老年人长期照护服务供给的国际比较及发展对策》，载于《社会福利（理论版）》2016 年第 5 期，第 44 ~ 48 页。

[②]　徐宏、郝涛、岳乾月：《PPP 视阈下老年残疾人长期照护服务供给模式创新研究》，载于《齐鲁师范学院学报》2017 年第 1 期，第 105 ~ 112 页。

1. 拿地难

国家土地资源稀缺，养老建设用地指标较少，很多地方政府不重视民办长期照护机构的建设用地，未在土地利用总体规划和年度用地计划中纳入长期照护服务设施的建设用地，导致民办长期照护机构取得建设用地非常困难[①]，同时长期照护机构的租金也较高，抑制了社会力量参与长期照护服务的积极性。

2. 融资难

一方面是内源性融资能力有限，民办长期照护服务机构的自有资金短缺、盈利微薄而且资金回收周期长，很难满足机构运转的资金需求。另一方面是市场性融资渠道狭窄，考虑到民营长期照护服务机构风险大、盈利低等原因，民办长期照护服务机构在银行贷款方面受到了限制。

3. 门槛高

首先，政府部门对长期照护服务机构的申请准入要求条件比较高，对机构各方面的审核比较严格。其次，虽然各级政府部门针对长期照护机构制定并下发了一系列扶持政策，但扶持政策普遍存在享受条件较高、审批程序烦琐等问题，导致落实力度及覆盖面有限。

3.3.4　失能老人长期照护服务供需结构失衡

首先，长期照护服务的供给层次存在结构性失衡。按照政府对长期照护服务业的统筹发展规划，要满足不同层次老年群体对长期照护服务的多元需求，长期照护机构应当按照高、中、低档的层次进行建设，在供给层次上呈现"橄榄型"分布。但实际上长期照护服务的供给层次呈"哑铃型"分布，即服务水平有限但收费低廉的长期照护机构和提供高端照护服务、收费昂贵的机构数量比较多，而收费适中、符合大多数老年群体的长期照护机构在市场上的所占的份额比较低。

---

① 任猛：《关于我国养老服务机构大幅减少的原因及建议》，载于《中国经济时报》2017 年 6 月 16 日。

但我国老年群体大都属于中低收入群体，整体购买能力有限，因此，那些动辄上万的高端长期照护机构会让大多数老年群体望而却步，从而造成大量照护床位空置浪费，而收费适中、由政府提供补贴的"福利型"长期照护服务机构床位则一床难求。由此可见，长期照护服务资源没有得到合理配置，老年人特别是失能、半失能老人的长期照护服务需求未得到有效满足。其次，长期照护服务的供给格局不合理。长期照护服务床位总量缺口大与空置率高并存，"城乡二元化""区域差异化"明显，中心城区和郊区长期照护机构的空间结构矛盾尤为突出。中心城区对长期照护资源的需求量较大，照护资源往往供不应求。而郊区的长期照护机构床位却常常大量空置，照护资源未得到充分利用。

<h1 style="text-align:center">本 章 小 结</h1>

　　本章主要分析失能老人长期照护服务供给过程中的主要瓶颈及待解决的问题，是本研究重点的逻辑起点。本章分为三节，分别为失能老人情况分析、失能老人长期照护服务供给现状以及失能老人长期照护服务供给问题分析。

　　本章第一节是对失能老人基本情况的分析。依据相关部门发布的数据以及中国老年 CLHLS，我国失能老年人的规模将不断扩大，失能老年人占总人口的比重将会进一步提高。此外，失能老人基础性 ADL 障碍率呈现出性别、年龄、城乡之间的差异。因此，如何有效解决失能老人的长期照护服务供给问题任重而道远。本章第二节内容是对失能老人长期照护服务供给现状进行分析。根据搜集和调研数据发现，分别从失能老人长期照护服务模式、人才、资金，以及长期护理保险试点状况出发，对当前的供给现状进行了一一分析，而这其中也暴露出很多问题。从目前来看，失能老人长期照护服务供给水平不高，面临着失能老人长期照护服务模式整合力度不强、资源利用效率低下、服务专业化水平低、长期照护服务供给主体单一、长期照护服务供需结构失衡等问题，而这些因素都将合力导致失能老人长期照护服务有效供给量不足。

　　综上，本章内容通过对失能老人长期照护服务供给现状进行描述分析，并发现其中存在的问题，有助于为解决问题提出有效的措施和发展建议做进一步准备。同时，本章研究内容也为失能老人长期照护服务 PPP 发展模式在未来有更大的发展空间和市场打下坚实的基础。

第4章 失能老人长期照护服务供给引入 PPP 模式的必要性与可行性分析

本章结合目前在长期照护服务领域及政府部门内部所出现的问题与面临的困境，分析在长期照护服务领域引入 PPP 模式的必要性。同时从长期照护服务的特点与 PPP 模式的深层含义和现实条件出发，阐述 PPP 模式引入长期照护服务领域的可行性。

4.1 失能老人长期照护服务供给引入 PPP 模式必要性分析

4.1.1 微观层面

在微观层面上主要论述 PPP 模式引入失能老人长期照护服务领域能为该领域带来的变化以及长期照护服务本身得到的革新。社会资本的进入无疑会给长期照护服务领域注入新鲜血液，在缓解政府养老财政支出压力的同时可创新长期照护服务供给的"双轮驱动"机制，提高长期照护服务供给的质量和效率。

1. 增加服务供给，满足服务需求

供需矛盾是目前失能老人长期照护服务所面临的一个突出问题。供需矛盾一方面体现为供给数量不足，另一方面则表现为供需结构不均衡。PPP 模式引入失能老人长期照护服务领域能够增加长期照护服务的有效供给，缓解长期照护服务供需矛盾，有效满足日益增长的长期照护服务需求。

截至 2018 年末，中国大陆 60 周岁及以上人口达到 24949 万人，占总人口的 17.9%，其中 65 周岁及以上人口达到 16658 万人，占总人口的 11.9%。相较于 2017 年，老年人口总数增加近千万，65 岁以上人口增加约 800 万人。人口老龄化趋势以及由此所带来的养老问题将在未来几十年间迅速被激化。中国老龄科学研究中心 2015 年 7 月的一份研究报告指出，2014 年底中国的失能老人接近 4000 万人。[①] 全国老龄工作委员会预测，到 2030 年和 2050 年，中国的失能老人将分别达到 6168 万人和 9750 万人。[②] 失能老年人口数量巨大所带来的直接影响，即失能老年群体所需的各种有形的养老生活照料、紧急医疗救护、长期医疗照护与无形的心理疏通与辅导加之经济上的援助等，将会在一定时期呈现快速增长态势，在给长期照护服务业带来发展机遇的同时也将带来严峻挑战。

截至 2017 年底，全国各类养老服务机构和设施有 15.5 万个，比上年增长 10.6%，其中：注册登记的养老服务机构 2.9 万个，社区养老机构和设施 4.3 万个，社区互助型养老设施 8.3 万个；各类养老床位合计 744.8 万张，比上年增长 2%（每千名老年人拥有养老床位 30.9 张），其中社区留宿和日间照料床位 338.5 万张。离中国普惠性养老服务的目标还有不小的差距。究其原因，还是中国养老设施投入严重不足，养老服务的供给存在较大缺口。党的十九大报告中提出："我国社会主要矛盾已经转化为人民日益增长的美好生活需要和不平衡不充分的发展之间的矛盾。"显然，进入新时代，仅仅依靠政府的财政力量发展和维持长期照护服务业，将难以有效满足失能老人对长期照护服务的需求。将 PPP 模式运用到长期照护服务业中，是应对中国目前长期照护服务业供需数量失衡的必然要求。民间资本自改革开放后获得了极大的放开，随着经济社会的发展，人民生活水平的提高，大量的民间资金以银行存款的形式存在，通过 PPP 模式有助于盘活社会资本存量、增加长期照护服

① 张希敏：《中国首部养老机构发展研究报告在京发布》，人民网，http：//politics. people. com. cn/n/2015/0716/c70731-27314950. html，2015-7-16。

② 李志宏：《国家应对人口老龄化战略研究总报告》，载于《老龄科学研究》2015 年第 3 期，第 4~38 页。

务供给，有助于缓解目前或未来几十年间所呈现出的长期照护服务供需失衡矛盾。

2. 拓宽融资渠道，填补资金缺口

作为养老服务业的一个分支，长期照护服务业同样具有投资规模大、回报周期长、收益较低等特点，仅仅依靠政府的财政投资将无法有效满足日益增长的长期照护服务资金需求。PPP 模式的运用可有效将政府资金和社会资本相结合，从而扩大长期照护服务供给所需资金来源，是解决长期照护服务机构资金不足，缓解财政压力的有效路径。

长期以来政府在长期照护服务的供给中处于主导地位，虽然政府在提供基本服务方面起着保基本、兜底线的作用，但这并不意味着政府是长期照护服务的唯一供给者，日益增加的长期照护服务资金需求迫切需要多元主体共同分担。长期照护服务方面的投入主要包括长期照护服务政策投入、长期照护服务保障投入和长期照护服务设施投入三个部分。具体而言：第一，长期照护服务政策投入是指落实长期照护服务发展政策，为长期照护服务发展提供法律保障、资金保障、用地支持、税收优惠等。第二，长期照护服务保障投入是指通过国民收入的再分配，给予失能老年人必要的生活保障。如我国的社会保险、长期护理保险等。第三，长期照护服务设施投入是指在长期照护机构、配套设施等建设上的投入。这三部分投入，均需要大量的资金供给来支持。在我国当前经济下行、压力较大的背景下，如果仅仅依靠政府来提供长期照护服务，不仅会影响长期照护服务业的健康可持续发展，也会影响失能老人的服务满意度。

政府与社会资本的融合，最直接的效果是拓宽融资渠道，缓解政府财政支出压力，在弥补长期照护服务业资金缺口的同时可使民间资本发挥出应有的价值。PPP 模式的推广和应用，使民间资本参与长期照护服务供给成了可能，这种模式弥补了政府财政资金不足，分担了单一融资模式下政府所要承担的风险。私人部门参与其中，不仅仅拓宽了融资渠道，减轻政府财政压力，又能够通过市场机制，采用政府购买、使用者付费等方式获取较为稳定的投资收益。

总之，长期稳定的长期照护服务供给资金体系的构成应该是多元参与的。因此政府和社会投资人应当改变原有公共物品和服务完全由政府

提供的思维方式，建立起以政府为主导，社会广泛参与的融资机制，促进长期照护服务供给主体的多元化发展。

3. 有效分担风险，实现利益共享

长期照护服务业具有投资规模大、回报周期长、关乎国计民生等特点，同时长期照护服务对象具有特殊性，这些特点使得长期照护服务投资主体在投资、建设和运营长期照护服务机构的过程中面临诸多风险和不确定性。

政府和社会资本具有不同的风险识别和防范能力，比如私人部门更加善于管理和控制与经济相关的经济风险，更加善于克服技术风险等，而政府部门是公共权力的拥有者和行使者，权力的行使具有强制性和权威性，更加善于处理政治风险、法律风险等。PPP 模式为政府和社会资本发挥各自优势管控风险提供了平台。在 PPP 模式下，政府通过招标的方式吸引私人部门参与长期照护机构建设，在市场竞争机制下，中标企业作为社会资本方一般在项目建设、运营、管理等方面具有专业资质，具有较高的资金实力和风险防控能力，加强了长期照护机构运营中风险的把控能力。同时，政府为了吸引更多社会资本进入长期照护服务业，辅以税费减免等政策优惠并完善资金回笼机制，降低了社会资本的投资风险，形成了良好的风险分担和互利共赢的局面。在项目运营方面，社会资本在市场竞争体制下具有先天优势，在最大化收益目标的驱使下，社会资本方会在长期照护服务 PPP 项目伊始充分预估项目的成本、收益和可能面临的风险，而在长期照护服务 PPP 项目执行的过程中，则会采用专业的人才、科学的决策评估系统和先进的管理手段进行运营。在这种竞争机制下，社会资本方将不断优化自身的管理运营技术，协商改进与政府部门的合作方案，最大限度地分散和降低长期照护服务机构在运营过程中可能出现的风险。同时，政府的配套政策扶持和良好的合作机制降低了社会资本的投资风险，社会资本方能充分发挥市场运营的专业优势创造收益。

PPP 模式有助于政府和社会资本更好地发挥自身的优势，有效分散和降低长期照护服务机构运营过程中出现的风险，实现社会效益和经济效益最大化。双方分担风险的目的是将风险最小化，双方都尽力承受自己能力范围内的风险，将控制风险的所付出的成本最小化和获取利益最

大化，从而实现"1 + 1 > 2"的社会效果。但在这里需要强调的是，这里所说的利益最大化不是指市场机制条件下企业最大限度地获取超额利润，而忽视长期照护服务所具有的公益性特征。① 由于失能老人长期照护服务 PPP 项目具有明显的公益性、福利性特征，所以这里的利益最大化指的是社会资本在提供高性价比长期照护服务的同时能够取得合理收益。

4. 创新运营管理机制，提高服务效率质量

长期以来，公办长期照护服务机构具有资金来源稳定、服务标准高、环境设施好、入住率高等特点，但是由于政府是运营公办长期照护服务机构的主体，导致这种长期照护服务机构往往管理效率低下、资源浪费严重、违背市场导向。虽然社会资本方具有敏锐的市场洞察力和丰富经营管理经验，但是由于种种原因，社会组织在进入长期照护服务市场时存在较高的门槛。PPP 模式为社会资本方进入长期照护服务市场创造了条件。通过 PPP 模式，政府部门和社会组织基于平等的契约关系进行合作，将政府部门和社会资本方的资源进行整合，创新了长期照护服务机构的运营机制。一方面通过引入社会组织解决公办长期照护服务机构效率低、成本高的问题，另一方面通过政府的资金支持和政策扶持降低了社会力量参与长期照护服务业的门槛。

社会组织的优势主要表现为以下三方面：首先，社会组织具有逐利性，为了取得较好的收益，社会组织将以市场为导向，以失能老人最迫切的需求为半径来提供具有针对性的长期照护服务，这不仅可以缓解长期照护服务机构目前存在的供不应求问题，而且有利于促进长期照护服务的精准供给和合理配置，避免长期照护服务资源的浪费。其次，社会组织具有灵活的管理技巧，可以提高管理效率。为了满足市场需求，社会组织将会积极采用先进的管理技术和方法，在保证提高服务质量的同时降低成本。再次，为了在激烈的市场竞争中站稳脚跟，社会组织将招聘综合素质高的护理人员组成服务团队，并通过定期专业培训、强化组织文化等方式来提升服务人员的综合素质和服务水平②，以此来增强自

95

---

① 赵琦：《中国 PPP 理论与实践》，北京企业管理出版社 2017 年版，第 36 ~ 50 页。
② 周迪雯：《PPP 模式应用于我国社会养老机构建设的必要性与可行性分析》，载于《商》2016 年第 7 期，第 73 页。

身的竞争优势。利用政府部门的优势进行宏观布局，发挥监督管理作用，保证长期照护服务机构的公益性。

因此将 PPP 模式引入长期照护服务业可充分发挥政府和社会资本的优势，改善长期照护服务机构运营机制，双方根据合同契约规定的权责来安排职位，共同负责长期照护服务 PPP 项目的开展，打造出一种基于政府和市场双方基础上的综合运营体制与管理机制，使得决策更加科学合理，监督更加有力，提高服务供给的质量和效率。

4.1.2　宏观层面

从宏观层面上看，过去很多人错误地认为 PPP 模式只是政府为了"甩包袱"，将那些无力提供的领域甩给市场，很多早期的 PPP 项目主要还是强调项目的融资功能。但时至今日，PPP 早已有了更深层次的内涵：PPP 模式是一种创新管理模式，长期照护服务领域引入 PPP 模式，将会有力地推动政府在养老服务方面的角色转换，转变政府职能。同时，长期照护服务业将会成为新的经济增长点，促进经济的发展。

1. 拉动内需增长，促进经济发展

PPP 模式引入失能老人长期照护服务领域，对于失能老人长期照护服务领域自身来说，具有融资、分散风险、提高效率等功能，拥有缓解政府财政压力，创新体制机制，提高运行效率与服务质量等优势。从整个国家的角度出发，将 PPP 模式引入失能老人长期照护服务领域，能够在促进社会和谐稳定的同时为我国经济打造新的增长点，促进经济社会的协调发展。

长期照护服务 PPP 供给模式作为长期照护服务业一项重大的体制机制变革，在"市场起决定性作用、加快转变政府职能"等方面实现了突破，迈上了践行供给侧结构性改革的舞台。在质量变革方面，一方面，社会资本方以市场需求为导向，针对失能老人的长期照护服务需求提供服务，实现长期照护服务的精准供给；另一方面，PPP 模式改变了政府既是服务提供者同时也是服务监督者的现状，能够加强服务的监管力度，切实提高公共服务供给质量。在效率变革方面，在 PPP 模式下通过引入"专业的人做专业的事"，发挥社会资本的技术、管理优势，由

其统筹负责长期照护服务机构的运营管理，能够切实提高长期照护服务供给效率。在动力变革方面，PPP 模式通过破除社会资本进入长期照护服务行业的行政和垄断壁垒，进一步拓宽各类市场主体的发展空间，激发市场活力，能够为经济发展和创新驱动注入不竭动力。

2. 转变政府职能，推动国家治理体系治理能力现代化

严格来说，PPP 模式是一种管理模式，过去很多人误以为 PPP 模式是一种融资模式，是政府为了"甩包袱"的行为，这是狭隘的理解，融资只是其中一个环节，PPP 这种模式带来的不仅仅是项目层面操作形式的革新，更是管理体制机制的转变。以 PPP 模式为切入点，通过引入市场竞争和激励机制，可提高公共物品或服务供给的质量与效率，切实转变服务思想，政府将更多的精力放在制定政策、营造良好的社会环境方面，这对于加快转变政府职能，促进服务型政府的形成具有积极作用，有利于推进国家治理体系和治理能力现代化。

长期以来，政府部门作为长期照护服务的主要供给主体，垄断着长期照护服务的供给，市场竞争机制的作用难以发挥。[①] PPP 模式引入长期照护服务领域后，政府的职能从长期照护服务的直接供给者转变为长期照护服务的监管者和参与者，更多履行市场监管、考核的职责，这有助于解决政府职能错位、越位和缺位等问题，推动政府职能从管理走向治理，更加强调了市场观念、法制观念与契约精神。而社会资本方承担项目的融资、投资、建设、运营和维护等。由此可以看出，长期照护服务 PPP 供给模式将推动政府在长期照护服务供给中的职能转型，政府和社会资本在各自所擅长的领域发挥作用，共同支撑长期照护服务供给，最终形成政府和市场"双轮驱动"。

4.2　失能老人长期照护服务供给引入
PPP 模式可行性分析

PPP 模式是一种公共部门和私人部门基于一定的契约关系进行合作

---

① 郝涛、徐宏、岳乾月、张淑钢：《PPP 模式下养老服务有效供给与实现路径研究》，载于《经济与管理评论》2017 年第 1 期，第 119～125 页。

共同提供服务的方式。改革开放后我国开始形成最初具有现代化意义的 PPP 模式，随着市场在资源配置中的地位越来越凸显，我国政府和相关机构也越来越重视 PPP 模式发展与应用。

在这一节，我们将着重论述长期照护服务供给采取 PPP 模式不仅仅是现实的要求，它现有的外在条件以及内在的理论支撑等都说明了它未来发展的可行性。

4.2.1　PPP 模式与长期照护服务业的发展特点一致

从长期照护服务业和 PPP 模式各自的特点来看，两者具有较多相似的地方，这决定了二者对接的可行性。主要表现在如下两方面：

第一，PPP 模式和长期照护服务业在适用的领域上完全匹配，即长期照护服务业属于公共服务领域，PPP 模式也适用于基础设施建设和公共服务领域。PPP 模式与长期照护服务业具有相同的投入产出特征，PPP 模式投资量大、时间长、回报较少。长期照护服务业前期投资巨大，资金回笼速度较慢且行业性质决定了它不可能获取暴利，从这个角度看，PPP 模式与长期照护服务业具有相同的基础。长期照护服务业需要长期稳定的环境、经济舒适和安全的适老化设施等，决定了投资也应具有长期性、稳定性与高安全性，这也与 PPP 模式的特点不谋而合。

第二，政府和社会资本方在提供长期照护服务时具有一致的目标。PPP 模式，又称公私合作伙伴模式，政府引导社会资本参与，与社会组织共建合作伙伴关系。PPP 模式能够被政府部门和私人部门所接纳并应用，其合作的基础就在于双方以签订协议的形式建立了一种目标一致、长期合作的伙伴关系。而长期稳定的合作伙伴关系就是双方目标一致的必然选择，目的的一致性促使公私双方之间达成共识，形成了长期稳定的合作伙伴关系。政府部门和社会组织一致的目标是用投入最少的资源来提供高性价比的长期照护产品与服务，一方面能够使政府部门实现对公共服务供给的追求增加社会福利。另一方面使私人部门实现了自身利益，PPP 模式下的社会组织不以追求利润最大化为目标，而是以长期稳定的利润回报实现其自身利益追求，避免了企业为追求高额利润提升价格同社会福利下降所产生的矛盾。长期照护服务项目的长期性与市场的广阔性决定了社会资本可以在项目的建设运营中实现长期的稳定收益，政府的政策补贴也为企业带来了双重保障。[①]

4.2.2　长期照护服务供给采取 PPP 模式有其内在的理论基础

物品按照非竞争性与非排他性具体可以分为以下三类。第一类是纯公共物品，同时具有非竞争性与非排他性，即我们在技术上无法将为之拒绝付款的消费者排除在外，或者说在技术上实现的成本很高，同时，消费者对该物品的消费不会减少他人或群体对该物品的消费，同时不会增加社会成本，所以应该由政府来提供。第二类是私人物品，它既没有非竞争性也不具有非排他性，是可以通过市场来提供的。第三类是准公共物品，其属性介于纯公共物品与私人物品之间。长期照护服务在产品性质上属于准公共物品，我们可以这么理解：任何失能老人都具有享受长期照护的权利，但现有的社会条件并不能满足所有失能老人享受服务，如果所有的失能老人都享受势必会造成公共经济学中所说的拥堵，因此我们便可以通过政府付费和使用者付费相混合这一机制，使得长期照护服务业产生出层次，根据经济能力和需求来确定获得什么层次的服务。因此，这就决定了政府和市场都可以提供长期照护服务产品。

政府所提供的照护服务虽然具有非排他性，即在满足标准情况下的失能老人可以享受服务，但它具有竞争性，超过了一定的"度"必然会引起拥挤现象，从而会引发排队、争抢以及过度消费等现象，影响失能老人的体验满意度。如果只是依靠政府公共部门来提供这类服务，容易造成资源的浪费以及过度的消费所带来的拥挤，同时还增加了财政负担。而准公共产品供应的最佳模式应该是由市场和政府组合起来共同参与，这是由准公共产品的性质决定的，这种自身的特性决定了它收费的合理性与可能性，将社会资本引入失能老人长期照护服务领域，发挥市场价格机制与竞争机制的作用，失能老人长期照护服务的需求量可以通过适当的收费得到优化，这样有利于提高使用效率。

按照项目区分理论划分，失能老人长期照护服务属于准经营性项目，这类项目可能存在无法收回成本的风险，但它同时具有公益性和经

---

① 赵曼：《PPP 模式助推我国养老服务业可行性分析》，载于《全国流通经济》2018 年第 6 期，第 59 ~ 60 页。

99

济性。因此，项目的运营不仅要靠市场来提供，同时需要政府的一系列优惠与扶持帮助其成长与发展。所以准经营的项目则比较适合公私部门之间共同出资建设，PPP 模式是较为理想的合作模式。

此外，伴随着人口老龄化程度加剧，失能群体的逐渐增多，长期照护问题逐渐演变成社会问题进入公众视野，政府在供给长期照护服务时面临的压力不断增大。随着 20 世纪 80 年代新公共管理理论的逐渐推广，新公共管理的核心思想是将私人部门的管理手段和市场激励结构引入公共部门和公共服务之中，政府管理公共事务的方式发生了变化，由"划桨者"转变成"掌舵者"，治理论成了新时期各国政府关注的焦点。政府部门在解决公共事务时不断寻求多元主体的平等协商和共同参与，这就为 PPP 模式的运行提供了良好的政治环境。长期照护服务供给是关乎民生利益的重要方面，完善的服务供给体系必然是多元主体合作的体系。政府不再是养老服务提供的唯一主体，应转化为制度设计者与过程参与者与监督者，同时应该突出市场、社会在养老服务中的重要作用，以此来提升养老服务业的行业水平与质量。现实情况表明，失能老人长期照护服务业需要全社会的协同参与，政府单方面承担服务的职责是不科学且不现实的。

上述分析可知，失能老人长期照护服务领域因具有政府必须负有责任、投资规模大、未来几十年需求将不断增长、适宜市场化运作等特征，在此领域采用 PPP 模式有其坚实的理论基础并可以运用于现实。

4.2.3 长期照护服务 PPP 供给模式符合政策导向

2013 年 11 月召开的十八届三中全会通过了《中共中央关于全面深化改革若干重大问题的决定》，提出市场在资源配置中起决定性作用，要正确处理好政府和市场的关系。PPP 作为政府和市场合作的典型方式，成了重点推广发展的模式。

从 2013 年至今，中国政府出台了许多支持鼓励与规范 PPP 模式的文件，如 2014 年 9 月财政部公布的《关于推广运用政府和社会资本合作模式有关问题的通知》，2014 年 12 月发改委公布《关于开展政府和社会资本合作的指导意见》，2015 年 5 月国务院办公厅转发财政部、发改委、人民银行《关于在公共服务领域推广政府和社会资本合作模式的指导意见》明确要在能源、交通运输、水利、环境保护、农业、林业、科技、保障性安居工程、医疗、卫生、养老、教育、文化等公共服务领域广泛采用 PPP 模式。

在加快 PPP 发展的同时，民政部、发改委等部门出台养老政策，支持与鼓励民间资本通过 PPP 模式等参与养老服务业的发展。① 2012 年民政部颁发《关于鼓励和引导民间资本进入养老服务领域的实施意见》，鼓励民间资本参与居家和社区养老服务、举办养老机构或服务设施、开发多种形式的老年产品和市场。② 2013 年《关于加快发展养老服务产业的若干意见》提出要打造一批养老龙头企业和大批富有创新活力的中小企业，并形成品牌效应。2015 年民政部、发改委等 10 部委联合发布了《关于鼓励民间资本参与长期照护服务业发展的实施意见》，明确提出了要在长期照护服务业中积极推广 PPP 模式，2016 年民政部等《关于支持整合改造闲置社会资源发展养老服务的通知》，2016 年国务院下发《关于全面放开养老服务市场提升养老服务质量的若干意见》，2017 年 8 月，财政部、民政部和人力资源部联合发布《关于运用政府和社会资本合作模式支持养老服务业发展的实施意见》，对于 PPP 模式参与支持养老服务业的基本原则、重点领域与政策保障做出明确规划，从顶层设计的角度对 PPP 模式支持养老服务业发展做出明确的政策指引。2017 年民政部等《关于加快推进养老服务业放管服改革的通知》，2018 年 3 月中国政府工作报告中，"养老"关键词和往年一样仍保持着较高的出现频率，同时还提出"积极应对人口老龄化，发展居家、社区和互助式养老，推进医养结合，提高养老机构服务质量"等要求。我国养老产业政策建设虽起步较晚但发展革新速度较快，落实情况也较好，为中国养老服务业发展奠定了制度基础。

这些都表明国家正在大力挖掘并努力引导社会资本投入养老服务业。同时，更有一些有关养老机构与服务的标准以国家法规的形式出台。③ 2014 年《教育部等九部门关于加快推进养老服务业人才培养的意

---

① 《民政部关于鼓励和引导民间资本进入养老服务领域的实施意见》，中华人民共和国中央人民政府网，http：//www. gov. cn/zhengce/2016－05/22/content_5075659. htm，2012－7－24。

② 黄雯：《养老机构失能老人实际照护需求与保障体系建设调查研究——以长春市为例》，载于《现代商贸工业》2018 年第 25 期，第 115～116 页。

③ 《教育部等九部门关于加快推进养老服务业人才培养的意见》，http：//old. moe. gov. cn//publicfiles/business/htmlfiles/moe/s7055/201407/xxgk_170939. html，2014－07－04。

见》，针对现阶段我国养老服务业人才培养中出现的问题而制定。①

2015 年国家发展改革委办公厅印发《养老产业专项债券发行指引》，加大企业债券融资方式对养老产业的支持力度，引导和鼓励社会投入等。

大量的政策文件等的相继出台，表明了中国越来越重视养老服务的市场化运作模式，逐渐完善的政策环境为民间资本进入长期照护服务领域提供了便利条件，为 PPP 模式引入长期照护服务领域提供了可行性。

4.2.4 PPP 模式运作基础良好

首先，PPP 模式运作的物质基础良好。纵观 2012 年以来的 GDP 数据，GDP 增速从 2012 年开始出现拐点，由过去平均 10% 左右的增长速度下降至 7% 左右，中国的经济运行进入了换挡期，经济发展进入了新常态，经济新常态不再一味地关注经济的增长速度，而是更加注重发展的质量与发展的动力。新常态下尽管经济增速放缓，但数量依旧是向好的，这为 PPP 模式推进长期照护服务业提供了坚实的物质基础。

其次，中国目前已具有进行 PPP 模式方面的专业人才和咨询机构，为长期照护服务业引入 PPP 模式提供了人才保障。各地财政部政府和社会资本合作中心建立以来，每日进行推送 PPP 新闻以及地方动态，及时公开相关 PPP 项目信息，以供相关人员进行学习和监督。

最后，中国目前已具有运作较为顺利的养老 PPP 项目，为长期照护服务业引入 PPP 模式奠定了经验保障。相比于其他国家，中国的 PPP 模式发展处在一个起步阶段，但随着经济改革的深入，引入社会资本参与公共设施和公共事业的建设的频率越来越高。PPP 模式应用于养老服务领域的成功率也越来越高。如湖南新型养老事业、北京汇晨养老公寓等，这些案例都在高效地、高质量地解决了老年人养老需求的同时，又巧妙地融合了民间资本的力量。这些成功的案例都表明 PPP 模式引入长期照护服务业是可行的，并为中国推行 PPP 模式的长期照护服务业提供了宝贵的经验。

---

① 《国家发展改革委办公厅关于印发〈养老产业专项债券发行指引〉的通知》，中华人民共和国中央人民政府网，http://www.gov.cn/xinwen/2015 - 04/09/content_2844240.htm，2015 - 4 - 9。

4.2.5　国外长期照护服务 PPP 供给案例分享

英国是最早使用 PPP 模式的国家，经过 20 多年的发展，PPP 模式的发展已经较为成熟，在基础设施建设、医疗卫生、养老服务领域均有广泛的应用。在英国提出 PPP 模式之后，美国、日本等发达国家也开始了 PPP 模式的研究和应用。总体来看，部分发达国家已经初步建立起以长期照护保险为核心、服务机构为主体、服务标准和规范为准绳，辅之以家庭成员、社会工作者和志愿者积极参与的长期照护服务体系，国外 PPP 在养老服务领域中的应用为中国 PPP 模式的推广和应用提供了丰富的经验。[①]

本节将会简单介绍美日等发达国家的几个知名的成功养老服务业以及 PPP 模式的运用，其具体专业内容会在后续章节详细介绍。

1. 美国

受自由文化的影响，美国老年人的独立性较强，老人对子女的依赖性较弱，因此他们的家庭养老功能较弱，主要采用社会化的方式进行养老。作为发达国家的美国，金融市场发展较为成熟，因此美国积极利用市场来推动老龄事业和产业。早在 20 世纪 60 年代，美国政府就开始允许社会资本来运营与管理养老项目。在政府的主导下，鼓励社会力量参与养老事业，构建出多层次、多元化的社会养老模式，满足社会的养老需求。

美国佛罗里达州的太阳城中心是全美最典型、最大的老年社区，也是闻名世界最为成熟的老年社区之一，现在已发展成为美国养老地产的著名品牌。自 1961 年开始投资建设起，目前已经形成了六个独立的居住社区[②]，包括独立的家庭别墅、连体别墅、辅助照料式住宅和家庭护理机构、出租的独立居住公寓等。虽然划分为六个独立的大社区，但各个社区还是共享一个邮局、教堂和银行等。社区内的日常活动、运营等

---

① 周春山、李一璇：《发达国家（地区）长期照护服务体系模式及对中国的启示》，载于《社会保障研究》2015 年第 2 期，第 83～90 页。

② 王志成：《美国养老地产的四大经典模式》，http://finance.sina.com.cn/leadership/mroll/20140912/142620278138.shtml，2014-09-12。

均由社区委员会来管理，不同于运用物业公司进行社区管理的做法，社区委员会的成员都是来自社区的老年业主，这样做的直接好处便是能够增强老年人之间的交流与沟通。在社区的空间设计方面，针对老年人记忆力、感知力下降的特点，对道路、交通以及无障碍设施的建设均做出了合理的安排。

Terraces 护理社区是由亚利桑那州的一处老旧小区经过大规模改造形成。[①] 在这里最具特色的是拥有十分专业与优秀的医护人员，是一个典型的医养结合型的养老社区。其次，层次性也是该社区的特色之一。在 Terraces 护理社区里老人们可以根据自己的需求层次来选择医疗诊所，因为在这里除了几个大型的康复院外，还有很多医疗诊所供老人们选择。

除此之外，近年来美国出现了一些高等院校参与养老地产开发的现象。在宾夕法尼亚大学里就有一个"大学老年村"。在大学老年村里，根据老人们的年龄，可以入住到不同分类的社区，如 55～65 岁的低龄健康老人入住活力老年村或者独立生活老年村，65 岁以上以及需要护理的老人可以入住协助生活和专业护理社区。这种回大学进行养老的方式，符合当前老人们老有所养、老有所学以及老有所乐的需求，老人们可以利用大学里的资源，享受充满活力与学术气息的大学氛围，极大程度地丰富了老年人的精神世界。

上述几个典型的老年地产模式都运作得较为成功，综合来看，在社区内按照老年人的需求与特色都建立了较为完备的老年用品与设施，拥有老年人文化娱乐场所，按照老年人的需求等级进行合理收费等，这将为我国建设运营管理长期照护项目的空间安排、资源配备等方面提供宝贵的经验借鉴。

在长期照护服务体系以及长期照护保险方面，美国于 20 世纪 70 年代建立了长期照护保险。在美国强大的商业资本背景下，将社会资本引入，其所建立的长期照护保险属于商业保险的范畴。而在长护险建立之前，美国社会性的长期照护服务体系一直是由医疗保险和医疗救助构成的，但这两项社会制度在应对失能老人长期照护这个层面是空白的，因为医疗保险仅仅提供 100 天的紧急短期的护理，而医疗救助是针对贫困

---

① 王志成：《美国养老地产的四大经典模式》，http://finance.sina.com.cn/leadership/mroll/20140912/142620278138.shtml，2014－09－12。

人群，有很多失能老人虽不在贫困的范围里，但其需要照护的时间也超过了 100 天，因此在这种情况下失能老人长期照护服务的需求就变得迫切起来。所以在 20 世纪 70 年代美国建立了长期护理保险制度，但其属于商业保险的范畴。从内容上看，美国的长期照护保险十分丰富，可分为个人生活照料、社会心理服务、居家照护、看护服务与临终关怀等[①]，根据护理等级可划分为三类：专业医护人员提供 24 小时不间断护理、非全天候的中级家庭护理和非治疗性的日常生活护理，被保险人可根据自身情况选择不同的服务。美国国民通过自愿和保险人订立合同的方式来加入长期护理商业保险，在发生失能后能获得相应的实物与金钱补贴，但长期照护商业保险对于被保人具有严格的要求，在资格审查时也较为苛刻，因此有许多高度的失能老人被拒在门外，同时还需要被保险人具有一定的经济基础缴纳保金，因此普及度较差。

2. 日本

日本与中国的文化属于同根文化，也非常推崇子女孝道与家庭养老。同样由于人口老龄化、失能群体规模不断扩大、家庭核心化导致日本不得不重新审视传统家庭养老功能在现今社会的定位。早在 20 世纪 70 年代，日本就跨入了老龄化社会的行列，相比于我国提早将近 30 年。在这期间，日本养老制度经历了以税收为基础的全民保障，但 90 年代以后，受到经济影响，政府的财政压力巨大，为了缩减财政支出，于 1997 年通过长期照护保险立法，2000 年长期护理保险正式实施，试图通过实施长期照护保险减轻家庭的照护负担。

2005 年以后，日本的民间企业也开始与地方政府相结合，推出各种面向老年人的住宅。民间企业加入老年人住宅产业，表明这一时期的日本老年住宅产业进入市场开放期。同样地，在日本也有一个太阳城，它是在借鉴美国延续性护理社区（continuing care retirement community, CCRC）模式的基础上，开发出的一种全新的追求理想老年生活的建设和运营模式。太阳城株式会社在 20 世纪 80 年代建立，由一百多家日本涉及不同领域的知名企业共同出资，因此不论是资金实力或专业领域都是十分雄厚。太阳城旗下共有养老项目 13 个，这 13 个项目中，有 10

105

---

① 张碧莲、何剑、李会灵、何德才：《美、日长期护理保险制度实践现状及对我国的启示》，载于《卫生软科学》2018 年第 9 期，第 51~54 页、58 页。

个项目为租赁物业，针对自理老人，随着老人衰老提供介护服务。其余
3 个项目为购地自建物业，入住初期即可吸纳介护型老人。日本太阳城
是在吸取美国经验的基础上发展而来，入住率接近 9 成，并形成了可迅
速复制的模式。太阳城能为入住老人提供终身的守护，当老年人进入要
介护的状态能提供相应的介护支援体制，配备专业的介护职员、护士，
并提供 24 小时的高质量的照护服务。有强大的医疗支援体制，与医疗
机构建立合作，设置紧急医疗通道，建立医疗支援服务体制等，尽可能
达成入住老人的愿望，使老人住得安心。

　　日本于 2000 年推行的长期护理保险是具有强制性质的，向照护对
象提供居家长期照护以及机构长期照护。长期护理保险的筹资由税收、
保险费、共付三方共同分担，长期照护的受益者需要缴纳 10% 的共付
费用，剩余一部分由税收与保险费各承担 50%，针对低收入老人则可
以向政府申请免除这部分费用。同时，支持和鼓励私人机构加入长期照
护服务市场。在实施长期护理保险之前，老年人的长期照护服务是具有
福利性质的，在实施了长期护理保险之后，政府开始支持和鼓励私人机
构加入长期照护服务市场，主要是考虑到长期照护保险实施后对长期照
护的需求会迅猛增加①，而提供方应该去满足这些增长的需求。另外，
供给结构的多元化，在市场机制的作用下各个主体更具有竞争性，以此
来减少资源浪费，提高服务质量和效率。

3. 德国

　　德国是社会保险的发源地，具有保障水平高和保障范围广的特点，
因而成了各国学习与借鉴的模板，同时德国也是全世界最早建立社会长
期照护保险制度的国家之一，其特色是与社会医疗保险（健康保险）
做强制性捆绑，强制所有参与医疗保险的参保人必须参加社会长期照护
保险，保障范围高达参加社会医保居民的 90% 以上，再辅之以商业保
险，德国几乎实现了全覆盖。其资金来源于政府、用人单位、所有医疗
保险参保人，贫困个人可以免缴费。同时，德国在培训护理从业人员
时，也有一套十分严格的标准，目前护理人员分为五个级别，即护理院
长、护士长、高级护士、注册护士和助理护士。其中助理护士不能直接

---

　　① 张小娟、朱坤：《日本长期照护政策及对我国的启示》，载于《中国卫生政策研究》
2014 年第 4 期，第 55 ~ 61 页。

护理患者，但他们可以协助专业医师或高级别的护士进行工作。

根据德国老年人问题研究中心发布的《德国老年人生存状态实录》显示，绝大多数德国老年人选择居家养老，但他们不会选择和子女居住在一起，而是独居，而对于那些生活不能自理的老年人才会住院养老。这种方式的盛行主要与德国老年人的独立精神与生活方式有关，德国老年人具有很强的独立精神，而且互助也成为老年人的习惯。①

德国联邦家庭部调查显示，独立互助的德国老年人希望与人合租。这种独立互助的精神催生了德国当地一种特殊的养老方式：多代居。在德国的大街小巷随处可见老年公寓的出租广告，而这些老年公寓的环境以及适老化设施都是十分完善的。所谓多代居是指老年人可以和同年龄阶段的人进行抱团养老，在多代居中，一起生活的老年人们既能够充分拥有自己的私人活动空间，也能够随时进行群体活动，丰富老年生活。多数的多代居项目是由政府来提供土地和资金，由公益性的法人来进行管理和经营。因此，从多代居的模式中我们也能找到 PPP 模式的理念。

德国除了多代居养老之外，还十分盛行社区化养老。在德国有一个十分美丽的融入了社区概念的养老村——福利德纳村，位于美丽的莱茵兰地区。福利德纳村虽然以社区养老为理念，但它并没有坐落在城市中心，相反它远离喧闹的城市。在这个养老村里，超市、邮局、酒馆、电影院等日常生活所需场所一应俱全，能够满足老年人的生活、养护、娱乐等需求。福利德纳村有很多不同功能的住宅，像老年住宅、残疾人住宅、森林小屋以及具备疗养功能的"精神康复花园"，等等，不同功能的住宅保证了老人们能够根据自身的条件进行选择，从而获得最好的养老居住体验。同时，一旦需要紧急医疗救助或特殊的护理服务，相应的服务设施和人员就会及时到位。

4. 荷兰

荷兰也是较早进入老龄化社会的国家之一，值得一提的是，它于 1968 年正式建立长期照护保险制度，是世界上第一个建立长期照护保险制度的国家。在服务资格的享受方面，荷兰成立了照护服务评估中心（CIZ），对照护服务申请者进行资格审查，只要通过了该评估机构的审

①　冯雪珺：《国外养老新趋势：德国老年人走出孤独有好办法》，人民网，http：//world. people. com. cn/n1/2018/0925/c1002 – 30310573. html，2018 – 9 – 25。

查便可以享受到照护服务。在资金来源方面，是通过社会保险的方式筹措长期照护保险基金，保险基金由三部分组成：强制性保费、使用者付费以及一般性税收。[①] 其中，强制性的占比最高为 70%，使用者付费的占比最小为 8%。

在荷兰长期照护服务运作过程中，最值得我们学习与借鉴的是它的照护服务理念。荷兰生命公寓是全球范围内知名的养老公寓，创始人汉斯·贝克（Hans Beck）教授被称为"银发产业的教父"。它的核心理念有四个：赞同（Yes）文化理念、用进废退理念、泛家庭化理念和做自己的主人理念。Yes 文化理念就其本质来讲是一种对待老年人的态度，充分尊重与肯定老年人，并且满足老年人的需求。用进废退理念是充分尊重了人类生老病死的客观规律，倡导老年人尽可能以健康积极的心态来生活，延长自理时间，最后到身体机能自然衰竭、无痛苦地死去。所以，生命公寓的创始人汉斯·贝克主张不要对老年人过度医疗和过度护理，而是要引导老年人自主生活，为老年人创造自主生活的条件。泛家庭化理念主要是倡导让老人生活的温馨自在，能够感受到关怀与关注，使老人获得安全感与幸福感。最后，做自己的主人理念便更能体现在公寓内的各个角落，公寓内的所有功能分区、适老化设施、装修等都能够满足老年人的需求。同时在公寓里并不会看见穿白大褂的护理师，老年人就像生活在自己家中一般，他们可以根据自己的喜好来做自己的事情。让老年人感受到自己是自己的主人，这点是无比重要的事情，增强老人的自信心，让他们感受到并不会被社会所排斥，能够延长他们的自理时间。

通过分析美日等发达国家的一些知名养老产业以及长期照护服务业在国家层面的成功应用案例，参考其在长期照护服务领域的服务理念、适老化空间安排、运作程序以及长期照护体系的构建，能为我国长期照护服务引入 PPP 模式提供一条可借鉴的思路。目前，中国很多养老地产业都存在着重建设、轻管理，重功能配套，轻服务软件，重政策利用、轻市场研究等问题，而且中国人口众多且分布不均，老年人口也会在未来 30 年内迅速增长，仅仅依靠政府力量难以解决问题。引入社会资本，利用社会资本来形成多元供给、风险分担、责任共付、公私合作的格

---

① 杨沛然：《国外长期照护保险制度比较及其对中国的启示——以德国、日本、荷兰、美国、英国为例》，载于《劳动保障世界》2017 年第 20 期，第 12 页。

局，必将会大力推动长期照护服务的发展。

本 章 小 结

无论是从中国外部政治环境、长期照护服务的自身需求还是从 PPP 模式的自身特点来说，失能老人长期照护服务供给引入 PPP 模式，能够将政府、社会以及失能老人各方的利益最大化，达到共赢的效果。这一模式将会极大地拓宽长期照护服务的融资渠道，缓解政府所面对的养老财政压力。对于社会资本来讲，PPP 模式为他们提供了进入长期照护服务领域的机会，由政府进行托底，分散风险，增加社会资本进入公共服务领域的信心。同时利用他们更加专业的信息与管理技术与更加科学的决策能力，以及富有效率的行动力与政府部门进行合作与经验交流，营造一种多元的交流讨论氛围，会更加有助于 PPP 模式的健康发展，提高资金的使用效率，充分发挥出社会资本应有的价值。对于失能与半失能老人来讲，PPP 模式引入了市场竞争机制，发挥了市场在资源配置中的作用，为失能老人提供具有个性化且全面的长期照护服务。

我们提出"中国梦，养老梦"，每一个中国人都会有一个美好的养老梦，希望老有所养、老有所依，特别是在中国未富先老的情况下，我们期望降低养老成本。老龄化的深入、失能老人数量的不断增加所带来的需求增加，供给不足，国家政策的积极引导以及国内外的经验教训等都表明，将 PPP 模式引入长期照护服务供给当中有其必要性与可行性。PPP 模式引入长期照护服务供给中，已不仅是一种模式创新，更是一种现实需求。

第 5 章　失能老人长期照护服务 PPP 供给模式内涵特征 及核心问题研究

本章主要从合作主体、风险分担、利益共享、契约关系以及合作目标等维度界定失能老人长期照护服务 PPP 供给模式内涵，在厘清失能老人长期照护服务 PPP 供给模式特征的基础上，探讨失能老人长期照护服务 PPP 供给模式的合作框架等核心问题。

5.1　界定失能老人长期照护服务 PPP 供给模式内涵

结合文献综述及国内外实践，从合作主体、风险分担、利益共享、契约关系以及合作目标等维度界定失能老人长期照护服务 PPP 供给模式内涵，并分析该模式的特征及优势。

5.1.1　长期照护服务 PPP 供给模式的内涵界定

本质上，长期照护服务是从养老服务中分离出来的一部分，其中一个很重要的特征是长期性。PPP 模式最初传入中国被应用于一些大型水利、交通和市政等项目上，我们发现这些项目都具有长期性且需求稳定的特征。由此可见，PPP 模式与长期照护服务两者在性质上有着共同之处。因此，我们认为将 PPP 模式与长期照护服务的供给有效结合是十分具有可行性和有效性的。如何界定长期照护服务 PPP 供给模式呢？我们需要先单独来看长期照护服务与 PPP 模式。在前面文献综述部分已经对这两个概念做了详细的解释，因此在这里只做简要的说明。

OECD 将长期照护定义为向日常生活不能自理的失能人群长期提供的一系列服务，包括日常照料、康复以及基本医疗服务等。这一定义指明了长期照护的服务对象和服务内容，对象即日常生活不能自理的失能人群，这种服务对象的性质就决定了长期照护服务的时间不是一次性的、短期的，而是长期的、连续的、不间断的。所以本书将长期照护服务拆开成为两个词："长期"与"照护服务"。长期是对于时间的界定，但这个时间是模糊的，可以是半年，也可以是一年甚至十年，在这里我们认为应该以照护对象的需求时间为界限。而照护服务囊括的内容更多，包括日常生活照料，紧急医疗救护、基本医疗服务、心理健康辅导以及临终关怀等。

在我国，PPP 模式被翻译为"政府和社会资本合作模式"。2014年，财政部发布《关于推广运用政府和社会资本合作模式有关问题的通知》将 PPP 模式定义为："政府部门和社会资本在基础设施及公共服务领域建立的一种长期合作关系，通常模式是由社会资本承担设计、建设、运营、维护基础设施的大部分工作并通过'使用者付费'及必要的'政府付费'获得合理投资回报；政府部门负责基础设施和公共服务价格和质量监管，以保证公共利益最大化。"同年，发改委发布《国家发展改革委关于开展政府和社会资本合作的指导意见》，将 PPP 模式界定为："政府为增强公共产品和服务供给能力、提高供给效率，通过特许经营、购买服务、股权合作等方式，与社会资本建立的利益共享、风险分担及长期合作关系。"纵观发改委与财政部对于 PPP 模式的界定，我们可以看出财政部对于 PPP 模式的界定更偏重于从运行、分工机制上分析，而发改委则更偏重于从模式上进行分析。但综合来讲两部门对于 PPP 模式的界定方向是一致的，都强调需要建立长期合作关系。

综上，我们界定失能老人长期照护服务 PPP 供给模式为："失能老人长期照护服务 PPP 供给模式是由政府和社会资本共同支撑，以特许权协议为基础，以利益共享、风险共担、共同合作为共识，以建立健全失能老人长期照护服务体系、保障与优化失能老人群体的生活质量和满足其精神需求为目标，整合双方优势，将政府的托底目标、社会目标和社会资本的运营效率、技术进步、内在动力结合起来，为失能老人群体提供日常生活照料、医疗护理、精神慰藉、临终关怀等一系列全方位的服务而建立起来的不同形式的长期合作关系。"

在这里有人可能会有疑问，政府与社会资本是怎样达成了共识并进行了合作？政府部门与社会资本在提供公共物品或者准公共物品上的合作需要一定条件。首先，两者属于互补的关系。一是面对债务增多、资金紧张的政府，二是寻找投资机会的社会资本，两者一个想要，一个想给，这便有了合作的机会。其次两者都有摈弃"各自为政"的传统思维。20 世纪 60 年代以后，随着工业化、信息化浪潮的冲击，以及西方国家经济衰退和社会问题日益增多，西方一些国家进行了大刀阔斧的行政改革，要求政府必须转变角色，管理走向治理，力求多元主体的合作。最后，两者在风险承担方面的能力都是有限的。如果仅仅由政府单方进行公共物品和准公共物品的供给，有可能会出现政府财政危机，同时政府的权威和信誉将会在公民心中大打折扣。非政府部门同样也面临着更加不确定的危机，企业可能面临不能收回成本和无法盈利等风险。政府部门和非政府部门共同参与可以分散风险，正所谓要将鸡蛋分装在不同的篮子里。

5.1.2　长期照护服务 PPP 供给模式参与主体与职能定位

长期照护服务 PPP 项目的参与方主要包括政府、社会资本、金融机构、供应商、承包商、保险公司等。由于参与方众多，其主要职能在不同阶段也发挥着不同作用，因此必须明确界定各方参与者的不同职能、价值和责任。

1. 政府

2015 年，发改委、财政部等部委颁布《基础设施和公用事业特许经营办法》，对参与 PPP 模式项目中的政府做出了明确的范围界定："县级以上人民政府。"通常，政府部门或政府部门授权的部门是作为 PPP 项目的发起人，虽然身为项目的发起人，但它不承担项目的运营的职责。作为长期照护服务 PPP 项目活动的主体之一，它既体现为资金和服务的需求方，又体现为资金和服务的供给方；既体现为项目的发起者，又体现为项目的监督者。政府部门身担数职，可见地位的重要，但强调和重视政府的重要性并不意味着它占据着主导和控制地位。作为政府，需要认真审视自己的多重角色和作用。

（1）政府的多重角色（职能）。整个长期照护服务 PPP 供给活动过程的复杂性与烦琐性致使政府在活动中的身份非常多元化。

①长期照护服务 PPP 项目的评价者。如前所述，政府需要通过 PPP 模式来解决其财政危机，因此判断评价社会资本能否带来资金是很重要的内容。2014 年，财政部下发物有所值（VFM）评价方式，只有通过了这一评估才能获得批准。PPP 项目所需资金巨大，如果后期资金跟不上就要面临更多风险。因此，政府不仅仅要评估社会资本的当期资金实力，还要预见性地看到未来发展情况。在启动项目上政府主要扮演着发起者和评价者的角色。

②长期照护服务 PPP 项目的规划者和规则制定者。长期照护服务 PPP 项目回报周期长决定了社会资本面临较大的不确定性和风险，所以政府想要提高社会资本进入公共服务领域的积极性，就需要做好幕后的保障工作，包括法律法规的制定、舆论的宣传等。政府要发挥自身权力的优势，建立相关法律法规体系和公开公正的交易规则，为社会资本进入公共服务领域营造良好的制度环境和社会环境。

③长期照护服务 PPP 项目的监督者。在长期照护服务 PPP 项目的开发、建设、运营阶段，依旧离不开政府，这时政府主要扮演着监督者的角色。政府需要监督长期照护服务 PPP 项目是否按照协议的规定标准进行建设、硬件设施是否适用于失能老人使用、是否按期完工等。在这个过程中一旦发现违规操作，要立刻明确各方应负的责任并责令限期整改。在项目运营阶段，政府需要监督项目公司提供服务情况以及资金链情况等。

④长期照护服务 PPP 项目各方协调者。为了顺利开展长期照护服务 PPP 项目，政府还要起到协调各方的作用。因为社会资本追求的是利益最大化，因此政府要强化利益约束，防止侵害公共利益的最大化。换句话说，要找准长期照护服务 PPP 项目公益与收益的平衡点。

（2）政府的角色矛盾。一般来讲，社会资本会十分关注合同的甲方。因为对于他们来说，如果合同对方是一个层次较低、权威性小的主体，可能不太利于长期照护服务 PPP 项目合同的顺利执行。政府或者公共部门的层次越高，其权威性越强，资源的调配和整合能力以及指挥协调能力也就越强，因此长期照护服务 PPP 供给模式合同的履行能力也就越强。按照这样的思路，政府的级别越高、权力越大越好。但凡事都有两面性，社会资本与强势的政府部门签订长期照护服务 PPP 项目合同，固然有利于合同的顺利执行，但如果出现合同纠纷问题，就可能出现恃强凌弱的现象，由此就产生了政府角色矛盾的现象。

政府在一个事项中扮演着多种角色是令人担忧的。第一，长期照护服务业涉及千家万户的幸福，涉及广泛的公共利益，由此在项目公司提供服务时，政府有权利、有义务对其进行监督，这就产生了第一个角色——监督者。第二，长期照护服务 PPP 项目是由政府发起，并且作为一方主体直接参与投资，这就产生了第二个角色——发起者和投资者。第三，因为长期照护服务 PPP 项目涉及融资、建设、施工等单位，政府需要协调他们的关系，这就如同在篮球赛场上政府同时担任着 A 队队员与总裁判员的身份，我们并不能确定当赛场上出现冲突时，政府这个裁判员能否做到客观公正。长期照护服务 PPP 供给模式在这一点上有违分立和分治的原则，但如果没有政府的发起与规划，社会资本又很难参与到公共服务中来，因此政府的多重角色是长期照护服务 PPP 项目的一个始终无法回避的矛盾。

2. 社会资本

2014 年，财政部下发《关于引发政府和社会资本合作模式操作指南（试行）的通知》，文件中对社会资本进行了说明："社会资本是指那些已建立现代企业制度的境内外企业法人，但不包括本级政府所属融资平台公司及其他控股国有企业。"2017 年 8 月，民政部发布《关于运用政府和社会资本合作模式支持养老服务业发展的实施意见》。该意见对社会资本的定义是："除本级政府所属尚未转型的融资平台公司、控股国有企业外，建立现代企业制度的境内外法人，均可作为养老服务项目的社会资本。"

（1）社会资本方的选择。社会资本方合理合法地参与到长期照护服务 PPP 项目中来，这个过程我们称之为长期照护服务 PPP 项目采购。长期照护服务 PPP 项目采购的对象便是社会资本，其直接目的是为政府选择最适宜的合作伙伴，这个过程直接关系到整个项目的成败，所以政府在选择合作伙伴时，会通过招标、竞争性谈判、竞争性磋商等方式，综合考量社会资本的资质、信誉、技术等方面，在多个竞标者之间选择出最优越的社会资本。因此，这就对社会资本的资格提出了要求。长期照护 PPP 运作周期长，资金回收周期长且利润空间有限，需对社会资本合作伙伴提出更为严格的要求。关于失能老人长期照护服务 PPP 项目中社会资本合作主体的选择，可重点考虑如下几个方面：

第一，资金充足，具有较好的财务状况和融资能力。长期照护服务不仅在项目初期需要巨额的资金，而且在项目的中后期也需要大量的资金进行管理与维护，因此要考虑社会资本目前的财务状况，是否具有良好的融资能力，以及未来是否具有偿债能力。第二，优秀的企业文化，社会责任感强。长期照护服务业不同于其他公共服务领域，服务对象普遍为失能、高龄老年人，因此需要企业具有优秀的企业文化和社会责任感，正确定位老年人的社会地位，精准把握老年人的需求等。第三，专业知识丰富，人才队伍强大。在选择社会资本的时候，可以考虑该企业过去是否曾接触养老服务行业，对该行业是否拥有丰富的经验等。第四，质量安全管理体系完整。社会资本方应能够保证建筑设施的质量与安全，将质量安全事故率控制在规定以内，具有较强的安全防范意识，一旦发生失能老人安全事故时，能够及时采取救援措施。

例如，北京朝阳区第二社会福利中心项目采取 PPP 特许经营模式 ROT，由政府负责主要设施投资和建设，建成后通过公开招商的方式和程序，最终择优选择了社会投资人：乐成集团养老服务公司。据了解，乐成养老成立于 2007 年，注册资本 8 亿元人民币，是一家以投资、建设、运营连锁型养老服务设施，为老年人提供高品质照护和生活服务为主营业务的专业服务提供商。它是国内最早研究中国养老市场、论证中国社会化养老模式，并从事专业养老服务的民营企业之一。乐成养老打造了一个十分著名的全国连锁养老服务品牌——恭和苑全国直营连锁养老服务品牌，极大地发挥了养老产业的品牌效应，它以"创造人人向往的老年生活"为发展愿景，走"专业经营"和"全球整合"的品质路线，积极引进国内外的先进服务经验理念和专业人才，同时将这些来自国外的理念与经验本土化，使其更加适合在中国发展。同时，在一些养老的制度体系、规范体系、空间布局等方面都取得了优秀成果。由此可见，乐成养老集团资金雄厚，且在养老领域拥有专业知识背景，加之能够结合本土实际，企业文化良好，最终成了该项目的合作伙伴。

（2）社会资本方参与长期照护服务 PPP 项目的几点建议。

①明确参与各部门人员的职权关系。长期照护服务 PPP 项目属于大型项目，涉及部门、人员繁杂，因此不仅仅需要政府提供税收、用地和补贴等方面的支持，还需要社会资方拥有较强的业务能力以及技术能力。因此企业必须整合现有资源，针对长期照护服务特点来建立合适的组织结构并进行合适的人员安排。机构设置要简洁、灵活，可以随着客观条件的变化随时变动，要明确各个部门的职责与责任，各部门与项目的其他参与方建立一一对应的关系，做到事事有人负责，人人有事做。

②建立高效的风险管理机制。因为长期照护服务 PPP 项目相对其他项目风险较大，因此企业要建立高效的风险管理机制以及预警机制，最好做到在风险发生前有效地预防，风险发生时能够迅速对风险做出准确的判断，运用管理方法、技术方法等消除风险，最大限度地减小风险所带来的损失。

③组建专业的人才队伍。对于直接运营长期照护服务 PPP 项目的公司而言，更需要吸引优秀的专业人才，因为长期照护服务的提供对于养老常识、医药知识、紧急救护、心理健康等知识都有着较高的要求，同时还应该完善员工的薪酬体系、适度提高其福利待遇、客观公正地评价与对待每一位员工才能更好地将人才留下。

3. 银行等金融机构

社会资本积极参与长期照护服务 PPP 项目的一个重要条件便是获得便捷快速的金融机构服务。如果金融机构放贷难或者门槛较高，则十分不利于社会资本进入长期照护服务 PPP 项目。因为长期照护服务 PPP 项目的资金除了直接来源于政府财政以及社会资本，还有绝大部分的资金来自银行等金融机构。通常包括：商业银行、投资信托机构、国际银团、国际金融机构等，社会资本在项目的设计、建设、运营以及维护的各个环节都不开金融机构的融资服务。在这里需要说明的是，金融机构既可以作为社会资本直接投资长期照护服务 PPP 项目，也可以作为资金提供方参与项目。由于长期照护服务 PPP 项目具有长期、稳定等特点，贷款的时间也会比较长。金融机构为了保证安全收回贷款，往往要求项目公司提供担保函，同时会质押他们在银行的账户，如基本账户、营业收入账户、还款账户等。

4. 服务运营方

服务运营方是长期照护服务的提供者，我们可以说将 PPP 模式引入长期照护服务的最根本目的便是提供更加优质的服务，而服务运营方便是提供专业服务的载体。通常来讲，长期照护服务 PPP 供给模式的项目公司是服务运营方，是长期照护服务的主要执行主体，是由社会资本方和政府部门共同出资为项目建设、运营与管理而设立的公司，其凭借先进的管理技术和服务理念等，为长期照护服务需要者直接提供服务。当然还存在一种情况，就是长期照护服务 PPP 项目公司将服务外包给专业的服务机构，由专业的服务机构来提供专业服务。

5. 其他主体

在长期照护服务 PPP 项目的全生命周期，除了需要政府、私人资本、融资机构，还需要：材料供应单位、工程建设单位、保险机构、咨询机构等。

（1）材料供应单位。材料供应单位在长期照护服务 PPP 项目中不可或缺。在长期照护服务 PPP 项目的开发建设阶段，需要相应的原材料供应单位提供建设所需的原材料、工具、设施等；在项目建设完成但处于运营前期，需要相应的材料供应商来提供装修材料、适老化家具设备、医疗急救设备及办公软件和用具，甚至机构院内绿化植被也需要相应的供应商。而材料供应商为了扩大自己的市场份额，常常愿意以最为优惠的价格来提供给 PPP 项目公司，同时会允许多种付款方式，如分期付款、延期支付等，以便更多地销售自己的设备。

长期照护服务 PPP 供给模式中的项目公司在选择供应单位时，有如下几点考虑：第一，主要着眼于供应商是否能够保证稳定而及时的供应，其单位的规模是否与长期照护服务 PPP 项目所匹配。因为一旦材料供应延期，将直接影响工程建设期，无法在规定时间内交付项目要承担相应责任。第二，着眼于失能老人长期照护服务 PPP 供给模式中供应商的质量评估监督体系是否健全。由于服务于失能老人，原料的使用要如同婴儿用品般严格，确保原材料的质量与管理通过国际标准化组织的质量体系认证。第三，着眼于材料供应商单位的财务状况，因为一旦材料供应商内部出现了财务危机，资金链断裂周转不灵，便会直接影响到材料设备的交付。所以原则上讲，项目公司应与材料供应单位签订供应合同，对双方的权力与义务进行明确的规范。

（2）工程承包单位。在长期照护服务 PPP 项目的建设阶段，一般包括可行性研究、初步设计和施工设计。在这个过程中，最为主要的参与者就是工程承包单位，其主要职责是负责项目的施工与建设，承担着是否能够按时完工并保证工程质量的责任。长期照护服务 PPP 项目的设计工作一般是由 PPP 项目公司主要负责完成，可以根据法律规定选择设计单位，委托专业的设计单位来进行图纸设计。

长期照护服务 PPP 项目公司可以按照 PPP 项目合同，通过采购等方式选择工程承包商，应与工程承包单位签订工程承包合同，就项目的设计、进度、安全、前期准备及管理等内容等做出明确的约定。需要说明的是，对于长期照护服务 PPP 项目公司来讲，它既可以与一个总的承包商签订总承包合同，也可以分别与不同的承包商签订合同。工程承包单位必须按照设计文件进行施工，并且严格遵守国家施工法律，环境保护法等相关法律法规。工程的质量直接决定了使用的年限，因此在整个建设的过程中，长期照护服务 PPP 项目公司应该进行实时监督，重视质量监管。

（3）保险机构。保险公司在分担风险方面发挥着重要的作用，长期照护服务 PPP 项目周期较长，参与者众多，项目的各个参与者在不同的阶段面临着不同类型的风险，有关项目风险的相关问题我们放在下一节讲，在这里我们主要说明保险公司在长期照护服务 PPP 项目中所发挥的作用。总体来讲，保险机构在长期照护服务 PPP 项目中主要发挥着两点作用：第一，风险分担。保险机构主要承担的风险是各个参与方不愿意承担的部分，因此这部分被参与方"嫌弃"的风险就被保险机构所接收。因为风险一旦发生，会给各个参与方带来巨大的经济损失，保险机构进入长期照护服务 PPP 项目便会有效地分担风险。第二，推动融资。融资机构在为长期照护服务 PPP 项目提供资金时一定会考虑其是否能够按照预期进行营利。因此，会对项目各个周期所面临的风险进行分析，一旦没有通过审核，融资机构便会放弃对项目进行注资，而有了保险机构，便会对风险进行分担，推动融资。

（4）咨询机构。咨询公司工作非常多，但咨询公司在长期照护服务 PPP 项目里面主要发挥两点作用。一是请咨询公司解决经验教训的问

118

题。长期照护服务 PPP 项目要注意吸收其他项目成功的经验，吸取其他项目失败的教训，这样才能够把项目做成功。如果不学习别人的东西从头来，失败的概率会很大。二是专业化的问题，用专业的办法解决专业的问题，使政府运作长期照护服务 PPP 项目的时候少走弯路。

从整体来看，地方政府在选择物色长期照护服务 PPP 项目咨询公司的时候，可以从以下四个方面进行考虑：分别是长期、稳定、大量和专业。"长期"要求咨询公司从事长期照护服务类或养老服务类 PPP 项目的时间要足够长。因为只有从事此类 PPP 项目的时间长了，才有相关知识和经验的积累，这是咨询公司提供的核心服务内容，否则咨询公司的存在没有任何价值。"稳定"是指咨询服务公司的人员稳定，这是因为知识的传播和经验的积累需要人来传播，如果咨询公司的人员流动非常大，则十分不利于项目进展。"大量"是咨询公司一定要有规模，拥有大量信息，可以随时从大量信息中提取出自己所需的部分，总结经验以及教训。"专业"是指咨询公司一定要专业化，要有专长，具备相关专业知识和经验，可切实解决实践中的问题。只有这样，项目咨询服务公司才能为长期照护服务 PPP 项目更好地"保驾护航"。

119

5.1.3　长期照护服务 PPP 供给模式三大核心特征（原则）

对于所有 PPP 模式项目而言，最核心的三个词便是伙伴关系、风险分担、共享利益，但不同行业有不同行业的特点，不同本质所呈现出来的表象也是各不相同的。失能老人长期照护服务业因其服务对象的特殊性、服务内容的综合性以及服务评价的主观性等而变得复杂化，因此长期照护服务 PPP 供给模式也呈现出以下特点。

1. 长期照护服务 PPP 供给模式合作机制：伙伴关系

政府和社会资本为什么要合作？归根到底其实就是政府以订立合同的方式与社会资本建立合作伙伴关系，充分利用社会资本的资金、技术、人才和管理经验来提升公共服务供给的质量和效益。伙伴关系无疑是 PPP 最为重要的特征，没有良好伙伴关系的建立就意味着没有达成一致，目的不一致将会导致双方分道扬镳。不同于大型的水利、交通、市政等刚性需求领域，一旦跟不上供应便会造成人们的恐慌甚至会造成社会秩序的混乱。长期照护服务相比于这些领域更具有层次性和选择性，有能力的人会选择高端的服务，没有能力的人可能会不进行选择。因此，政府和社会资本在进行合作时应明确失能老人自身的特殊性以及需求的多样性，以这些内容为半径来确立目标进行合作，从而实现用最少的钱来提供最多的产品与服务。同时，政府在招标的过程中，应综合考量私人部门的资质，私人部门应该是专业的人办专业的事，政府应该挑选行业领域的龙头企业，这些企业的经济情况较好、人才资源较为丰富、抗风险能力也较强，这样更有利于项目的成功。但仅仅考虑经济能力是不够的，同时还应考虑所挑选的私人资本是否具有爱心与耐心，爱心与耐心这个标准是十分不容易界定的，因为服务于失能老人的行业毕竟利润空间有限，即使是在有力监督下，政府也不能保证私人部门不会进行暗箱操作赚取暴利。所以，可以根据该公司的投资方向、慈善捐款、社会公益活动方面来考量该私人资本是否适合进入长期照护服务业。成功挑选私人资本之后便以签订合同的形式建立正式的合作伙伴关系。

2. 长期照护服务 PPP 供给模式共赢机制：风险分担

人口老龄化的加剧、失能老人数量的增加、独生子女家庭数目的增多等，这些现实的客观因素都导致了长期照护服务需求的增长。但从2014年我国公布第一批 PPP 典型示范项目至今，涉及养老产业的项目很少，很多社会资本还都处于观望的状态。为什么在需求与日俱增的情况下，具有逐利性质的私人资本不是竞相进行投资，而是一直徘徊不定呢？按道理说，长期照护服务业有众多的潜在消费者，市场广阔且需求较稳定，应该是私人资本难得的投资领域。一般来讲，在长期照护服务领域，社会资本与政府部门签订了 PPP 长期合同之后，自此开展的合作过程虽有强大的政府作为后盾提供支持，但同样也存在着诸多风险。对于项目公司来说，项目在投产时需要耗费巨额的资产来置办无障碍设施、必要的办公用具等，还要面对项目建设不能按时完工、市场需求是否稳定等风险。因此，政府和私人资本之间就存在着一个十分重要的问题：如何合理分配风险，将长期照护服务业全过程中所面对的风险最小化。

本书认为政府和社会资本拥有不同的抗风险能力，比如私人部门更加善于管理和控制与经济相关的经济风险，更加善于克服技术风险等。而政府部门是公共权力的拥有者和行使者，权力的行使具有强制性和权威性，因此政府部门则更加善于处理政治风险、法律风险等。我国的长期照护服务供给通过 PPP 模式，政府和私人部门可以通过订立合同建立合理的风险分担机制，明确经济金融、运营管理、技术等风险应由社会资本方负责，政治法律方面的风险应由政府来承担，以保证最大限度地分散和降低长期照护服务机构在运营过程中可能出现的风险。这样的风险分担机制让政府和社会资本更好地发挥各自的优势，有效分散和降低长期照护服务机构运营过程中出现的风险，实现社会效益和经济效益最大化。

3. 长期照护服务 PPP 供给模式收益机制：盈利但不暴利

长期照护服务所面对的服务人群决定了它的收益机制应该为适当盈利而非暴利。老年人的消费观念与消费水平都不同程度地滞后于社会发展，特别是困于经济问题的失能老人更是如此。因此，带有公益和福利性质的长期照护服务天然就应该考虑到服务群体的经济承受能力，但社会资本又具有天然逐利的性质，这时公益和收益之间就形成了抗力。试想假设没有政府监管，如果在长期照护服务中社会资本明码标出了高价，准备赚取暴利，这一做法的直接结果便是失去众多的消费者，将没有能力支付高价的消费者排除在外，失去市场的结果就是无法盈利，并且也违背了其公益性的特征。所以，针对长期照护服务 PPP 项目而言，追求暴利就意味着追求失败，不用说盈利，甚至还要面对无法收回成本的风险。但是不让社会资本盈利，社会资本就会失去其最原始的动力，因此不能抹杀社会资本逐利的天性。社会资本所具有的逐利的性质是其提供优质服务的保证，应该利用其逐利的性质，同时也要受 PPP 项目公益性的制约，在社会公益最大化和保护投资者利益之间寻找平衡点。一般来说，一个长期照护服务 PPP 项目的收益率应该以略高于银行贷款利率为原则，可以结合行业特点和当期利率水平做灵活调整。长期照护服务 PPP 项目的收益率应该综合考虑地区经济水平、人均可支配收入、退出劳动领域的老年人的工资水平等。

121

5.1.4 长期照护服务 PPP 供给模式的四大运作程序

一般情况下，PPP 项目运作通常被分为五个阶段：项目识别、项目准备、项目采购、项目运营和项目移交。但这里我们着重于失能老人长期照护项目 PPP 的四大运作程序：项目识别与准备、项目中标、项目开发与运营和项目终止。

1. 项目识别与准备：政府分析、论证与选择

对于任何一个 PPP 项目的确定都不是一蹴而就的。通常情况下，都是由政府提出的，政府需要根据中长期的社会经济发展情况提出，同时需要论证在现有的各项条件下它是否能有实现的可能，即论证可行性；同时还要评估财政是否有能力支撑项目。这两项工作是项目识别阶段的最为主要的工作，即物有所值评价和政府财政能力论证。

（1）物有所值评价。长期照护服务 PPP 供给模式为私人部门参与公共产品和服务带来了机会，但同时为了使项目更加健康稳定地发展，政府部门也面临着一个万分重要的问题，即哪些领域的项目适合采用 PPP 模式进行操作？如何进行评价？采用 PPP 模式提供长期照护服务是否会获得比传统公共部门提供服务更优的效益？

评价一个项目适不适合运用 PPP 模式，最初提出"物有所值"项目评价方法的是英国，随后被广泛地运用于国内外的 PPP 项目实践。所谓物有所值（value for money，VFM），即评价一个项目是否应采用 PPP 模式。2004 年，英国政府颁布了《资金价值评估指南》，指出物有所值是衡量项目整个生命期各项指标配合程度的最优组合，而不是仅仅追求费用最低。在我国也明确将"物有所值"标准作为 PPP 项目评估最为重要的方法，引入物有所值的目标是为了避免盲目推进 PPP 项目，因为并不是所有的公共服务项目都适用于 PPP 模式，通常采用定性分析方法和定量分析方法，出具物有所值报告。

2015 年，财政部《关于印发〈PPP 物有所值评价指引（试行）〉的通知》，鼓励在项目全生命周期开展 PPP 物有所值定量评价，在现阶段以定性评价为主，并鼓励开展定量评价。因此在现阶段定量评价是最为主要的评估方法，可作为项目全生命周期内风险分配、成本测算和数据收集的重要手段，以及项目决策和绩效评价的参考依据。同时，由于我国物有所值定量评价处于探索阶段，各地应当依据客观需要，因地制宜地开展物有所值评价工作。根据《PPP 物有所值评价指引（试行）》，定性评价主要包括：全生命周期整合力度、风险识别与分配、绩效导向与鼓励创新等 6 项基本评价指标。另外还设置了补充评价指标。

长期照护服务 PPP 项目物有所值报告的形式通常包括以下 10 个部分：项目概况、项目运作方式、项目实施的必要性与可行性、PPP 物有所值评价总体思路、项目物有所值定性分析评价体系、定性分析方法、定性分析结果、定量分析方法与结论、PPP 项目风险分配、结果及建议。长期照护服务是现如今人口老龄化加速下社会的现实需求，各地政府纷纷将养老、医疗、托养等能够促进老年人健康生活的计划纷纷纳入社会经济发展之中，并提出了完成目标。同时，政府还要对进行长期照护服务项目的地区进行条件筛选，包括调查老人口占比、失能老人占比、地区 GDP、人均工资水平、医养人员执照、信息化水平等各方面进行综合评价，最终才能确定项目。虽然也会出现社会资本发起失能老人长期照护服务 PPP 项目的情况，但一般情况下长期照护服务 PPP 项目是由政府来发起的。

（2）政府财政能力论证。2015 年财政部印发了《政府和社会资本合作项目财政承受能力论证指引》[1]，对财政承受能力做出了明确的定义："财政承受能力论证是指识别、测算政府和社会资本合作项目的各项财政支出责任，科学评估项目实施对当前及今后年度财政支出的影响，为 PPP 项目财政管理提供依据。"不仅阐述了财政承受能力的定义，而且说明了开展其论证的意义所在。开展长期照护服务 PPP 项目财政承受能力论证，有利于 PPP 项目的可持续发展，可以统筹全局，统筹当前和未来财政支出规模，严格控制政府的财政支出规模，有效防范政府财政危机等。财政承受能力论的结论为"通过论证"和"未通过论证"。通过的则纳入财政预算列支，"未通过论证"的长期照护服务项目，则不宜采用 PPP 模式。

123

---

[1] 《关于印发〈政府和社会资本合作项目财政承受能力论证指引〉的通知》，中华人民共和国财政部网，http://jrs.mof.gov.cn/zhengwuxinxi/zhengcefabu/201504/t20150414_1216615.html，2015 – 4 – 14。

2. 项目中标：社会资本进入项目共同成立项目公司

在完成了物有所值和政府财政能力论证之后，通过评价的长期照护服务项目被认为适合运用 PPP 模式，那么接下来的工作是为该项目确定社会资本方。

社会资本的选择一般有四种形式：公开招标、竞争性磋商、竞争性谈判、单一来源采购。从目前养老 PPP 项目的社会资方选择方式上来看，最常用的为公开招标和竞争性磋商。政府在发起长期照护服务 PPP 项目后，会制定专业的招标文件并提供关于项目的详细资料，具体包括项目的规模、项目利益机制等，政府会向社会公布项目信息。根据政府提供的信息，有投资意向的企业会前来投标。投标工作是涉及方方面面的，包括企业对项目的可行性评估，与金融机构、保险机构、建设施工机构等单位就项目达成合作意向，撰写与投递投标书。这时政府部门根据投标书进行初选和谈判，并确定一个最终的企业。中标的社会资本在一定时间内与政府完成项目公司的建立。由此可见，中标的社会资本是经过了千挑万选、披荆斩棘最终脱颖而出，不论是经济实力还是社会影响力都应是相对来说最为优秀的。

3. 项目开发与运营：政府和社会资本合作，各有侧重

政府和社会资本共同出资成立的项目公司与其他参与方签订建设、贷款、保险、管理等合同，着手准备项目的开发与建设。在这个过程中，政府需要对其进行有效的监督。建设完工后就进入了项目的运营阶段，在这个阶段，项目公司开始运营项目，或者通过专门的管理公司来运营项目，并要定期进行检查，按照合同对项目设施进行维护。可以看出，在项目的开发与运营阶段社会资本主导着项目的运营方向，并接受着来自政府的监督，政府在这个阶段退居幕后，主要扮演着监督者的角色。

4. 项目终止：清算与移交

在规定的运营期限到期后，项目公司要将项目的经营权或所有权向政府移交。项目移交以后，项目公司需要同有关部门办理清算事务。目前我国政府和社会资本合作中心 PPP 项目库中明确可查的关于养老 PPP

项目还没有处于项目移交阶段的，在这里不做赘述。

5.1.5　新时代背景下失能老人长期照护服务 PPP 供给模式实践基础

1. 机制创新：新型管理模式

在过去，很多人错误地认为 PPP 模式是一种融资模式，是政府由于债务压力而无力解决公共事务，逃脱责任的举措。事实证明，PPP 模式是改进政府公共服务的重要举措，也是建立现代财政制度的必然要求。但不可否认的一点是，融资确实是 PPP 模式重要的功能之一。正因为这样，PPP 模式从最初的交通运输、水利、市政等基础设施建设开始延伸到更多的领域被推广和使用。如今，PPP 模式有了更为深层次的内涵。机制的创新可以说是战略性的，公私部门的合作不仅仅是市场发挥作用的单向转换，而是政府与市场、市场和政府的双向转换。

长期照护服务 PPP 供给模式是一种新的管理模式，它同时发挥了政府与社会资本的各自优势，不仅仅实现了在资金层面双轮驱动，而且实现了机制层面上的创新。作为一种新型的管理模式，发挥了市场优势，通过私人资本的介入，政府和私人企业共同参与公共服务的管理与运营，可以大大提高项目的运营效率和服务质量。第一，在合作主体上，它有效地将政府部门的统筹能力与企业高效的管理运营等能力相结合，有效地规避了政府和私人部门在其不擅长的领域内的风险，避免了政府单独提供公共物品和服务效率低下、定位错误的问题。第二，在提供服务上，有效地将现代医疗照护技术与养老服务、心理健康咨询等相结合，满足了老年人的多元需求，提高了老年人生活质量，缓解了医院床位紧张问题等，适应了我国老龄化发展的形势。第三，在盈利机制上，能够及时对私人部门赚取暴利进行约束，使私人部门的盈利在一定合理的空间内。长期照护服务 PPP 供给模式，是政府和社会的共同努力，是社会积极参与公共服务领域管理的表现，是政治民主化在公共服务领域的表现，是政府掌舵、企业划桨，各司其职的一种新型管理模式。

2. 现实需求：缓解矛盾

目前，中国老年人一旦发生失能问题，可供选择的长期照护服务方式主要有两种，即家庭长期照护和机构长期照护，但是这两种方式目前都存在着一些问题。

当前，家庭长期照护主要存在两个问题亟待解决。一方面，传统家庭照护功能的弱化。俗话说："久病床前无孝子。"长期照护失能老人的过程中会拖垮照护人的身心，成年子女同样拥有自己的家庭、子女，处于上有老下有小的夹层带。子女本身可能就自顾不暇，如果家中再有失能老人，子女还要分散出很多精力去照护失能老人，甚至有可能退出劳动领域去照护老人，这种情况在独生子女家庭上会体现得更加明显。当然，大多数子女不愿意放弃工作去专职照护家中的失能老人，因此照护失能老人的重担可能就落在了其配偶身上，身为配偶的确有责任、有义务去照护另一半，这建立在配偶身体健康并且有精力的情况下，且配偶同样随着年龄的增大有失能的风险。另一方面，机构长期照护形式也十分严峻。家庭长期照护功能呈现出弱化趋势，许多家庭选择将老人送到机构进行长期照护，而在价格上具有优势的公办养老机构一床难求的现象频频出现，公办养老机构的压力与日俱增，政府的社会保障财政支出压力也日益增大。在这种情况下，各类民办养老机构竞相抓住机遇，这在一定程度上缓和了养老供需不匹配的现象。但现存大量养老机构往往只能顾及老人的基本生活需求，而忽略了老年人由于身体失能而需要专业的医疗救护、心理疏导等。

长期照护服务 PPP 供给模式在这种情况下应运而生，它是应对目前我国出现的长期照护服务供给结构失衡的必然要求，是改善失能老人生活状态，维护失能老人尊严的重要举措。民间资本自改革开放后获得了极大的放开，随着经济社会的发展，人民生活水平的提高，大量的民间资金以银行存款的形式存在，将这些巨大的民间资本投入到失能老人长期照护服务中来，必会增加服务供给，有助于缓解目前甚至未来几十年间所呈现出的人口结构失衡问题，缓解供需矛盾。

3. 拉动经济：培育新的增长点

民营企业已经成了推动我国发展的重要力量，成为创业就业的主要领域、技术创新的主要主体、国家税收的重要来源，为中国社会主义市场经济发展、政府职能转变、农村富余劳动力转移、国际市场开拓等发挥了重要的作用。因此，长期照护服务领域引入民间资本，将会释放出巨大的效应。相关研究结果表明，未来 30 年将是老龄化发展的全面暴发期，而我国经济进入新常态，新常态最主要的三个特点为增速放缓、结构优化和动力转换。毫无疑问，长期照护服务 PPP 供给模式将会在经济发展速度放缓的背景下，优化经济结构，从供给端出发，优化养老产业的内部结构，长期照护服务 PPP 供给模式将会为社会创造价值，培育新的经济增长点，拉动经济可持续健康发展。

5.2　失能老人长期照护服务 PPP 供给模式核心问题

上一节中，我们界定了长期照护服务 PPP 供给模式的内涵，着重论述了它的合作主体、特征与原则、运作程序等问题，在了解了长期照护服务 PPP 供给模式的基本内涵等问题后，这一节中，我们将着重讲述长期照护服务 PPP 供给模式中涉及的几个关键问题，分别回答具体采用 PPP 的什么模式来运作长期照护服务？其资金来源于哪里？风险如何分担？以及以什么形式确定最终合作？怎样对其进行监督制约？

5.2.1　长期照护服务 PPP 项目的产权结构

所谓长期照护服务 PPP 项目产权结构，简单来讲就是政府和社会资本在项目生命的全周期中权利和责任的分配以及所有权的归属问题，不同的结构使双方合作的形式，承担的责任大小都不一致。基于此，我们可以将其分为三类：外包类，特许经营类和私有化类，详见图 5 - 1。每一个大类下边又有若干个不同的模式。在政府与社会资本进行合作时，可以挑选其中一种作为操作模式，也可以综合运用不同的模式。在这一节中我们会结合目前国内的经典案例来说明长期照护服务 PPP 供给模式的几个常见运作方式。

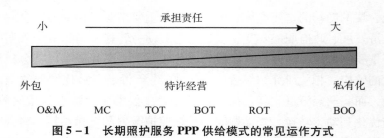

图 5－1　长期照护服务 PPP 供给模式的常见运作方式

1. 外包类

外包类项目一般可以被分为模块式外包和整体式外包，不论是什么形式的外包，项目的所有权都归政府所拥有，私人资本只是负责整个项目中的一项或者几项职能，通过政府付费来实现收益。外包类项目从合作时间上看，政府和社会资本合作时间上属于短期合作，一般情况下都少于 10 年。从收益模式上看，社会资本是通过政府付费来获取合理收益的。由此可见，在外包类的项目中政府承担了大部分的风险，而私人资本由于只承担了少数职能以及通过政府付费来收益，承担的风险较小。

（1）O&M。O&M 模式是一种较为简单初级的政府和社会资本方的合作方式，政府只是将存量公共资产的运营、维护职责委托给社会资本或项目公司，并向其支付运营维护的费用，社会资本方是无须承担为使用者服务的职能。

在这种模式中，项目的所有权以及建设权都归政府所有，且也是由政府承担直接的资金使用费用；社会资本或项目公司支付委托运营费。因此在这种模式下，政府部门是承担了项目大部分的风险，责任十分重大；社会资本或项目公司只需要聚焦于项目的运营与维护，并承担因其运营维护不当产生的问题。

（2）MC。MC 模式下政府不仅仅把存量公共资产的运营、维护职责委托给项目公司，同时还将服务消费者的职责授予社会资本方或项目公司，同时政府部门直接向社会资本方支付管理运营费用，而且二者的合作往往为短期的。它与 O&M 模式最显著的区别是项目公司拥有了为客户服务的权力，与 O&M 模式相同的是，项目的所有权以及建设权等依旧属于政府方，政府直接承担项目运行好坏的责任。

2. 特许经营类

政府特许经营出现于 19 世纪 40 年代，是 PPP 模式最为重要、最常见的实现方式。在调查中我们发现，长期照护服务特许经营类 PPP 供给模式主要有 TOT、BOT 两种实现形式，也有少量的 ROT 方式。

这三种不同的实现方式，适用于不同类型的项目，拥有不同的优势，政府和社会资本方需要承担不同的责任与义务，例如，TOT 与 ROT 模式适用于存量的 PPP 项目，而 BOT 适用于新建的 PPP 项目。但采用特许经营类的项目在合同期限结束后都必须将项目的使用权或所有权移交给政府，所以，政府部门始终掌握着项目的所有权。在对项目注资方面，社会资本方可以部分投资也可以全部投资；在项目合作方面，公私双方需要通过签订 PPP 合同来实现风险共担，收益共享；在项目收益方面，政府部门会根据实际情况，向项目的运营方收取一定的特许经营费或给予一定的补偿。

（1）TOT。在 TOT 模式下，政府将已经建成的公共服务项目的经营权以有偿的方式转让给社会资本方，设立 PPP 项目公司负责运营维护，在特许经营期内获得合理的投资回报，期满结束后，社会资本再将项目移交给政府。

这种模式是相对于已建设完毕的项目而言的。对政府部门而言，运用 TOT 模式有利于盘活现存的存量项目，打破了国家垄断经营的状态，将社会资本管理经营优势发挥出来。同时为政府其他项目提供了资金，因为政府将现有的项目转让给社会资本方，社会资本方需要向政府一次性地缴纳资金，可以解决政府的资金紧张问题。对于社会资本方而言，TOT 模式把经营权交给了社会资本方，可以规避在项目初期融资建设的风险，充分发挥了其经营管理能力，但其经营水平和服务质量必须要受到强有力的监督，所以必须建立一套强有力的管理制度，并要加大监督力度，使其在合法合理的框架下运营，社会资本来应该摒弃"盈利至上"的商业理念，把公益性放在第一位。同时，政府还可以给予一定的补贴，以提高民资的参与热情。

南通市北护理院是一所典型的"TOT + 医养结合"的护理院，该项目由南通市港闸区委、区政府划拨 34.5 亩土地，共计投入 2 亿元建成，总床位数达 800 张，其中有 600 张床位面向市场招标，最终由上海申丞医疗投资控股有限公司中标运营，营运面积 18500 平方米，总床位数 606 个，是一家覆盖颐养、失能失智、临终关怀、医疗护理全领域的功能型养老机构。[①]

（2）BOT。BOT 即建设—运营—移交模式，是 PPP 最为典型、运用最为广泛的模式。在该模式下，政府将项目的融资、建设运营、维护等职责通过特许经营授予社会资方，共同组建 PPP 项目公司，社会资本方通过对项目的运营获取合理的利润。当特许经营权到期后，社会资本方将项目资产以及特许经营权无偿移交给政府或者政府授权机构。一般情况下，二者为长期合作，特许经营期在 15～30 年。

作为财政部第二批政府与社会资本合作的示范项目的淄博市博山姚家峪生态养老中心，采用的就是 BOT 运作模式。根据淄博市博山区民政局的数据，截至 2015 年底淄博市博山区老龄人口比重占总人口比重的 24.2%，远高于当年全国的平均老龄化率。老龄化所带来的养老压力一直是当地发展的矛盾点。2015 年 4 月，博山区委、区政府经过了对姚家峪的地理位置、生态环境等的实地调查，后经当地的设计院进行合理规划，提出用 PPP 模式建设博山姚家峪生态养老中心。通过竞争性磋商的方式，由泰和房地产牵头所形成联合体最终成了姚家峪生态养老的社会资本方。[②] 到此，姚家峪养老 PPP 项目的主体已经明确，政府方为区民政局，社会资本方为泰和房地产联合体。2015 年 7 月，双方签署特许经营协议，注册 PPP 项目公司——山东凯富瑞生态颐养有限公司，负责该项目的具体融资、建设、运营等各项事宜。

山东省菏泽市牡丹区"枫叶正红"医养项目是财政部第三批 PPP 示范项目。枫叶正红项目同样采用 BOT 的运作方式。由菏泽市牡丹区卫计局和菏泽市大田房地产开发有限公司组成该项目的政府方和社会资本方，签订 PPP 项目合同，成立山东枫叶正红养老发展有限公司，合作期限为 30 年。其中，菏泽市大田房地产开发有限公司占股权 90%，菏泽市牡丹人民医院（政府授权的出资单位）占股权 10%。[③] 该项目的优

---

① 徐宏、岳乾月：《新时代背景下长期照护服务 PPP 供给模式研究》，载于《山东社会科学》2018 年第 8 期，第 90～96 页。

② 程子彦：《博山姚家峪生态养老中心 PPP 项目：撬动社会资本，化解老工业城市的养老难题》，http://www.ceweekly.cn/2016/0905/163261.shtml，2016－09－05。

③ 美丽如花：《案例分享：关于菏泽区枫叶正红医养一体化养老 PPP 项目的实践与思考》，http://www.pinlue.com/article/2018/09/1810/417274721902.html，2018－9－18。

势为将医院所具有的专业的医疗资源与社会资本的经营管理优势充分结合起来，人民医院占股比例小但拥有专业医疗技术与人才。

（3）ROT。ROT 模式即改建—运营—移交模式，在这种模式下，政府授予社会资本方特许经营权，将现有的存量公共设施或服务项目以有偿的方式转让给社会资本方，社会资本方在项目现有的基础上对其进行整改、重建以及扩建，负责对其进行运营以及维护，以获得合理收益。在特许经营期满后，社会资本方应无偿将项目的所有权归还给政府部门。我们可以将这种模式看作是 BOT 与 TOT 的结合，它与 BOT 的差别在于 B，它与 TOT 的差别在于 T，特别适用于那些原本因为运营、管理不善或者技术设施落后的项目，通过引入社会资本，改进、扩建部门设施，并通过市场化的运作，提高其服务能力与质量。

北京市朝阳区恭和养老公寓项目采用的就是 ROT 运作方式。朝阳区民政局作为招标主体，以 80% 的市场化床位价为标的物，在国标网上发布招标公告，采用公开招标的方式来选择社会投资人，前后共有九家实力雄厚的企业参与竞标，最终乐成老年事业投资有限公司中标。项目前期政府已进行 19145.45 万元（占项目总投资的 92%）固定资产投资，后由社会资方出资 1669 万元对项目进行重建与适老化改造。政府将经营权转让给社会资本方，在整个项目运营期间政府不出资，全部由社会资方本进行出资管理与运营。

新疆维吾尔自治区巴音郭楞蒙古自治州南苑小区养老公寓项目位于库尔勒市巴州残疾人综合服务楼 B 座 1~7 层和 C 区 1、5 层，为存量项目，由政府发起，项目边界清晰，土地、规划、环评等前期工作合规，项目主体工程建设部分已完成。通过竞争性磋商的方式选择社会资本，合作期限为 30 年，按照养老服务机构设立标准及医疗规范，社会资本方需改建、购置用于 300 张养老床位和 100 张医疗床位所需的相关设施、设备。在民政部门的监督下，承担项目设计、投资、融资、改建、运营、维护、管理等工作。主要职责：为巴州及其周边地区自理、半自理、失能老人提供集生活照料、医疗护理、康复服务、临终关怀为一体的医养结合养老公寓及基本医疗综合服务，同时提供区域居家及社区的养老和医疗服务等。资金来源：4800 万由政府投资完成，主要用于巴州残疾人综合服务楼 B 座 1~7 层和 C 区 1 和 5 层及加层建设和改造。其余 7200 万元，引入社会资本，成立项目公司，政府在融资、争取国家和自治区项目资金上予以支持。合作目的:"引资、引制、引智、引治",具体包括:引进社会资本,进一步提升养老服务的质量和水平;拓宽融资渠道,增强融资功能,解决改建、运营等资金问题;按照现代企业制度,规范项目公司的运营、管理,提升效益;争取国家及自治区相关政策、资金支持。

3. 私有化类

长期照护服务 PPP 项目的最后一种实现形式是私有化类的 PPP 项目。私有化类的项目所需的注入资金需要全部由私人部门来承担,政府在这种模式下扮演的更多的是项目的监管者和协调者的角色,而社会资本方需要通过使用者付费的形式进行成本的回收,实现盈利。因此社会资本方在这类 PPP 项目中承担的风险最大,运营、管理以及服务的好坏直接决定了项目的持续能力。其中应用最广的为 BOO 模式。

BOO 即建设—拥有—运营模式,可以看出 BOO 与 BOT 只相差一个字母,二者有很密切的关系,二者主要的本质的区别就在于社会资本方是否拥有该项目的所有权。BOT、TOT 等特许经营类的项目在合同期限结束后,要进行项目向政府部门的移交,但是在 BOO 项目中,项目的所有权不再交还给政府,社会资本方拥有完全的项目所有权,因此社会资方实际上成为操作整个项目的纯粹的私人公司,其在项目财产所有权上与一般私人公司相同。从这种意义上说,BOO 代表的是一种最高级别的私有化。

单从 BOO 模式的概念来讲,项目设施的所有权是永久的归于项目公司所有,经营年限不受任何限制,此与建设部第 126 号令——特许经营期限不得超过 30 年的规定相悖,在法律上存在障碍。而在实际操作中,有些 BOO 项目是规定了经营期限的,如宿迁三台山森林公园健康颐养园 PPP 项目特许经营期限为 25 年,严格说来并不是真正意义上的 BOO。

宿迁三台山森林公园健康颐养园 PPP 项目采取 BOO 模式,由宿迁市湖滨新区管委会指定的政府方出资代表,通过公开招标方式选择一家社会资本方——宜善医疗产业管理集团股份有限公司,与政府方通过签订 PPP 合同共同成立第三方组建项目公司,获得该项目的特许经营权,负责项目的投资、建设和运营。合作期限为 25 年(包括建设期 3 年和运营期 22 年），合作范围具体包括：①负责完成项目范围内 2 万平方米高端养老公寓、1.5 万平方米中高端养老公寓、10.5 万平方米社区式养老中心、重离子癌症治疗中心医院，以及 5.5 万平方米综合服务用房等各项建设内容。②由项目公司负责本项目各项设施的运营维护，并收取使用者付费，项目前期政府提供少量运营补贴。③政府在项目运营期前 3 年，给予项目公司少量运营补贴。

5.2.2　长期照护服务 PPP 供给模式三种收益模式

收益是社会资本方决定是否对项目进行投资的内生动力。因此研究与确定政府和社会资本方按照什么形式进行收益以及收益比率就成了讨论的热点。

与常规的养老服务相同，长期照护服务 PPP 项目的收益模式也有三种：即政府付费、使用者付费以及可行性缺口补助。具有公益和福利性质的长期照护服务 PPP 项目所需资金巨大，投资回报率相对于其他行业较低，资金回报周期也较长。所以一般来讲，政府为了大力鼓励民间资本投资长期照护服务项目，会实行税收优惠、床位补贴等措施来吸引社会资本方的参与，因此一般情况下多数的长期照护服务 PPP 项目采用的是可行性缺口补助这一收益模式。但具体项目还要具体分析，对于一些使用者付费就可以满足收益的，就不需要政府对其进行补贴。

1. 政府付费

所谓政府付费，是指政府直接付费购买公共产品或服务，即项目收益来源于政府付费，而政府付费的标准也是多种形式的。在长期照护服务 PPP 供给模式中，政府可以根据项目的设施与服务是否符合合同要求来进行付费，还可以根据该项目设施与服务的使用量来进行付费。在长期照护服务业中，政府付费主要用于那些经济能力较为低下的且有服务需求的失能老人。

（1）按合同要求付费。按合同要求付费是指，政府依据项目公司提供的项目设施或服务是否符合合同规定的标准和要求来付费。在这种情况下，政府一般不考虑项目的运行状况和实际需求，所以只要项目公司所提供的服务满足合同要求，政府便会对其进行付费，项目公司的风险较小。但是这种付费模式一般不太适用于长期照护服务 PPP 供给模式项目，或者说只适用于对长期照护服务项目的建设模块进行外包，政府便可以按照合同要求的建设成本、质量、要求和时间等进行付费，相对于那些服务外包的情况，政府往往会更注重于项目使用的情况以及质量，所以更加适合于按使用情况进行付费。

（2）按使用情况付费。不同于按合同要求进行付费，按使用情况进行付费是指政府主要依据项目公司所提供服务的实际使用量进行付费。因此，项目公司如想要获得更多付费，必须着眼于服务的品质与质量，以此来获得政府付费，项目的需求风险需要项目公司自己来承担。但存在一个十分不好界定的问题：对于项目公司所提供的服务的质量标准以及使用情况如何进行价格计算？

在长期照护服务 PPP 项目中，政府通过委托运营等形式将项目外包给项目公司，可以依据失能老人所需的项目以及使用量向项目公司付费，但使用这种方式之前，需要对失能老人的长期照护服务需求做出精准的判断并且进行价格计算，将失能老人的需求综合成为一个长期照护服务包并核算价格。

2. 使用者付费

使用者付费是指消费者直接购买公共产品与服务，通常运用于那些需求较大、长期稳定、便于市场化运作的且价格机制灵活的公共事业项目，如市政供水、城市管道燃气、高速公路等。使用这种付费模式的好处在于：第一，于政府而言可以最大限度将运营风险转嫁给项目公司，不需要财政的支持。第二，有利于激励项目公司在改进服务提高技术等方面做出努力。特别值得注意的是，长期照护服务 PPP 项目具有明显的公益性，若采取此付费机制，政府在与社会资本签订 PPP 合同时，应考虑设定盈利上限机制。比如：如果超出上限的部分与政府部门分成等。

3. 可行性缺口补助

可行性缺口补助可以被视为政府付费与使用者付费的综合运用，即在运用使用者付费不能完全使社会资本获取合理收益的项目，政府对其实施补贴，以弥补缺口部分。可行性缺口补助在整个 PPP 项目周期都发挥着重要的作用，可以是前期的建设投资补助、无偿划拨土地、贷款优惠，也可以是中期运营的价格补助，还可以是后期的维护补助等。在这里需要说明一点，可行性缺口补助不仅仅包括资金的补贴，有关于政策方面的、环境方面的都可以看作是可行性缺口补助，只要是有利于降低项目建设、运营成本的措施，都可以被视为可行性缺口补助。

长期照护服务 PPP 项目的特征是前期投资高、短期回报率低且具有公益性，最为适合的回报机制是可行性缺口补助，而事实上超过 80% 的项目是使用者付费模式，可行性补助项目和政府付费项目占比很小。

5.2.3　长期照护服务 PPP 项目风险分配

针对长期照护服务 PPP 项目的风险管理，是指将项目全过程所遇到的各种风险以及其造成的不良影响减小到最小化，主要包括对风险的识别、风险的评估与风险的应对。长期照护服务 PPP 项目合作周期长，可能遇到的不确定风险较多，从而呈现出具有阶段性、多样性和层次性等特点。因此，识别风险的类型，明确风险应怎样进行最佳分配，最终来预防与规避风险，以达到维护长期照护服务 PPP 项目健康良性发展。

1. 长期照护服务 PPP 项目的风险分类

长期照护服务 PPP 项目的风险最常见的是按照风险出现的不同领域以及不同阶段来进行分类。

（1）按照风险出现的不同领域。在社会大环境中，长期照护服务 PPP 项目面临风险如下。

①政治风险，是指由于国家制度变化、政权更迭、政策调整、战争等所引发的各种风险。对于长期照护服务 PPP 项目而言，主要包括：国家战争与政变、养老服务领域的国家政策法规、养老规划、项目审批程序延误等方面的变化，都会导致项目中止、项目破坏以及项目延期，从而使项目遭受到严重的威胁。

②经济风险，即因长期照护服务 PPP 项目实施过程中，国家宏观经济指标发生了较大变化，导致居民消费水平也发生了较大的变化，或者政府采用经济杠杆调节微观经济体的行动，具体包括利率变动、通货膨胀、融资市场环境等方面的风险。

③社会风险，即包括地区间的差异、民族差别、社会传统观念等对

长期照护服务 PPP 项目产生的风险。例如，中国自古以来"养儿防老"的传统观念，我国东部地区相比于中西部经济发展水平高，这些都会影响到长期照护服务 PPP 项目。

④不可抗力风险，即因地震、台风、洪水等自然灾害和意外事故所造成的风险。这类风险被称为不可抗力风险，是人为无法控制的风险，一旦发生这些风险，便不可挽回。通常情况下，人们也无法完全地对这种风险进行有意识地规避，因此掌握必要的逃生、急救常识是十分重要的。同时若想减少不可抗力风险所带来的损失，可以通过保险公司进行一定的赔付。

（2）按照风险出现的不同阶段。在长期照护服务 PPP 项目的整个生命周期中，即从筹建之初，直至建成、运营、移交，存在风险如下。

①前期准备阶段的风险，即长期照护服务 PPP 项目在前期准备阶段面临的风险，前期准备阶段是整个项目实施的基础，直接影响到项目建造、运营的顺利进行，例如 PPP 项目政策变动、市场调研不充分、招标项目信息不完善等带来的风险。

②设计阶段的风险，即长期照护服务 PPP 项目在设计环节上存在的不确定风险，包括项目设计标准错误、设计方案不符合标准、设计人员素质不高、设计成果不符合适老化设计要求等。

③融资阶段的风险，长期照护服务 PPP 项目体量普遍较大，所需资金较多，大部分社会资本方都需要利用项目公司进行项目融资。金融市场的汇率、利率，通货膨胀等因素的变动、资金到位状况等因素都可能给融资阶段带来风险。

④施工阶段的风险，即长期照护服务 PPP 项目建设环节存在的不确定风险，这与建设单位资质有着密切的关系，其建筑水平、质量、技术能力等是否符合规定，能否如期完工进行验收，配套设施和人员供应是否及时都可能为项目带来风险。

⑤运营阶段的风险，在项目建设完成后投入运营中出现的风险，即长期照护服务 PPP 项目交付使用后，由于组织和管理问题造成的运营成本过高、老年人事故、服务水平低下、入住率较低、无法获得合理的回报等风险。

⑥移交阶段的风险，移交风险是长期照护服务 PPP 项目全生命周期内执行层面的能力体现。比如，设备可能会因长期照护服务 PPP 项目公

司在运营期内维护不善、过度使用造成其磨损度大、完好程度欠佳，而且这种程度的差距很难预料，产生移交风险。

2. 长期照护服务 PPP 项目风险分配的方式与原则

风险是客观存在的，我们应该对其进行合理分配。首先，风险分配的本质是对于风险成本的分配，可以理解为风险分配通过成本分配而表现出来。风险一旦发生，必定会对长期照护服务 PPP 项目造成直接的经济损害，同时公私双方还要为处理控制风险付出成本，还有公私双方为了处理风险所发生的机会成本。除了这些有形成本外，还有一些无形的成本：包括风险发生对社会福利、社会生产力以及公民信任感等的破坏。如果仅仅由一方进行风险的承担，势必会加重负担影响其积极性，但如果政府和社会资本对风险进行了合理分配后，这些为了控制风险所发生的成本便会在双方之间进行分配。

其次，政府和社会资本对不同的风险有着不同的控制力。2014 年财政部《关于印发政府和社会资本合作模式操作指南（试行）的通知》明确指出 PPP 项目风险分配基本框架："按照风险分配优化、风险收益对等和风险可控等原则，综合考虑政府风险管理能力、项目回报机制和市场风险管理能力等要素，在政府和社会资本间合理分担项目风险。原则上，项目设计、建造、财务和运营维护等商业风险由社会资本承担，法律、政策和最低需求等风险由政府承担，不可抗力等风险由政府和社会资本合理共担。"由此可知，这一原则是按照政府和社会资本各自所擅长的领域以及能力来划分风险的，承担风险的一方应该有能力对该风险进行控制，以保证风险对项目实施的影响最小。因此根据这一规定，长期照护服务 PPP 项目可以按如下方式分担风险。

（1）由政府承担的风险主要包括政治风险和法律风险，具体如土地的划拨、项目的审批、法律法规的制定等。政府主要承担的风险是发生在项目建设的前期。

（2）由社会资本承担的风险主要包括项目融资、建设运营、技术改造等方面的风险。社会资本承担的风险主要在项目开始建设之后。

（3）由二者共同承担的风险：自然不可抗力、突发事件等风险。

由此可知，风险分担设计的关键是要让专业的人去从事专业的事，让最有能力化解风险的一方来承担风险。因此控制力便成了风险分担中最为核心的原则。同时，政府和社会资本在进行风险分担时还应该本着公平互利、与利益挂钩、问责等原则。一般而言，长期照护服务 PPP 项目在按照这样的原则进行风险分担时，还应注意各方承担的风险要有上限，在前一节我们明确了长期照护服务 PPP 供给模式的核心原则是风险分担，如果一方在某项风险上承担了很多的风险，这势必将影响到他参与的积极性，因此要明确承担的风险具有上限。

最后，风险分担的最终目的是使控制风险所产生的成本最小化，从而追求长期照护服务 PPP 项目整个周期的成本——收益最优化。有些人认为采取 PPP 模式，在资金方面是为了解决财政危机，在风险方面是为了将项目风险转移给社会资本方，这一看法其实是错误的。我们可以这样想，如果政府的目的是将风险转移给社会资本方，那么一旦发生政治、法律方面的风险，社会资本对这些方面的控制力几乎很小，那么由此造成项目建设延期、运营中断的现象，将会降低公共服务的效率和增加控制风险的成本。而通过政府和社会资本共同来承担风险，就会实现控制风险的成本最小化，只有达到最优分担时，双方的工作效率才最高。

3. 长期照护服务 PPP 项目风险的预防与控制

在识别了风险的类型以及风险分担的原则之后，对于不同风险的预防与控制就成了题中之义，因为所有风险的识别都是为了对可能的风险进行有效的预防与控制，以减少风险所带来的损失，因此落脚点就落到了风险预防与控制上，它是整个风险管理的最终目的所在。风险的预防和控制发生在风险出现的不同阶段。

（1）风险预防。风险预防是在风险发生以前，以专业化或经验性的眼光来判定现有的宏观条件以及各方所处的环境下是否有风险发生的可能性，此外还要估计风险发生可能造成哪些伤害并据此制定出合理化的预防措施。这样做的主要目的是减小风险发生的概率，预防损失。例如，我们就可以认为签订一系列的长期照护服务 PPP 项目合同就是一种风险预防，与材料供应商签订供应合同是为了预防其不能按合同规定的时间规格与质量提供原材料以及适老化配套设施而导致项目不能按时开工；与工程建筑单位签订承包合同是为了预防工程建筑单位能够按时保质完成工程项目；与保险机构签订保险合同是为了风险发生后能够转嫁一部分风险所带来损失等。

对于政府方而言：第一，在提出项目时就应做好顶层设计工作，在实地调研的基础上来编写实施方案，明确长期照护服务 PPP 项目的方向与目标。北京市朝阳区恭和养老公寓项目，朝阳区人民政府就引入第三方 PPP 咨询专业机构组成专家组，对项目采用 PPP 模式运营的必要性、可行性进行深入研究，经过多次分析论证，编写运营方案、物有所值分析和财政承受能力分析，为项目顺利实施奠定了基础。第二，设立公开、透明的项目发起程序，建立公平的项目竞争机制，确保各类项目公平竞争、充分竞争。① 再次以恭和养老公寓为例，区政府在国标网采用公开招标的方式，从九个竞标单位中公平公正地选择了社会资本方。第三，完善养老服务 PPP 方面的法律法规体系，营造良好的社会舆论气氛。第四，进行必要而及时的监督。北京市朝阳区恭和养老公寓项目中，民政局牵头召集了多方代表成立联席会，重大决定与安排必须通过联席会的一致通过。

对于社会资本方而言：第一，组建专门的危机处理机构，密切关注项目发生的状况，随时检测项目的情况并对项目的走向进行科学的预测。第二，项目运营过程中建立健全风险预警机制，一旦现存状态发生异常或与预警机制发生碰撞，便可以迅速召集相关人员采取相关措施防范风险。第三，通过专业的 PPP 咨询公司，来对该项目所可能面临的风险做出全面分析并制定相关措施。

（2）风险控制。风险控制是在风险发生后，组织相关人员以有序、快速的反应来应对风险并最大限度地减少风险所带来的损失，是一种主动的、积极的风险管理措施。如果说风险预防是为了预防损失的话，那风险控制便是为了减少损失。风险往往是突然性的，风险多存在一分钟就意味着损失多一些。因此，风险控制最为重要的就是做到及时，迅速对危机做出反应。长期照护服务 PPP 项目的风险贯穿于其全生命周期，因此政府方和社会资本方必须正视风险的存在并在风险发生时做出积极回应。

139

---

① 赵锡锋、莫颖宁：《PPP 模式下医养结合养老项目的风险识别与控制》，载于《中国医药导报》2018 年第 24 期，第 161～164 页。

5.2.4　长期照护服务 PPP 项目合同体系

长期照护服务 PPP 项目本质上是公私部门为提供长期照护服务、优化服务质量所达成的合作伙伴关系，那么以什么形式来固定伙伴关系呢？都需要签订那些合同？合同又包含哪些内容呢？这就是本部分我们要谈论的问题。

在长期照护服务 PPP 项目的合同体系里，各个合同并不是作为独立合同存在的，它们是相互依存、相互贯通的。在政府与社会资本签订长期照护服务 PPP 项目合同时，这个起着领导作用合同的具体内容还会影响到融资、保险以及履约合同的内容。同样，其中融资、保险以及履约合同的任何一方只要出现问题，就会影响到总合同的履行。

1. PPP 项目合同

长期照护服务 PPP 项目合同明确了政府与社会资本双方的合作内容和权利义务，其目的是规范双方的行为以及合理分担风险。项目合同的签订标志着合作伙伴关系的达成，因此长期照护服务 PPP 项目合同是其他合同的基础，是整个长期照护服务 PPP 项目合同体系的核心。

2014 年，发改委印发了《政府和社会资本合作项目通用指南》，2015 年，财政部印发了《PPP 项目合同指南（试行）》，二者对 PPP 项目的合同管理做出了要求，对合同的起草、谈判、履行、变更、解除、转让、终止直至失效的全过程进行管理。总之，通过合同正确表达意愿，强化契约关系，夯实合作的基础。

一般而言，长期照护服务 PPP 项目合同应当包含以下主体内容：第一，合同主体及关系、双方权利与义务。第二，投融资计划与方案，明确投资的规模以及构成，项目投资融资计划，投融资违约处理。第三，项目前期工作，明确项目所需要完成的前期工作内容、深度、进度等要求，对政府和社会资本进行任务分工，监管以及违约处理。第四，对建设项目所需的条件、进度、质量、安全及管理做出要求等。第五，运营和服务。第六，收入与回报机制和服务价格调整机制。第七，风险分担。第八，关于合同解除与违约处理。第九，其他约定。除此之外，如果涉及政府移交资产或特许经营期满后社会资本方移交项目，在合同中还应规定移交相关事宜。

2. 股权协议

社会资本方为了能够获得与政府合作的机会，往往通过强强联合的方式中标，由此便产生了纵向的股东与股东之间的关系。而股权协议就是在这些社会资本方之间建立有约束力的合约关系。例如，淄博市博山姚家峪生态养老中心的社会资本方就是三家公司的强强联合——泰和房地产牵头上海道联投资有限公司、中国建筑第二工程局有限公司成立联合体，最终脱颖而出成功中标。一般来说，中标的社会资本方联合体会建设成立项目公司，由项目公司直接负责 PPP 项目的建设、运营和管理。那么，在这三家公司之间就需要签订股权协议，来明确三家公司各自的职责、投资比例、股息分配、董事会的组成以及违约、中止处理机制等。项目运营的好坏与股东们的收益有着密切的关系，因此社会资本方都会参与到项目建设运营的各个环节。政府作为项目公司的出资人，同社会资本方一样，也要承担风险与履行义务，当然也有获取收益的权利。

3. 履约合同

履约合同主要包括材料供应合同、工程承包合同、运营管理合同、产品与服务购买合同。一般情况下，社会资本方投资建立的项目公司，一般只作为融资主体与项目运营管理者而存在，公司内部本身并没有专业的建筑、原料等部门。因此，这些工作就需要其他专门单位签订材料供应以及工程承包合同等保证物资的正常供应。根据长期照护服务 PPP 项目的收益机制不同，产品与服务的购买者也是不同的，如果是政府付费，则服务的最终购买者是政府。如果是消费者付费，产品与服务最终的购买者是消费者。

4. 保险合同

长期照护服务 PPP 项目所需资金规模大，生命周期长。项目公司通常需要对项目融资、建设、运营等不同环节的不同类型的风险进行投保，从而在项目发生风险时能够转嫁部分损失。

5. 融资合同

融资合同主要是指项目贷款合同，贷款方主要为商业银行、投资信托机构、国际银团、国际金融机构等。在项目贷款合同中一般会包括以下条款：陈述与保证、前提条件、偿还贷款、担保与保障、抵消、违约、适用法律与争议解决等。同时，出于对贷款安全的考虑，贷款方会要求项目公司以其财产或其他权益作为抵押或者质押，或由其母公司提供某种形式的担保或由政府做出某种承诺，这些也会在长期照护服务PPP 项目合同中予以具体体现。

5.2.5 长期照护服务 PPP 项目规范化分析

近年来，整个养老服务 PPP 发展模式在全国范围内得到如火如荼的推广。同时，由于不规范发展所导致后期运营受阻的问题却屡见不鲜。长期照护服务业作为重要的一个组成部分在运作过程中也出现了一系列问题。

PPP 项目的规范化主要表现在对 PPP 项目库管理、规范融资行为、规范物有所值和财政承受能力评价、完善配套设施、及时有力监管和示范引领项目等。2012 年，民政部颁发《关于鼓励和引导民间资本进入养老服务领域的实施意见》。2014 年，财政部发布《关于推广运用政府和社会资本合作模式有关问题的通知》，开启 PPP 模式在基础设施及公共服务领域的应用，并提出优先支持重点养老服务领域。2017 年，财政部金融司发布《关于运用政府和社会资本合作模式支持养老服务业发展的实施意见》进一步鼓励金融机构通过多种形式支持养老服务业 PPP项目发展。在一系列政策支持下，我国养老 PPP 项目自 2013 年后出现较快增长，截至 2017 年 11 月初，入财政部库总数已达 322 个。同时，前期准备不到位、不适宜采用 PPP 模式实施、不符合规范运作要求等问题也都凸显出来，对养老服务业 PPP 发展模式进行规范已成当务之急。

2017 年 7 月，《政府采购货物和服务招标管理办法》出台，针对PPP 在招标环节出现的问题明确了多项工作准则，为 PPP 项目招标指明了方向。2017 年 11 月，发改委发布了《关于全面开展民间投资项目报建审批情况清理核查工作的通知》，进一步提高了政府相关部门审批民间资本的项目的效率。2017 年 10 月，中国人民银行出台了《应收账款质押登记办法》，与 PPP 项目投融资的需求匹配极高。2017 年 11 月，财政部出台《关于规范政府和社会资本合作（PPP）综合信息平台项目库管理的通知》，要求于 2018 年 3 月 31 日前完成本地区项目管理库集中清理工作。2018 年 2 月，财政部出台《关于公布第四批政府和社会资本合作示范项目名单的通知》，是开启了 PPP 高质量的规范化时代的关键文件。财政部要求进一步加强 PPP 示范项目规范管理，并对部分项目调出示范、退库、整改。由此，PPP 项目由注重量的阶段进入了注重质的规范化阶段。

我们可以从目前财政部政府和社会资本合作中心的项目管理平台看出，第四批的 PPP 项目，虽然在申报数目总量上比第三批项目有了明显的增加，但在入库项目的数量上却呈现了下降趋势，这并不代表国家对于养老 PPP 项目的否定以及约束，而是体现了对项目的规范性与高质量提出了更高的要求。PPP 项目规范化一方面防止 PPP 异化成为地方融资平台，另一方面可以鼓励更多的社会资本参与到 PPP 项目的投资。

1. 长期照护服务 PPP 项目规范化程度低的原因分析

目前，长期照护服务 PPP 规范化发展中呈现出如下问题与难点。

首先，有关长期照护服务制度的界定尚不清晰，对基本长期照护服务对象、资格审查标准以及相应的保障机制仍缺少统一明确的政策规范，长期照护险试点城市的各项标准也不统一。由于 PPP 政策泛化，有些地方政府常常将 PPP 模式作为长期照护服务融资的手段，盲目吸引民营资本的介入，这样就会导致部分养老服务业 PPP 项目只有"联姻"之名，却无"婚姻"之实。

其次，长期照护服务 PPP 项目投资建设布局缺乏精准的设计。其一，前期规划调研深度不够。一些地方政府在推行养老 PPP 综合体项目时，深入、周密的市场调研研究还有待进一步强化。如针对项目所在区域内老年人社会阶层、经济能力、思想观念、消费特征等指标进行细化分析，同时缺乏针对福利型、营利型以及非营利型等不同属性的养老机构做相应的市场需求分析，因此导致在政策制定时缺乏体系性规划和战略，不同属性的养老机构也未能突出各自优势、协调发展、互为补充。其二，长期照护 PPP 项目合作运营过程中，社会资本更多关注项目的投资盈利机会。现阶段，中国养老机构的盈利情况不乐观，收益通道不足，收益来源分散，整体效果不理想，高端养老服务 PPP 项目机构收费较高，社会资本在获得较高盈利水平的同时缩短了投资资金的回收期限。

最后，因长期照护服务 PPP 项目提供的核心服务是一种"软性服务"，主观性较强，在缺乏较为统一的绩效管理指引下，绩效管理体系涉及的考核方法、指标选择、考核时点、考核结果与付费挂钩办法等参考来源不一，造成同一项目绩效管理体系缺乏一致性与系统性，且没有标准的质量评估体系作为参考。长期照护服务 PPP 项目各个阶段，绩效管理目标、指标、运作方式存在差异。项目实施过程中缺乏完善的绩效监测和评估、按绩效付费机制。PPP 项目事后绩效管理和影响管理有待规范。

2. 长期照护服务 PPP 项目规范化建议

针对上述问题，特提出以下长期照护服务 PPP 项目规范化建议。

首先，建立健全长期照护服务 PPP 项目法律和政策扶持体系。长期照护服务 PPP 发展模式的推广势在必行，这要求有强有力的法律支撑来强化契约与契约精神，基于自治原则推进长期照护服务 PPP 模式的规范化发展。加快推进 PPP 条例和未来 PPP 的立法工作，继续完善相关的制度体系。具体包括修订完善现有的长期照护服务 PPP 发展模式项目物有所值评价细则、绩效评价的工作指引或办法条例、风险防控办法以及财政承受能力论证等。地方政府还应调整相关的过度扶持政策，针对各种类型的长期照护服务 PPP 项目的补助、税收等问题制定实施细则。

其次，针对长期照护服务 PPP 项目顶层设计与布局缺乏精准的规划问题，应该规范长期照护服务 PPP 项目的前期论证分析。前期决策定量分析时，通过周边环境调研、同类市场横向对比等方式，加强对项目建议书/可行性研究报告的评估力度，完善长期照护服务 PPP 项目财政承受能力论证体系。在合乎政府采购法律法规要求的前提下，聘请独立的第三方机构协助进行财政承受能力论证以保障项目论证结果的公正与准确性。项目财政承受能力论证过程中，需进一步细化全生命周期过程中政府部门需承担的财政支出责任。

最后，构建长期照护服务 PPP 项目全生命周期绩效管理机制。对长期照护服务 PPP 项目进行全过程、全方位绩效考核是落实其发展模式法制化、规范化发展的重要途径。凡是纳入 PPP 项目开发库管理项目的长期照护服务 PPP 项目，建立"预算编制有目标、预算执行有监控、执行结果有评价、评价结果有反馈、反馈结果有运用"的全生命周期动态管理机制。政府方可由财政部门牵头出台 PPP 项目全生命周期的预算绩效管理规程或指南，从顶层设计上强化、指导长期照护服务 PPP 项目全生命周期绩效管理工作。社会资本方也需要从追求利益最大化、薪酬管理、促进企业转型升级、实现企业长期、可持续发展等角度开展项目投资绩效管理。

5.2.6　长期照护服务 PPP 项目监管体系

将 PPP 模式引入长期照护服务中是当前政府转型、社会需求的必然选择。失能老人长期照护服务 PPP 项目事关失能老人的利益与需求，项目各阶段的监管是否到位与有力，同样事关公共利益与公共安全。因此，各方主体都必须对其进行监管以保证项目的顺利实施以及提高产品与服务的质量和效率。那么，由谁来监管以及监管范围就成了下一步急需明确的内容。

1. 监管主体

长期照护服务 PPP 项目的监管主体主要包括四类：政府、各方参与者、社会公众与专业监管机构。

（1）政府。上述我们分析过政府的角色矛盾问题，政府是长期照护服务 PPP 项目的推动方与签订主体，若再由其作为监管主体，难免会发生暗箱操作等不公平问题。众所周知，政府是国家阶级统治和社会管理的机关，有权力并有责任对公共事务进行监督与管理。尤其是政府的权力具有强制性和权威性，因此在监管效果方面有着其他主体所不可比拟的优势。此外，政府各部门除了亲自监管项目，还可以授权其他相关部门进行监管。政府作为长期照护服务 PPP 项目最为主要的监管主体，在推动长期照护服务 PPP 项目健康有序发展上发挥着重要的作用，但也存在以下不足之处。

第一，政府往往非常注重项目识别、准备与采购阶段，一旦项目进入了执行期间，政府便会放松监管，存在着监管缺位的现象。这与政府和社会资本之间信息不对称有关。长期照护服务 PPP 项目是由政府和社会资本共同组建项目公司，由其负责项目的设计、融资、建设、运营和管理。在这个过程中，政府和社会资本存在着信息不对称的问题——社会资本方会拥有更多的关于项目各个阶段的信息。例如，项目建设期，为了降低成本获取暴利，项目承包商可能会偷工减料；项目运营期，社会资本可能会"哭穷"，故意做低项目的收益，由此来套取更多的政府补贴；项目移交期，社会资本也有可能以各种方式使资产流失等。显然，政府在项目信息的获取方面存在着弱势，这正所谓是身居庙堂之高的缺点。社会资本方也是叫苦连连，虽然某种程度上，政府是长期照护服务 PPP 项目顺利开展的必要保证，但一旦在项目过程中出现合同争议等，社会资本方就明显处于劣势地位。

第二，发改委、财政部、审计部门、自然资源部等行政部门对长期照护服务 PPP 项目的监管扮演着十分重要的角色。但是，由于长期照护服务 PPP 项目由众多的部门分管，他们之间责任边界不清，存在着缺位和越位的双重风险，最终导致长期照护服务 PPP 项目行政监管效率低下。

（2）各方参与者。除政府之外，长期照护服务 PPP 项目最直接管理人员便是参与项目各个环节的单位。例如，金融机构会格外重视项目资金的用途、还款能力、还款进度等，项目承包机构会着重对于项目建设期的质量、进度、安全进行监管等。但他们对于项目监管主要是根据项目公司和他们所签订的各类合同、协议等进行的，其直接目的往往是为了按时保质地履行合约，获取收益。因此，除了他们所直接参与的环节之外，各方参与者很难参与到其他环节的监管。

（3）社会公众。社会公众由于是项目最终的消费者和受益人，作为长期照护服务 PPP 项目的服务对象，对长期照护服务 PPP 项目进行监管以保证自己的需求与利益更好地得到满足就成了题中之义。社会公众进行监督的方式也是多种多样的，可以通过向有关部门进行投诉，相关部门令其限期整改。也可以通过大众媒体去揭发项目的违规操作，还可以通过和项目公司进行协商等。但是，由于长期照护服务 PPP 项目最主要的直接服务对象是失能老人，他们在身体和心理上智力上都存在不同程度的障碍，所以失能老人对长期照护服务 PPP 项目的监督意识是非常弱的，甚至没有。而其他社会公众因为不需要或目前不需要长期照护，并未把自己当作项目的参与者，对于长期照护服务 PPP 项目的监督意识就更加薄弱。长期照护服务 PPP 项目事关每一个人的老年生活，因此社会公众应该转变观念，强化监督意识，对项目进行监督并提出合理化建议。

（4）专业监管机构。行政监管、履约监管和社会监督都在不同程度上存在弊端，导致长期照护服务 PPP 项目的监管力度弱，效率低下，引入第三方的监管机构就逐渐成为现在及以后 PPP 项目中较为重要的问题。曹远征也认为，PPP 模式指本身是政府和民营企业间所建立的长期合作关系，应该采用第三方监管的模式。[①] 陆鑫、贻林、王翔提出，第三方的监管机构应该是由政府委托授权的独立机构，对 PPP 项目整个生命周期进行监管，为 PPP 的核心利益者提供信息，提升项目绩效。[②]

2. 监管原则

（1）经济性和客观精准性原则。长期照护服务项目运用 PPP 模式的初衷便是为了用更少的钱提供更好、更多的服务，以此来提高长期照护服务的质量与效率。因此，在对于长期照护服务 PPP 项目进行监管时必须要贯彻经济性原则。客观表明要实事求是，精准要做到判断准确、信息无误。

（2）全面性与适度性原则。全面监管，即将有力的监管融入长期照护服务 PPP 项目的整个生命周期，不放过任何监管盲区，但并不意味着机械式、强硬式的监管，而是做到弹性监管。全面监管还要突出重点，两点论与重点论的统一。防止监管死板监管过多与监管流于形式以及监管不足。

3. 监管构架

对于长期照护服务 PPP 项目的监管，应该体现在项目的全生命周期。同时服务对象的特殊性决定了不仅要重视对于硬件设施水平的监

---

① 曹远征：《PPP 需要第三方监管政府不能凌驾于民资之上》，http：//finance. sina. com. cn/hy/20151118/203423796575. shtml，2015 - 11 - 18。

② 陆鑫、尹贻林、王翔：《PPP 项目第三方监管机制初探》，载于《价值工程》2018 年第 23 期，第 65~68 页。

管，更要重视对于软件水平的监管。目前，可用于专业养老 PPP 项目的法律法规还没有出现，对于长期照护服务 PPP 项目的监管内容和监管构架还没有明确。在这种情况下，建立健全长期照护服务 PPP 项目的监管体系，明确各方权力与责任，对我国推行长期照护服务 PPP 项目将具有十分现实的意义。

本书认为，应该从宏观与微观两个层面入手。宏观方面应着眼于长期照护服务 PPP 项目的法制建设和市场秩序与环境①。在微观方面，应该以长期照护服务 PPP 项目为中心，围绕长期照护服务 PPP 项目的建设运营、财务收支状况、收费项目及其服务质量、调价频次等方面监管。对于宏观方面的监管需要政府部门主导发力，对于微观方面的监管则需要"政府 + 市场 + 社会"三方面共同发力。

（1）宏观方面。首先，政府应该加快长期照护服务 PPP 供给模式顶层设计，尽快完善长期照护服务 PPP 法律法规体系的建设。中央政府应该尽快着手立法工作，地方政府应在中央的法律框架下，结合本区域的实际情况和特色，建立更适用于区域的法规。

其次，建立科学、透明的项目决策机制。目前国际和国内都在沿用"物有所值"来判断项目是否适合采用 PPP 模式，并通过政府财政能力论证判断政府的财政负担能力。一旦通过了物有所值评价和政府财政能力审核后，项目就要进入采购阶段，若出现误判情况后果不堪设想。所以，要建立科学、透明的项目决策机制，让私人部门在这个环节中也能充分参与到论证中，给项目上一个"双保险"。与此同时，在对社会资本选择的过程中，应该及时规范与监督社会资本采购的程序与过程，防止采购的暗箱操作，确保采购程序的公平透明。

再次，政府应该以身作则，树立契约精神，从传统的发号施令者转为监督者和参与者，和社会资本方进行平等的谈判以及合作。同时，政府应坚持以社会主义核心价值观为引领，弘扬中华民族五千年来尊敬、爱护、孝敬老人的传统美德，营造有助于养老、助老的社会氛围，将养老敬老孝老观念植入人心，为开展长期照护服务奠定良好的社会基础。此外，要积极发挥主流媒体的作用，加强对长期照护服务也发展过程中涌现出的先进典型和先进事迹以及项目的宣传报道，及时总结推广长期

① 徐霞、郑志林、周松：《PPP 模式下的政府监管体制研究》，载于《建筑经济》2009年第 7 期，第 105～108 页。

照护服务 PPP 项目的好经验好做法，助推 PPP 项目的健康生长。

最后，纵观美英等国的 PPP 监管体系可以发现，他们都有着独立的监管机构，因此我国也应该尽快地设立 PPP 独立的监管部门，或者引入第三方专业的监管机构，尽快形成政府、市场、社会及媒体多方联合监管的布局。

（2）微观方面。微观方面以 PPP 项目为中心，对长期照护服务 PPP 项目的建设质量、准入条件、服务价格、服务质量、调价机制等进行监管，确保建设设施能够保障失能老人的安全，服务能够满足失能老人的实际需求等。在准入方面，应尽快建立失能老人长期照护服务需求评估制度，目前较为常用的是 ADL 量表。例如中国长期照护保险制度开展前列的青岛、上海和南通等地，都用相关评估量表评估失能老人照护等级，但是各地的标准还不统一。因此，下一步应该尽快建立起统一的失能老人需求评估制度，综合评估失能老人的情况，优先保证特困失能人群和高龄失能老人的服务需求。而长期照护服务 PPP 项目的最终目的是让失能老人满意，因此项目公司在项目的建设阶段要十分注重原料的使用以及适老化设施选用和空间布局设计，要对此进行实时的监控，以防止日后项目进入了运营阶段危及失能老人的健康。除此之外还要对服务人员的服务情况进行监管，可以设置关于服务质量的投诉电话以及信箱，有针对性地进行改进。

总之，在整个 PPP 项目的生命周期，应尽快建立政府、社会资本、公众、媒体等共同参与的综合性评价体系，建立目标—行动—绩效三位一体的综合指标，将监管与评价工作贯穿到 PPP 项目的整个生命周期。政府部门和社会资本方应该定期进行自我评价与相互评价，以便改进工作质量与工作效率。公众和大众媒体等外部监管主体也应该积极参与其中，对长期照护 PPP 项目信息和进展及时进行报道等。

本 章 小 结

本章明确了失能老人长期照护服务 PPP 模式内涵特征以及合作框架等核心问题，是本研究阐述其供给模式的重要部分。本章分为两节，涉及如何界定失能老人长期照护服务 PPP 供给模式内涵和失能老人长期照护服务 PPP 供给模式核心问题两大部分内容。

本章伊始，通过结合文献综述及国内外实践，从合作主体、风险分担、利益共享、契约关系以及合作目标等维度界定失能老人长期照护服务 PPP 供给模式的内涵，即失能老人长期照护服务 PPP 供给模式是由政府和社会资本共同支撑作用，以特许权协议为基础，以利益共享、风险共担、共同合作为共识，以建立健全失能老人长期照护服务体系、保障与优化失能老人群体的生活质量和满足其精神需求为目标，整合双方优势，将政府的托底目标、社会目标和社会资本的运营效率、技术进步、内在动力结合起来，为失能老人群体提供日常生活照料、医疗护理、精神慰藉、临终关怀等一系列全方位的服务而建立起来的不同形式的长期合作关系。在此基础上，本节剖析了长期照护服务 PPP 供给模式的参与主体有政府、社会资本、银行金融机构、服务运营方等主体，同时也简要分析了其参与主体的职责与义务。长期照护服务 PPP 供给模式具有三大核心特征，分别是伙伴关系的合同机制、风险分担的共赢机制、盈利但不暴利的收益机制。另外，失能老人长期照护服务 PPP 供给模式项目的运作过程共有四大步骤，分别是项目识别与准备（政府分析、论证与选择）、项目中标（社会资本进入项目共同成立项目公司）、项目开发与运营（政府与社会资本合作，各有侧重）、项目终止（清算与移交）。新形势下，失能老人长期照护服务 PPP 供给模式具有重要的推广意义：首先是机制创新，代表着一种新型的管理模式；其次是破解当前失能老人长期照护服务有效供给困境的现实需求；最后，失能老人长期照护服务 PPP 供给模式也是培育新的增长点、拉动经济增长的有效方式。

本章第二部分阐述了失能老人长期照护服务 PPP 供给模式囊括的几大核心问题，依次是产权结构、收益模式、风险分配、合同体系、规范化分析以及监管体系。失能老人长期照护服务 PPP 供给模式的产权结构依据具体模式划分，主要分为外包类、特许经营类以及私有化类。同养老服务 PPP 项目的收益模式相类似，失能老人长期照护服务 PPP 供给模式有政府付费、使用者付费以及可行性缺口补助三种收益方式。在长期照护服务 PPP 供给模式项目推进的不同阶段，存在着不同的风险，关键是提前防备风险以及做好风险的合理分配。长期照护服务 PPP 供给模式项目中重要的是用合同来约束伙伴关系，具体包括 PPP 项目合同、股权协议、履约合同、保险合同以及融资合同。随着 PPP 项目如火如荼的推广，对 PPP 项目进行规范化的政策接连落地实施。我国长期照护服务 PPP 供给模式的发展尚处于探索实践阶段，针对其规范化程度不高的乱象，有必要据此提出相应的规范化建议。最后，本部分从监管主体、监管原则、监管建构三方面考虑，提出了构建政府、社会、公众等全参与的监管体系，以期对长期照护服务 PPP 供给模式的良性健康发展起到监督作用。

第6章 失能老人长期照护服务 PPP 供给模式有效性保障研究

当前，长期照护服务 PPP 供给模式的发展仍处于初级阶段，有些方面还急需完善。测度失能老人长期照护服务 PPP 供给模式的有效性是长期照护服务发展的必然要求。结合 PPP 供给模式的内涵及中国处于长期照护制度发展初期的国情，本章从以下四方面评价 PPP 供给模式的有效性。

6.1　服务可及性

6.1.1　理论基础

所有服务体系都存在一个服务的"可及性"问题，即服务体系的设计和服务供给内容与服务对象需求之间的"适合度"问题。公共卫生服务体系和长期照护服务体系的服务宗旨和目标都是保障公民基本权利。

长期照护服务 PPP 供给模式服务可及性的衡量评价，可借鉴卫生服务领域的可及性概念及测量评价指标，主要是因为卫生服务体系和长期照护服务体系具有相似的特征。第一，从目标层面来看，卫生服务体系和长期照护服务体系均旨在满足人们日益增长的多层次、多样化的健康、医疗等方面的服务需求、满足人们的美好生活需求。第二，从供给内容上看，长期照护服务涉及日常生活照料、医疗护理、情感慰藉等方面的服务，涵盖了卫生服务体系所提供的医疗护理、康复等方面的服务，而失能老人是一个特殊的群体，医疗护理将会成为长期照护服务的核心内容。第三，从服务对象上看，失能老人是长期照护服务的主要对象，卫生服务的供给对象同样涵盖失能老年群体。由此可见，二者在服务对象上具有交集。第四，从国家政策层面上看，根据《关于推进医疗卫生与养老服务相结合的指导意见》，医养结合是积极应对人口老龄化的长久之计，而长期照护服务是养老服务的一个分支，同样可以和公共卫生服务相结合。综上所述，将"可及性"的概念引入长期照护服务领域是非常可行的。

因此，本书把 PPP 模式下的长期照护服务的可及性界定为失能老人能否便捷及时地获得长期照护服务机构提供的长期照护服务，以及 PPP 模式下的长期照护服务机构通过提供长期照护服务是否能够使失能老人的照护服务需求得到满足，简单地说，可及性是衡量长期照护服务供给体系与失能老年群体需求之间"适合度"的概念。

6.1.2　框架指标构建

本书在借鉴完善潘查斯基和托马斯提出的卫生服务可及性评价模型的基础上，建构一个对 PPP 模式下长期照护服务可及性的评价框架。与卫生服务相比，除医疗护理服务之外，长期照护服务还具有生活照料、文化娱乐、精神慰藉等多方面内容。因此，本书对卫生服务可及性衡量评价维度的内涵和外延进行了修正，在具体的维度的考察上，既借鉴了卫生服务可及性分析评价的相关维度，又结合了长期照护服务 PPP 供给模式的特点赋予了不同的内容。

PPP 模式下长期照护服务可及性作为一个评价长期照护服务机构和失能老人之间"适合度"的概念，可通过衡量评价长期照护服务的可得性、可达性、可负担性和可适应性四个相互联系的维度来进行评价，见表 6 - 1。

表 6 - 1　　　　　　　　　　可及性评价指标

可获得性	床位数量
	护理人员数量和结构

可达性	机构服务覆盖范围	
	失能老人与机构之间的距离	
	失能老人到机构所花费的交通成本	
可适应性	服务反馈机制使用频繁程度	
	失能老人需求调查机制使用频繁程度	
可负担性	生活照料服务价格可负担度	
	医疗护理服务价格可负担度	
	精神慰藉服务价格可负担度	

1. 可获得性

可获得性主要指 PPP 模式下长期照护服务机构所提供的配套设施、服务内容和种类以及护理人员的素质和数量是否能够满足失能老人对长期照护服务的需求，即有长期照护服务需求的失能老人是否能够得到其所需要的服务。如果长期照护服务机构未能提供足够的服务设施和护理人员来满足具有长期照护服务需求的失能老人的需要，失能老人获得长期照护服务就只是一种愿望。可获得性可以用人均设施占有量（人均床位数）和失能老人的照护比等指标来分析和评价。

2. 可达性

长期照护服务资源的可达性是指服务需求者即失能老年群体是否能够快速获得和充分利用长期照护服务机构提供的服务。失能老人与长期照护机构之间的距离影响长期照护服务的利用，从而对长期照护服务的可达性产生影响。长期照护机构的地理位置、服务覆盖范围等因素也是衡量长期照护服务可达性的一个主要因素。

可达性的指标包括：①长期照护机构的地理分布。在我国的城市规划中，长期照护机构大多分布在城市中心或繁华区域。②失能老人和长期照护机构之间距离远近。距离较近将会增加失能老人及其家属享受服务的主观意愿。③失能老人及其家属到达长期照护机构所需要花费的交通成本。较高的交通成本会限制失能老人家属看望老人的频率，将会降低失能老人其对长期照护机构的认可感和归属感。

3. 可适应性

可适应性主要指长期照护机构是否能根据不同失能老人个体特征和服务需求差异适时地调整服务内容、服务程序和服务方式，能否根据失能老人对机构提出的反馈意见适时地完善机构的配套服务设施、改善调整服务内容和方式等。可适应性主要衡量长期照护机构与失能老人之间的动态适合度，即在长期照护需求反馈与长期照护服务体系调整完善的双向互动中所呈现的"适合度"。可适应性可用长期照护机构是否设有失能老人需求反馈机制、是否建立了失能老人需求调查机制以及这些机制是否真实运行并运用有效等指标来分析和评价。

4. 可负担性

可负担性是指 PPP 模式下长期照护服务机构提供的长期照护服务的价格与失能老年人或其家庭的支付能力之间的关系，主要衡量失能老人及其家庭对长期照护服务价格的负担程度。可负担性可用生活照料服务价格可负担度、医疗护理服务价格可负担度、精神慰藉服务价格可负担度等综合指标来衡量评价。

155

这四个维度相互关联又各有特点。一方面，长期照护服务机构等供给主体提供长期照护服务资源是失能老人享受服务的前提，若长期照护服务资源无法获得，其他维度的衡量则无从谈起。由此可见，可获得性在可及性评价指标系统中是最基础的。但是，在现实中对于长期照护服务机构提供的服务，服务对象即失能老年群体并不是单纯被动地接受，而是根据自身需求特点有选择的接受自己方便获得、可负担并且适合自己的服务。常见的长期照护服务资源的浪费和闲置现象往往是因为长期照护机构只关注服务的可获得性而忽略了其他方面的因素。另一方面，由于身体状况、家庭经济能力等方面存在差异，失能老年群体的长期照护服务需求呈现出复杂化、多样性的特点，而可负担性、可达性、可适应性三个维度从不同的方向较为全面地反映长期照护服务供给的特点。在长期照护服务可获得的客观前提下，服务的价格是否在支付能力范围内、服务是否方便获得、服务是否能够根据服务对象的具体状况灵活调整等因素则是决定失能老人是否会享有甚至长期、连续或多次享受长期照护服务的重要因素。正是因为这四个维度之间既相互联系又存在差异，所以本书将可获得性、可负担性、可达性、可适应性维度共同作为 PPP 模式下长期照护服务可及性的测量评价维度。

6.2　服务公平性

随着老龄化带来的财政负担加重，目前讨论的重点已不是如何扩大政府投入，满足所有需要，而是如何充分利用有限的资源，研究如何在失能老人长期照护服务 PPP 供给模式中实施"针对性政策对象"。简单来讲，即服务公平性所衡量的是能否切实使有需求的失能老人得到长期照护服务，即需求的满足程度。

6.2.1　理论基础

公平是一个较为具有争议的概念。在庇古的福利经济学中，将经济福利同国民收入等同起来，主张收入的均等化，国民收入分配越平均，社会福利就越大。如果我们在百度上搜索罗尔斯公平理论词条，可以发现罗尔斯的公平理论是迄今为止西方社会上所有对公平价值观念做作的解释中最令人满意的一种。罗尔斯的公平理论从两个维度说明公平，第一是人人都应享有的最广泛和最基本的权利，第二是包括公平的机会平等原则和差别原则。亚当斯（Addams）的公平理论（1965）的基本观点是当一个人通过努力工作获得合理报酬时，他不仅会关注自己所获得报酬的绝对数量，还会将其与他人的报酬进行对比，从而关注所获得的报酬的相对数量。马克思主义对公平进行了深入探讨，其中较为重要的是绝对公平和相对公平。马克思主义学说认为不存在绝对的公平，只存在相对的公平。因为绝对的公平强调每一位社会成员在获得、利用资源时在数量上是平等的，但是现实中，由于资源的稀缺性、需求的无限性以及社会成员在获取资源和能力上的差异性决定了现阶段还没有能力实现绝对的平均，只能通过资源的再分配和制度上规范等手段实现相对意义上的公平。以上，我们可以看出公平既是经济学的一个概念又是社会学的一个概念，但我们不好将其割裂开来。但可以明确的是，公平必须作为社会的基本属性和公共服务的内在规律和本质。

长期照护服务所指的公平性是不论失能老人的经济状况和社会地位如何，基于需求的生存机会能够进行平等的分配。有需求的失能老人能够按其需求得到长期照护服务，如果有的轻度失能老人的需求较少，而他又获得了外界过量的服务供给，当然这对于这位失能老人本身并没有什么害处，但是这却造成了资源的不合理利用甚至可能造成资源的浪费，对其他失能老人是不公平的。再例如在我国由于区域经济发展的不均衡，发达地区的医疗资源丰富，而欠发达和落后地区的医护资源贫乏，这就是不公平的表现。长期照护服务资源的稀缺性、失能老人对长期照护服务需求的不断增加，共同决定了长期照护服务的绝对公平是难以实现的，但长期照护服务领域的相对公平，即不同社会属性的失能老人根据其长期照护服务需求获得较小差距的长期照护服务资源是可以是实现的。

因此，本书将长期照护服务的公平性界定为：长期照护服务在不同的个体和群体之间公平的分配或可以公平的获得，长期照护服务资源的公平不是在绝对数量上的公平而是以服务需求为基础的相对公平，即倡导在考虑长期照护服务需求的前提下实现对长期照护服务资源的公平分配，从而避免长期照护服务资源不足与浪费并存矛盾的加剧。本书将从机会公平、过程公平、结果公平三方面来评价失能老人长期照护服务PPP供给模式的公平性。

6.2.2 框架指标构建

失能老人长期照护服务 PPP 供给模式的公平性评价指标主要有机会公平、过程公平、结果公平三方面，具体指标体系详见表 6-2。

表 6-2 　　　　　　　　　　　服务公平性评价指标

机会公平	权利的可享有性
	服务的可接近性
过程公平	失能程度评估标准的一致性
	费用缴纳标准的一致性
	补贴标准的一致性
结果公平	资源的可适用性

1. 机会公平

机会公平指每个失能老人都有平等的权利享有 PPP 模式下的长期照护机构提供的服务，机会平等要求长期照护机构提供的长期照护服务对所有符合条件并且有需求意愿的失能老人开放。机会公平可由以下指标衡量。

（1）权利的可享有性。权利的可享有性是指失能老人通过专业机构的身体状况评估后，若结果显示其达到了失能、半失能的评估标准，那么失能老人均拥有平等地享有相应长期照护服务的权利，这种权利不受失能老人民族、性别、家庭状况等其他外部因素的影响，它强调预期的利用机会平等。在现实中，一些长期照护机构为了减小风险责任，只接收自理老人和半自理老人，而对失能程度较高老人的接收度则较低，这种行为剥夺了失能老人公平接受长期照护服务的权利。

（2）服务的可接近性。可接近性主要指长期照护服务机构在提供服务时是否存在技术性歧视和态度性歧视。这种可接近性可分为水平可接近性和垂直可接近性，"水平可接近性是指相同服务需要的失能老人对服务具有相同的可及性，垂直可接近性是指不同服务需求的人有不同的可及性"。具体来说，长期照护服务的水平可接近性是指具有同种长期照护服务需求的老年人都应该能得到长期照护服务机构提供的同类型的长期照护服务，而无关其性别、年龄、背景等；长期照护服务的垂直可接近性则是指具有不同类别和不同层次长期照护服务需求的老人，只要其服务需求属于国家保障的服务范围内，都应该并且可以从长期照护服务机构提供的长期照护服务中获得所需要的服务。

2. 过程公平

过程公平，是指每位失能老人都能在透明、公平的规则下得到相应的长期照护服务，过程公平强调的是规则的一致性。首先规则包括道德规范、法律法规、政策方针等。透明就是要让潜规则靠边，显规则发挥作用，公正就是指规则本身设计符合失能老人的合法权益。

（1）失能程度评估标准的一致性。失能老人是否有资格享有长期照护服务以及享有政府支持的资格，是通过评估失能老人机体的失能程度来决定的。对老人的失能程度进行评估是提供长期照护服务的前提条件，因此，长期照护机构在对失能老人的身体或认知失能程度进行评估时，是否合理制定老年失能程度分级标准、是否按照相同的评估标准、是否由医生、护士、理疗师等多专业的评估团队对老年人的失能等级进行综合评判，都影响着失能老人能否公平地享受到应享有的长期照护服务。

（2）费用支付标准的一致性。失能老人入住长期照护服务机构需要自己支付一定的相关照料费用，费用缴纳的公平性并不是指所有的失能老人按照一个标准缴纳服务费用，而是指机构按照失能老人的失能等级、对服务的需求程度等标准收取费用。

（3）补贴标准的一致性。政府为了减轻失能老人及其家庭的经济负担以及时间负担等，会给予其一定的失能补贴。补贴的公平性不是指所有的失能老人都应该获得相同的补贴，而是补贴公平性是指政府给予的补贴要根据失能老人的家庭经济状况以及失能程度进行补贴。因此，分级补贴就成了补贴公平性的关键。

3. 结果公平

结果公平是指失能老人享受到了其所需要的长期照护服务。结果公平指的并不是失能老人最终享受到内容完全相同的服务，而是指不同的失能老人最终可得到其所需要的服务，是相对公平。衡量长期照护服务的结果公平性主要考查长期照护服务资源的可适用性。

可适用性是享受服务资格中的相关限定与接受长期照护服务资源的对应程度，主要是指老年人的失能程度、类别与所得长期照护服务资源的匹配程度。与日益增长的长期照护服务需求相比，我国长期照护服务资源相对短缺。然而长期照护服务资源被不正当占有的情况屡见不鲜，因此要保证有限的长期照护服务资源用于真正有需求的失能老人，长期照护服务机构要把服务对象按照其医疗行为的性质进行分类，筛选出具备享有长期照护服务资源资格的老人。资源可适用性的衡量指标主要有：①失能老人是否得到了与其身体状况相匹配的长期照护服务。②一些不符合服务获得条件的老人是否也获得了某种服务。

6.3　用户满意度

6.3.1　理论基础

顾客满意度是顾客对商品或服务的态度，是顾客基于心理体验对商品或服务做出的一种评价。这种评价是一种主观性的评价，是不能实际测量的感受，它受评价者自身偏好、喜爱的影响。顾客满意度实际是顾客的一种心理状态，它处于一种不断变动的状态中。

基于此，本书将长期照护服务的满意度界定为失能、半失能老人对长期照护服务机构的专业照护、康复护理等所产生的一系列心理预期与实际得到的心理满足程度进行对比，进而对整个过程各个方面给出的一种综合性评价。长期照护服务满意度是对服务水平、服务态度、服务设施齐全性和先进性等方面的一种综合全面的反映，对研究长期照护服务的有效性具有重要意义。

美国的三位学者派拉索拉曼、泽丝曼尔和贝瑞（A·Parasuraman，V·Zeithaml & Berry L. L. ）共同研究并构建了服务质量评价体系（SERVQUAL），归纳总结出了衡量服务质量和满意度的十个重要因素，并将十个要素进行整合归纳，最终形成五个满意度评价因子：可靠性、响应性、安全性、移情性和有形性。[①] 瑞典的顾客满意度晴雨表（SCSB）模型包括五个潜在变量，其中核心变量是顾客满意，顾客满意有两个前因变量：感知绩效和顾客期望，也有两个结果变量：顾客抱怨与顾客忠诚，前者包括推出和投诉，模型中的最终变量是顾客忠诚。美国基于瑞典满意度模型对其中的变量进行了完善，在模型中增加了感知质量这一潜在变量，最终形成了美国顾客满意度模型（american customer satisfaction index，ACSI）——由顾客满意度与其决定因素这六个变量构成的基本模型。

---

① 　A. Parasuraman, V. A. Zeithaml and L. L. Berry. SERVQUAL: A Multiple Item Scale for Measuring Customer Perception of Service Quality ［J］. Journal of Retailing, Vol. 64, No. 01, 1988, pp. 12 – 40.

瑞典和美国的满意度模型都是针对顾客满意度进行评价分析的模型，长期照护机构 PPP 供给模式的质量和满意度评价模型可参照其指标构建的理念与想法、指标的设计思路来构建。

6.3.2　框架指标构建

通过学习研究顾客满意度指数模型（ACSI）模型、SCSB 模型以及 SERVQUAL 模型中的指标设计、借鉴其他公共服务满意度评价的指标，并结合我国长期照护服务 PPP 供给模式的特性及失能老年群体的特殊性来构建长期照护服务 PPP 供给模式满意度评价指标。

长期照护服务 PPP 供给模式中多元主体共同参与，例如，照护人员直接接触失能老人，政府的相关政策间接影响失能老人、机构设施配备的完善程度影响失能老人的长期照护服务体验等，因此在考虑多元主体的基础上，本书从服务人员、服务机构以及政府三个维度设计长期照护服务 PPP 供给模式的满意度评价指标。

1. 对服务人员或服务递送者的满意度

长期照护服务机构中的照护人员为老年人提供相应的服务，是与失能老人直接接触的主体，照护人员的态度表现、技能水平皆影响服务接收者对服务质量的感知，进而影响对长期照护服务满意度的评价。借鉴 SERVQUAL 模型的指标设计，用 4 个具体的指标来衡量服务接收者对服务人员的满意度。

（1）服务质量的保证性。在提供长期照护服务的过程中，照护人员的服务方式、服务内容、服务时间是否按照机构制定的服务标准或是之前的承诺执行，如果是完全按照约定的标准或承诺来提供服务，那么失能老人会对护理人员产生信任感，从而会增加长期照护服务供给的满意度。

（2）服务供给的可靠性。此方面涉及服务人员的专业技能，在提供长期照护服务的过程中，服务人员是否能够根据失能老人的机体或认知的失能程度和失能类型准确判断失能老人的服务需求，进而为失能老人提供专业化的长期照护服务。

（3）服务送达的及时性。及时性主要衡量服务的提供是否及时。

在失能老人发出长期照护服务需求信号后，服务人员是否能够积极及时地为其提供服务、满足其服务需求影响着服务对象对服务满意度的感知。

（4）服务人员的移情性。移情性是照护人员站在失能老人的角度，设身处地地为其着想。失能老人在身体条件、精神状态、生活习惯、家庭情况方面有很多差异，服务需求的异质性很强，因此照护人员要根据失能的实际情况灵活调整服务内容和方式，尽量满足失能老人的特殊需求，并给予失能老人充分的关心和体贴，使服务过程充满人情味。

2. 对长期照护机构的满意度

长期照护机构专业化程度的高低，居住环境如何，是否在前期积累了一定的口碑并具有一定的知名度，是否建立了先进的信息收集和反馈系统高效地处理服务对象的相应的信息，这些因素间接影响着服务对象及其家人的满意度。本书设置了四个三级指标来衡量服务对象对长期照护机构的满意度，分别是长期照护机构的信息化程度、长期照护机构的专业化程度、机构服务环境的舒适性、提供服务的公平性。

（1）长期照护机构的信息化程度。在智慧化养老的背景下，长期照护机构是否建立了信息管理平台并及时处理和反馈失能老人的需求和相应的诉求、投诉等信息，长期照护机构的信息化程度的高低决定了是否能够对失能老人的长期照护服务需求做出及时的反馈。

（2）长期照护机构的专业化程度。长期照护机构管理的专业化程度包括机构持证照护人员的比重、机构是否定期或不定期地向服务人员提供专业化的管理、培训以不断提高服务人员的专业技能和综合素质等。

（3）服务环境的舒适性。长期照护机构的服务环境是否让老人感到舒适，适老化设施是否得当、老年人的居住场所、活动场所是否便捷、干净必然影响到失能老人对服务机构的满意度。

3. 对政府相关行为的满意度

在该层面上设置 3 个三级指标，包括长期护理保险制度的补贴力度、长期照护专业照护人员准入标准、基层政府的管理协调能力，见表 6 - 3。

表 6 – 3 用户满意度评价指标

服务感知质量	服务能力的保证性
	服务提供的可靠性
	服务送达的及时性
	服务人员的移情性
长期照护机构	信息化程度
	专业化程度
	环境的舒适性
政府部门	管理协调能力
	长期照护保险补贴力度
	专业照护人员准入标准

（1）长期照护保险制度的补贴力度。目前长期照护保险正在试点试行中，护理保险能够在一定程度上减轻失能老人及其家人的经济压力，其补贴力度与失能老人及其家庭息息相关，因此本书将长期照护保险的补贴力度作为评价失能老人对政府层面满意度的一个指标。

（2）专业照护人员的准入标准。照护人员专业水平的高低直接决定长期照护服务提供的质量，进而影响服务对象的满意度。而准入标准是限定照护人员是否具有服务提供资格的门槛，因此准入标准的高低是影响服务满意度的一个重要指标。

（3）基层政府的管理协调能力。在 PPP 模式下，政府作为长期照护机构的合作者，主要负责政策的制定与规划、承接长期照护服务社会组织的甄选与监督，决定着最终能获得中标资格的社会组织，同时处理多元主体间复杂的关系。

6.4　资金使用效率

如何让单位资金发挥最大效用是费用控制的主要思路，它与制度的可持续性密切相关。事实上，"针对性政策对象"既是公平问题，更是资金效率问题。

163

6.4.1　概念界定

资金是任何事业得以发展的血液，因此资金使用效率就关系到长期照护服务机构的可持续发展。本书从狭义的层面来理解长期照护服务 PPP 供给模式的资金使用效率，这里的长期照护服务 PPP 供给模式的资金使用效率主要是指技术效率，即在 PPP 模式下长期照护服务供给过程中，资金的投入与最终产出的长期照护产品和服务的数量和质量之间的对比关系。因此将长期照护服务 PPP 供给模式的资金使用效率界定为：长期照护机构运营过程中所投入的资金与该机构产出服务效果的比值。资金使用的高效率可以实现一定资金投入量的长期照护服务产出的最大结果。

6.4.2　框架指标构建

本书基于数据包络分析法，从资金投入和相关产出两方面来构建资金使用效率评价指标体系，具体指标体系见表 6-4。长期照护服务 PPP 供给模式下的资金来源主要有：政府投入、社会组织投入、失能老人缴纳费用等。资金的用途主要有：聘请专业护理人员、机构管理人员、进行人员培训、医疗康复设施的采购与维修等，资金投入主要产出的效果有：机构所提供长期照护服务的种类和数量、机构接收老年人的数量、机构所得利润等。

表 6-4　　　　　　　　　资金使用效率评价指标

投入	政府投入费用
	社会组织投入费用
	失能老人缴纳费用
产出	医护比
	提供的床位数
	长期照护服务的种类和数量
	接收老年人的数量
	机构所得利润

1. 投入类指标

（1）政府投入：在 PPP 模式下政府投入主要包括为机构提供的运营补贴，为失能老人提供的护理补贴等。

（2）社会组织投入：社会组织负责具体的运营管理，资金投入主要包括支付护理人员工资、护理人员培训费用、服务设施购买、维修费用、土地租金等投入。

（3）失能老人缴纳费用：主要指入住机构的失能老人所支付的日常照料护理费用。

2. 产出类指标

（1）机构接收失能老人数量。在护理人员、床位数量一定的情况下，机构接收的失能老人数量越多，床位利用率越高，也能够在一定程度上反映机构的资金使用效率越高。

（2）长期照护服务的专业化和多样性。机构所投入的护理人员培训费用以及支付的工资的使用效率主要体现在护理人员提供的服务水平和质量上。

（3）长期照护机构所得利润。虽然长期照护机构是非营利的机构，但是在 PPP 模式下，社会组织会在提供高性价比服务的同时获得合理的投资收益。

本 章 小 结

本章主要构建了失能老人长期照护服务 PPP 供给模式的有效性保障的指标框架。

（1）服务可及性。借鉴潘查斯基和托马斯的卫生服务可及性评价模型并根据长期照护服务的特点进行修正，从可得性、可达性、可负担性和可适应性四个相互联系的维度来评价长期照护服务的可及性。

（2）服务公平性。长期照护服务的公平性是指长期照护服务在不同的个体和群体之间公平地分配，长期照护服务资源的公平不是在绝对数量上的公平而是以服务需求为基础的相对公平，即倡导在考虑长期照护服务需求的前提下实现对长期照护服务资源的公平分配，从而避免长期照护服务资源不足与浪费并存矛盾的加剧。本章从起点公平、过程公平、结果公平三方面来保障失能老人长期照护服务 PPP 供给模式的有效性。

（3）用户满意度。长期照护服务 PPP 供给模式中存在多元主体共同参与互动，涉及多个利益相关者，本书从对服务人员或服务递送者的满意度、对长期照护机构的满意度、对政府政策的满意度三个维度建立长照护 PPP 模式服务供给的满意度评价体系。

（4）资金使用效率。长期照护服务 PPP 供给模式的资金使用效率主要是指技术效率，即在 PPP 模式下长期照护服务供给过程中，资金的投入与最终长期照护服务的数量和质量的对比关系。本章从资金投入和相关产出两方面来构建资金使用效率评价指标体系。

第7章 失能老人长期照护服务PPP 供给模式的国内外相关经验 借鉴及启示

20世纪70年代开始，西方国家在公共服务供给领域走放松管制、效率优化的道路，积极引入多元主体，逐步探索出有效的PPP模式。例如，美国在医院、公路、供水等领域采用私人承包和运营的方式，在完善资金、降低运营风险等方面起到了极为有效的成果；英国在公共服务领域也从高福利性的国有化过渡到完全社会私有化，再到"主体多元化"的共同参与。20世纪90年代，日本作为亚洲率先发展的发达国家为实现"小政府、强政府"，积极借鉴英国的PPP理念，在公共服务改革领域引入公私合作模式，通过民间委托（外包、公设民营等）、PFI等措施，充分发挥社会的作用。

一百项政策比不上一个管用的机制，只有形成了良好机制，才能将长期照护服务工作做得更好。然而我国的长期照护服务体系建设目前还处在起步阶段，尚未形成一个独立的行业，仅作为养老服务业的一部分而存在。支付制度的缺失，使得购买力不够，进而导致社会力量投入积极性不够，最终导致长期照护服务发展的动力和能力不足。

在此背景下，本章将梳理国内外长期照护服务PPP项目的典型案例，并通过对国内外PPP项目的运作机制和特征进行分析总结后，结合中国具体国情借鉴失能老人长期照护服务PPP供给模式经验。

7.1 国内长期照护服务PPP项目的典型经验

据财政部政府和社会资本合作中心公布的PPP项目综合信息数据可

知，2018 年上半年，财政部 PPP 中心完成项目库集中清理工作，并将整个 PPP 项目库分为项目管理库、项目储备清单两部分。项目管理库主要是指完成风险、收益和财政承受能力评估的项目，已经进入了执行或移交等各阶段。除此以外，还有很多处于识别阶段的 PPP 项目，作为地方政府备选的 PPP 项目，需要进一步进行价值评估和财政承受能力审核。经统计，截至 2018 年 11 月 30 日，财政部 PPP 中心项目库中（含项目管理库、项目储备清单），共有养老类项目 210 个，总投资 1639.8828 亿元。

第一，从项目管理库中数据来看，养老类 PPP 项目共有 106 个，占所有行业项目的 2.70%，项目总投资 819.8144 亿元，占所有行业项目的 0.97%。养老类 PPP 项目数量很少，在各行业中处于倒数第五位，医养结合类项目和老年公寓占养老类项目的 80% 以上，是养老类项目的主要领域。养老类项目一般规模较小，全行业平均每个项目投资金额为 15.36 亿元，养老类 PPP 项目平均仅为 6.58 亿元，低于 10 亿元的项目占比 62.2%。并且，其中处于初期识别阶段的养老照护服务 PPP 项目就占 1/2，进入执行阶段的仅有 54 个，签约率远低于交通、水利等领域的项目。养老照护服务 PPP 项目回报机制为可行性缺口补助的有 58 个、使用者付费 47 个、政府付费 1 个，养老行业大部分项目具备营业收入，政府财政负担较小。养老照护服务 PPP 签约项目数量以山东、河南等省份为优先代表，位列首位的山东就成功落地执行 20 个，河南则为 11 个。从排名第五的陕西省开始，养老照护服务 PPP 项目就出现大幅度的下降，仅有 1 个养老照护服务 PPP 项目的省市、地区仍不在少数。山东省养老照护服务 PPP 项目以 299.36 亿元总投资金额领先于其他省份，排名第二的河南省的投资金额仅为 89.90 亿元，出现了断崖式的减少。

第二，从项目储备清单数据库来看，财政部 PPP 中心项目储备清单中含有养老 PPP 项目 104 个，项目总投资 531.5361 亿元。其中，可行性缺口补助项目 30 个，使用者付费 74 个。项目领域为养老业服务项目的有 60 个，医养结合项目 27 个，老年公寓项目 15 个，其他项目 2 个，养老服务业项目占到养老 PPP 项目的 57.69%，是养老储备项目中的主要领域。其中，全国 PPP 养老储备项目排名前三的为贵州、四川、山东，贵州省储备项目 32 个，总投资额为 173.09 亿元；四川 19 个，总投资额为 35.16 亿元；山东 11 个，总投资额为 88.57 亿元。

2017 年 5 月份，发改委联合老龄办、民政部等部门在全国范围内遴选了 75 个养老服务业发展的案例，突出显示出养老服务业覆盖面积广、回收周期长、发展前景广阔等特点，与 PPP 模式相结合具有明显的优越性。本书选取天津、湖南、江苏等全国优秀养老服务 PPP 标杆案例作为参考模板，具体如下：天津市南开区养老中心、湖南省怀化市健康综合服务设施建设项目、宿迁三台山森林公园健康颐养园 PPP 项目、山东淄博博山姚家峪生态养老中心项目、河南开封民生养老院项目、台湾兆和老人安养护中心。

7.1.1　天津市南开区养老中心

于 2014 年 11 月投入运营的天津市南开区养老中心是南开区委、区政府为积极应对人口老龄化，满足不同层次老年人机构养老需求，由区民政局牵头，采取公建国办、吸收社会资金、股份制合作、市场化运营模式，建设的一所集养生、休闲、医疗、康复等多功能于一体的综合示范性养老机构。养老中心位于南开区长江道青年路，占地面积 28 亩，建筑面积 3 万平方米（包括北楼、南楼、综合楼、医院、休闲农家院及蔬菜大棚等设施）。该中心共有房间 279 间，设床位 1000 张，有 200 名员工为老年人提供全方位、个性化的亲情关怀与周到的服务。

南开区养老中心采取政府与社会资本合作投资开发，以财政资金作为初期建设的启动资金，吸引社会资本参与建设，与万家乐资产管理有限公司建立合作关系。由于是利用原有建筑进行升级改造，南开区财政支付房屋一年租金以及外部水、电、气、路桥等管网的改造施工。万家乐资产管理有限公司投资是以装修和改造为主，用于对已有两栋楼房的翻新、加层、室内装修和房间设施设备的添置等。由于万家乐资产管理有限公司投资是以装修和改造为主，政府有关部门不能对其资金的使用和实际到位资金作即时监管，等到项目完工后由第三方造价公司进行资金审核后确认。双方通力合作，内外用力，在一定程度上压缩了总投资，缩短了建设周期，养老中心从规划到建成投入使用仅用了一年时间。项目建成后，南开区民政局与万家乐资产管理有限公司明确了运营原则和建设管理目标，即事业化管理、商业化运作（管理权限政府占

169

55%，投资企业占 45%）。中心采用使用者付费的运营方式，除了优抚、助残和助困者的费用由财政支付以外，社会化运营的床位收费均由入住者及其家属付费，降低了政府端负债的压力。

7.1.2 湖南省怀化市健康综合服务设施建设项目

湖南省怀化市健康综合服务设施建设项目于 2016 年进行规划设计，项目通过建设用地规划审核，项目环评批复、节能批复、项目预研及其批复，评审确定为财政部第三批 PPP 示范项目。于 2018 年 7 月 24 日发布项目中标结果，怀化经济开发区管理委员会为采购主体，中国核工业第五建设有限公司、京浦医院管理有限公司为中标社会资本方。

怀化市健康综合服务设施建设项目包含青子坪和湖南医药学院两个板块。青子坪板块位于怀化市西南部的经济开发区内，围绕青子坪水库进行规划，用地面积 535874 平方米，总建筑面积 661480 平方米，绿地率 42.8%，主要包括六大区域：老年公寓住宅区、康复疗养区、医疗护理区、养老院及托老所区、老年学校及活动区、中医保健区；湖南医药学院板块规划总建筑面积 224580 平方米，分为新建部分和改建部分，新建部分 90590 平方米，包括老年公寓、食堂、医疗中心等，改建部分 90430 平方米。总用地面积 699916 平方米，折合 1049 亩，建筑面积合计 886060 平方米。综合服务中心共规划 3200 张床位，其中针对养老服务的床位就有 2000 余张。项目定位是为周边居民区提供配套的养老服务，并且借助于怀化市第一人民医院的医疗优势为周边老年人提供更加良好的医疗服务，成为集居住、疗养、康复、保健、文化、娱乐、休闲等功能为一体的现代养老服务综合社区。

怀化市健康综合服务设施建设项目属于公共服务工程，采用 BOT + ROT 的方式。项目分析设定的生命周期为 30 年（含建设期年），总投资为 17.63 亿元，其中建设投资 16.98 亿元，建设期利息 0.68 亿元。项目资本金 5.29 亿元，占总投资额的 30%，项目债务融资占建设投资的 70%，约 12.34 亿元。由双方成立的项目公司——湖南京浦核建实业发展有限公司，以本项目特许经营收益权向金融机构质押融资。项目的回报机制为"使用者付费 + 可行性缺口补助"，项目营业收入主要为青子坪板块和湖南医药学院板块的出租收入。经测算，可行性缺口补助为每年 3600 万元，项目所得税后内部收益率为 6%。

7.1.3　宿迁三台山森林公园健康颐养园 PPP 项目

宿迁三台山森林公园健康颐养园 PPP 项目由宿迁市文旅集团于 2016 年 1 月 6 日发起，以"打造以宿迁为主，面向国内外高端人士的一体化生态医疗健康养生产业"为宗旨，围绕着"生、老、病、养"四个主题开展多业态配合的"私人定制"服务。项目总占地约 2000 亩，建设内容包括：健康颐养区（占地约 1000 亩，含养心湖等）、文化艺术区（占地约 1000 亩，含森林剧场等）。主要设施包括高端医疗设施（约 15 万平方米，含 800 张床位规模国际专科医院）、康复及综合服务设施、社区式养老中心及附属配套设施（约 9.5 万平方米）。

运营内容为医疗、养老设施的颐养园采取 BOO 的社会资本进入方式，宿迁市湖滨新区管理委员会作为项目实施机构，江苏骆马湖文化旅游发展有限公司作为政府方出资代表，通过公开招标方式选择一家社会资本方——宜善医疗产业管理集团股份有限公司，负责颐养园项目的投资、建设和运营。合作期限为 25 年，其中包含建设期预计 1~2 年，在商定的合作期限内，社会资本方对项目拥有所有权，对颐养园进行投融资、建设完善、运营管理等活动，通过合理性收费回收资本，自负盈亏，承担风险。项目总投资约 10 亿元，政府提供土地，投资方注入资本金额不低于 5 亿元。回报机制为使用者付费，政府可以进行适当可行性缺口补助，支出责任很小，地区财政预算支出可以承担本项目的财政支出责任。预计政府方股权投资回报率 3.0%，政府方运营补贴额 2000 万元/年，其中公益部分养老服务费折扣率为 10%。

7.1.4　山东淄博博山姚家峪生态养老中心项目

山东淄博博山姚家峪生态养老中心项目是财政部第二批 PPP 示范项目。该项目总占地面积约为 430 亩，总面积为 60.6 万平方米。建筑主体主要分为养老照护服务中心、养老公寓、医疗中心、商业中心、文体活动中心等模块，分工明确，体系健全。项目整体可为 1.2 万老年人提供养老、医疗、康复等服务，可同时容纳 1.2 万人养老。项目总投资

19.25 亿元，其中 22.09% 的资金由政府和社会资本自筹解决，其他资金由合资成立的淄博凯富瑞生态颐养有限公司向金融机构融资解决。项目总体将 50 年的运营年限分为两期进行，第一期为 30 年，其中建设期 8 年，运营期 22 年，政府不参与经营分红。2017 年 5 月，项目公司注册一期资本 3000 万元，公司由淄博泰和房地产开发有限责任公司、淄博市博山区公有资产经营公司、上海道联投资有限公司、中国建筑第二工程局有限公司四大股东投资组成，按实际投资资本分拥股权比例为 46%、20%、29%、5%。根据后期项目实际需要，四大股东将同比增加资本至 4.25 亿元。第二期为 20 年，国有出资人和社会资本方分别按 2∶8 的比例进行分红。在合作期限内，政府和社会多方资本共同组建淄博凯富瑞生态颐养有限公司负责项目的投融资、建设、运营管理及移交等工作，在项目合同约定期满后，项目公司将 PPP 项目资产无偿移交给区政府。

项目采用 BOT 运作模式，其投资回报为市场化经营性收益（使用者付费）和对养老行业给予的政府财政性补贴两部分。区政府在项目建设期，分三年承担 8508 万元的股权出资，只占当地 2015～2017 年度一般公共预算支出的 1% 左右。区政府在项目运营期，采用政府的财政性补贴方式，每年为服务机构补贴 1000 元/床，共计 1200 万元，占一般公共预算支出的 0.42%。综合全区其他 PPP 项目的支出责任，符合"每一年度全部 PPP 项目需要从预算中安排的支出责任，占一般公共预算支出比例不超过 10%"的要求。参评专家一致认为该项目通过了财政承受能力论证。

7.1.5 河南开封民生养老院项目

河南省开封市民生养老院项目位于开封市社会福利园区，拟打造"立足开封、辐射全省、服务优质、管理高效"的省内示范性大型养老照护服务机构。项目的总占地面积为 71 亩，主要建设项目为养老服务建筑主体及配套工程，其中养老院主体建筑总面积达 34750 平方米，主要细分为职能齐全的综合楼、康复楼、智障老人公寓楼等三大模块，加总床位数量为 1000 张。配套工程则主要包括综合楼、老年养护楼两大模块，总建筑面积为 21250 平方米，设置床位 500 张，主要服务对象为孤寡、自理能力差的老年人。

项目采用较为经典的 BOT 的模式，投资总金额为 2.2 亿元，社会资本共承担资金投入的 17700 万元，主要负责建筑主体工程和配套工程。两大社会资本河南宏锦源实业集团有限公司和河南中城建设集团股份有限公司，两者按照 9∶1 的出资比例共同成立 PPP 项目公司——开封市福祉养老服务有限公司，主要负责养老院项目的为期 2 年的前期工程主体建设。在 28 年的预计运营期中，项目主要的回报机制主要采取较为传统的养老服务经营性收益 + 政府可行性补贴的方式。政府的可行性财政性补贴为固定 255 张/年的床位实物支付，并且每年总体的财政补贴以 288.15 万元/年为上限。

7.1.6　台湾兆和老人安养护中心

台湾地区的养老机构在养老服务体系中主要承担着老年人长期照护服务的角色，地位极为重要。其中，台湾遍布的公设民营养老服务机构是养老服务领域内 PPP 模式的一个重要体现。并在养老机构"连续性照护"服务模式的影响之下，社区也逐渐采取融合社会资源的方式，对老年人进行长期照护。台湾地区的有关规定提到了 BOT、BTO、BOO、经营—转让（operate-transfer，OT）、ROT 等五种公私合作的具体模式。据了解，在养老照护服务 PPP 项目领域，台湾主要采取的是 OT 和 BOT 两种模式。OT 模式主要应用于在建或完建的长期照护服务机构，与社会资本签订合作协议，委托其进行管理和运营。例如，台北市兆和老人安养护中心、基隆市立仁爱之家等都采用的是这种模式。台湾地区为解决财政压力大、管理经验缺乏、效率低下等难题，对处于初步规划阶段的项目采取 BOT 模式。充分利用社会资本参与长期照护服务机构的建设和运营。

兆和老人安养护中心坐落于台北市文山区，与政大附中、夏木漱石等社区毗邻。园区总占地面积约为 12333 平方米，总建筑面积约为 24524 平方米，主要建筑物有松苑、竹苑、梅轩三栋单体，是台湾地区公办民营的典范。安养护中心主要为老人提供安养、长期照护等服务，其中长期照护部为自理能力较差的老年人提供超过 450 个床位。老年人在中心内可以根据自身的身体恢复及恶化程度选择居住部，经老年人申请和评估后在中心内可进行相互转介。2001 年 10 月以 OT 模式委托财团法人恒安老人养护中心经营管理。恒安老人养护集团具有近 30 年的养老服务经验，为 7 家长期照护服务机构的近万人提供优质的照护服务，具有创新有效的管理机制、模式完善的服务水平。

7.2　国外长期照护服务 PPP 供给模式介绍

发达国家在长期照护服务领域的探索经历了较长的一段时间，为缓解财政压力紧张的问题，在 20 世纪 80 年代，各个国家开始在长期照护服务领域进行了市场准入化改革。长期照护服务资金来源拓宽为政府支出、社会基本养老保险等公共资金以及商业保险赔付等。从发达国家的长期照护服务的发展历程和现状来看，主要集中在资金的保障层面，除政府财政兜底以外，社会保险资金成为老年人接受长期照护服务的重要依托。社会保险资金从根本上解决了国家资金短缺的问题，增强国民失能防护意识，人人参与、人人负责的良性循环模式。同时，由于构建社会长期照护保险机制完美符合中国人口数量多、财政压力大的现实状况，因此本书选择参考国外社会保险资金参与长期照护服务为主的社会养老服务 PPP 供给模式，其典型国家为日本、德国、美国、韩国、智利、荷兰。以上六个国家在法律的框架下实施的长期照护服务体系，通过立法保障了公民在需要时能够获得长期照护服务。本书分别从 PPP 供给的制度保障、覆盖情况、筹资模式、评估机制等方面对以上六个国家的长期照护保险 PPP 模式进行了深度剖析。

7.2.1　国外长期照护服务 PPP 供给的制度保障

自 20 世纪开始，国外长期照护服务 PPP 供给模式从政策入手，保障性制度对长期照护保险的私人参与提供支持，全力保障长期照护保险制度的广泛参与性。

1. 日本

日本社会福利法律完善，从生育补贴到养老服务，全程保障国民基础生活，国民生活兜底工作完善，值得中国学习和借鉴。其中日本的长期介护服务保险保障制度是世界上较为经典的失能老人长期照护服务保险案例，具有制度明确合理、覆盖面广等优点。

日本为保障因年老或疾病而失去自理能力的老年人在晚年享受健康、有尊严的生活，于 1997 年颁布制定《介护保险法》，并于 2000 年正式实施"介护保险制度"建立起老年长期照护服务保险体系，推动了日本养老模式向社会化方向发展。在政府转换角色定位的同时，失能老人长期照护服务体系也进一步切合日本政治大环境，减轻财政支出负担并保证国民全体参与，实现福利主体多元化。政府转变为政策的规划者和参与主体的监督者，避免了社会照护服务公司不法申请给付事件的发生。

2. 德国

德国拥有"从摇篮到坟墓"的社会福利制度，有效做到了制度健全、全程保障、范围广泛。1995 年，德国迫于日益膨胀的社会福利财政支出压力，在养老、医疗、卫生、教育等领域进行了广泛的社会参与改革。在老年人长期照护服务领域，推出了强制性、普遍性、公私混合供给的长期照护服务保险。在法律层面严格定义政府、社会和国民多方参与的合作模式、筹资机制、覆盖范围和给付等级。[1] 德国联邦卫生部中央长期照护社会保险基金联合会和联邦长期照护服务机构联合会主要负责长期照护保险制度，独立系统的操作长期照护服务事务，成为主体管理者来管理和监督社会资本的各保险公司。根据联合会决定，长期照护服务机构需与长期照护服务保险机构签订合作合同，双方合作的途径就是通过长期照护服务合同介入服务内容及其质量监管，长期照护服务机构的服务质量将会影响保险公司的承保率，进而双方也形成了紧密的相互依存关系。而德国的长期照护服务机构之间是竞争关系，长期照护社会保险制度的推行引入了竞争导向，使被保险人有着更加自由的选择权利，增强了服务机构之间的竞争性、开放性，促进了服务质量的提高。

除此以外，德国还成立了由政府长期照护保险专门部门、长期照护

175

---

① 王凯：《德国长期照护保险制度概述及对我国的启示》，载于《科技经济市场》2015 年第 7 期，第 92～94 页。

保险基金组织机构、长期照护服务机构等部门选取的近 60 名专业成员代表组成①，涉及的众多参与人员共同决策长期照护保险政策制定，修订执行过程中出现的相关问题，监督长期照护保险完善与发展，提高长期照护服务的服务质量。并将每年在全国范围内开展的社会长期照护服务机构质量检查和评估结果对公众开放。

3. 美国

美国原来的医疗保险和医疗救助两大公共医疗保障计划同时都具有为长期照护服务托底的功能，为低收入的老年人提供长期照护救助。在 20 世纪末，面对老龄化的迅速发展，政府采取一系列的税收优惠政策，实行了社会救助和商业保险相结合的模式，让社会资金参与进来，使得美国商业长期照护保险支出占比达 8%。为进一步刺激商业保险发展，政府出台了《联邦健康保险可转移与说明责任法案》，规定了购买商业长期照护保险个人和企业税收的优惠政策，使商业长期照护保险迅速占据市场。

以美国威斯康星州的长期照护服务模式为例，阐述美国的居家和社区服务（HCBS）应对失能老人的日常照护问题。1981 年，该州为实现老年人可以根据自己意愿自由选择养老方式的人性化目的，设计了失能老人长期照护的社区自由选择项目（COP），失能老人有自由选择长期照护服务方式、地点和内容的权利。例如，轻微程度的失能老人可以继续选择居家照护或者社区照护。于 1999 年进行的立法和改革，进一步明确设计了州长期照护服务体系，充分体现了让私营部门参与进来的特点。威斯康星州在各县区设立老年与残疾资源中心（ADRC），全面负责失能老人、残疾人的长期照护服务事项，并按每人每月的给付方式将服务款项拨放给长期照护管理组织（CMO）进行统一管理。

4. 韩国

作为社会福利制度起步较晚的国家，韩国积极探索较为符合国情的制度保障，具有覆盖面积广、机构设置健全、经费保障力度大的特点。

---

① M. Geraedts, G. V. Heller, C. A. Harrington, Germany's Long－Term－Care Insurance: Putting a Social Insurance Model into Practice. The Milbank Quarterly, Vol. 78, No. 3 September 2000, P. 388.

韩国的老年人、残疾人尤其受到社会的尊重和重视，以法律法规的形式为他们提供多种就业、生活补贴、救助等多项社会福利制度，以提高他们的生活，促进社会的发展。其中，韩国的失能老人长期照护服务保险制度则广泛采取了政府积极与社会合作的 PPP 模式，涉及多个参与主体。

韩国长期照护保险制度主要涉及四个主体：需方、供方、保方和管方。需方和供方分别是通过资格审查的参保人和长期照护机构；保方即为供需两者之间的保险机构，充当代理人角色的国民健康保险公社；管方则为管理者——政府，主要承担长期照护保险制度的制定，对多方进行监督和管理的责任，主要保障整体系统的良性运作。政府撤出自己在长期照护保险领域的"一把手"位置，将主要的承担者交与社会资本，选择社会保险的筹资方式，并鼓励国民积极参与，共同承担风险和收受利益。在这一制度的保障下，被保险人也会在全民参与的大环境下适当地减少保险费用。社会资本方的有权参与就形成了繁荣的长期照护保险 PPP 模式的重要角色，主要收益由其经营情况决定，对被保险人支付的"未来"照护费用进行管理、投资、收益，并将支付被保险人在合同范围内所产生的长期照护费用。提供具体长期照护服务的机构必须具备照护资格，并主动与长期照护保险机构签订合作合同，接受服务需求者的同时，向保险公司收取费用，保证机构的正常长期运营。管方（政府）对制度全盘运行负有最终的责任。韩国所实施的并不是企业或是地方等各单位统筹管理的社会保险制度，而是整合的国民健康保险形式。在现行制度中，地方自治团体的主要作用是审核供方是否具有设置的资格，从管理需方和供方的层面来说，这一作用极为有限。因此，为了保障制度的良好运行，政府必须对长护险制度的全盘运行负最终责任。

5. 智利

智利于 20 世纪 80 年代便开始实施养老保险制度，其制度具有覆盖面积广、政府支持力度大的特点，养老保险实行建立以个人资本积累账户和养老基金进入金融市场并且由私人金融机构运营管理的方式。

首先，建立独具特色的"智利模式"的保险制度，实行保费资本化，参与养老照护保险的人将税后月收入的 10% 缴存入养老长期照护保障金的账户，由保险公司代为保管和运营。其次，养老长期照护保险市场具有较强的自由性，充分体现了智利养老长期照护服务保险公司的民营化、市场化，被保险人可自由选择，政府不直接干预。极大地突出了政府与私人公司合作的特点，主要概括为个人缴费、个人所有、完全积累、私人部门运营。最后，政府在体系中主要承担着严格管理的监督者角色，对社会资本方进行严格的资格审查和资金运作监督，确保整套照护保险机制的运行。

6. 荷兰

荷兰于 1968 年正式推行长期照护制度，成为欧洲最早通过专门立法建立长期照护保险制度的国家。荷兰养老护理服务制度是原来的医疗保险制度内相对独立的一部分，并发展为医疗护理和养老服务两大部分的模式。随着肢体、智力障碍的老年人数量的不断增长，为满足老年人的生活质量要求，适当降低医疗成本，荷兰政府出台了长期照护保险制度。

荷兰的长期照护保险制度在立法层面不断推进和发展，从 1968 年的正式通过《特殊医疗费用支出法》（AWBZ）法案开始，正式确立了荷兰通过社会资本参与的方式进行长期照护保险资金的筹措。① 在保证实施长期照护保险制度方向不变的前提下，荷兰政府于 1995 年推出"个人照护预算"（personal care budget）制度，即被保险者对于所缴纳的长期照护保险金具有一定的支配权，这一政策的出台更加鼓励了国民选择非正式的照护服务，而并不完全依赖保险，减轻国家的照护服务压力。2003 年，随着社会经济和市场运作模式的发展，政府为进一步规范长期照护保险市场，开始发力加强秩序管控，对长期照护保险公司进行监督，保证长期照护市场有效地运作。2007 年，荷兰政府将家庭帮助服务独立出 AWBZ 系统，成为由地方政府负责的社会支持制度。2011 年，荷兰出台的《长期照护计划书》中提出使市级的长期照护服务机构在地方政府的直接监管下得到了优先享受现金给付的优惠政策。

荷兰的长期照护保险制度中，保险公司作为政府政策的响应者和执行者，对长期照护保险金进行筹集和管理，充分缓解了政府财政压力，

---

① 周颖：《长期照护保险制度：国际经验与中国推展》，载于《宁波职业技术学院学报》2017 年第 1 期，第 70 ~ 72 页、77 页。

承担其公私合作中社会资本方的重要角色。[①]

7.2.2　国外长期照护服务 PPP 供给的覆盖情况

1. 日本

根据日本长期照护保险法案细则，长期照护保险的对象为市町村辖区范围内的 40 岁及以上的全部居民（包括非日本籍）。政策规定将参保者根据年龄分为两种：第一类参加保险者为 65 岁以上居民，只要年龄符合认定资格即自然享有护理保险的福利；第二类保险者为 40 岁以上但不满 65 岁并参加了医疗保险者，但这类人群的护理资格认定限定于 15 种老年疾患范畴内，超出了限定范畴则无法享受保险收益。

2. 德国

德国法律规定国民在州政府的公共长期照护保险和商业长期照护保险中必选其一，两者独立共存。德国逐步建立起全覆盖、多层次的长期护理保险体系，通过社会保险与强制性商业保险相结合的模式基本实现了对德国长期护理风险融资的国民全覆盖。从参保人数来看，2017 年德国社会护理保险参保人数为 7170 万人，占德国总人口的 86.7%，加上少数自雇人员、自由职业者或准则高收入者加入的私人长期照护保险（占总人口的 11.3%），德国照护保险覆盖了总人口的 98%。[②]

3. 美国

美国作为人种组成复杂、民族众多、经济发达的国家，政府在长期照护服务领域并不能做到完全覆盖。政府鼓励社会各个组织积极参与，逐步形成了一个庞大的老龄服务群体组织，见图 7 - 1。其中州老龄机构和非营利性组织承担主要责任，并逐步发展商业机构，推进长期照护

179

[①]　胡苏云：《长期照护保险和医疗保险的关系及演变：荷兰的经验和启示》，载于《公共治理评论》2017 年第 1 期，第 40 ~ 50 页。

[②]　孙宏涛、袁菁：《德国长期护理保险制度的启示》，中国保险报网，https：//baijiahao. baidu. com/s？id=1612628495596507960，2018 - 9 - 26。

服务的市场化。美国长期照护服务对象有着严格的年龄界限，主要为 65 岁以上的老年人及残障人士。在市场化的商业长期照护保险中，"高保费、高门槛"现象较为明显。商业长期照护保险公司存在着收费标准较高的现象，投保人群多为处于社会上层的高收入者。除高费用以外，各大商业长期照护保险公司对于投保人的基本身体素质要求较高，需经过严格的身体健康状况检查。"双高"因素导致了美国商业长期照护保险发展速度慢、覆盖率低。

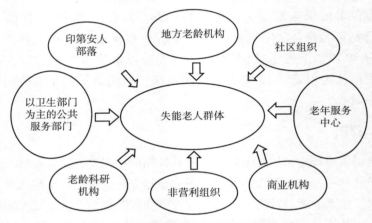

图 7-1 美国长期照护服务组织机构

4. 韩国

韩国长期照护保险获得者具有严格的条件限制，覆盖人群主要为两类：一是受年龄限制，即超过 65 岁的老年人群；二是受身体条件限制，根据其自理能力进行专业评估。在第二类老年群体中，患有轻微病症的半失能老人，鼓励其享受家庭和社区照护服务（home and community care，HACC），适当减轻了照护压力。而重度失能老人则通过残障人活动保障服务（personal assistant service，PAS）来获得照护服务。因此，韩国的长期照护服务保险制度也是在年龄和身体条件的双重限制下执行的，确保真正失能老人得到长期照护服务的同时，极大力度地分散照护服务压力。

5. 智利

智利的长期照护保险制度为全民覆盖，为社会每一位成员建立专门独立的养老服务资金账户，采取政府法律强制储蓄和自愿储蓄相结合的方式。法律规定的强制储蓄模式要求参保者将月收入的 10‰ 转入长期照护服务资金的个人账户。自愿储蓄则是在个人账户里设立基本个人账户和补充个人账户，参保者可以将多余的储蓄存入。基本个人账户为定期存取账户，无须缴税；补充个人账户可以实现随时存取，但会按照本金数额收缴税费。

6. 荷兰

荷兰的社会福利水平世界领先，在长期照护服务保险制度方面福利支出比例也极高。长期照护保险制度规定，覆盖面积广，惠及所有年龄的失能者（肢体、智力）、老年人以及具有特殊情况的年轻人。最初，荷兰长期照护服务保险主要包括照护院服务、失能失智者的机构照护服务等，1980 年开始扩展到家庭健康照护服务，例如康复运动的服务。时隔两年，政府紧接着在长期照护服务中纳入了短期的心理疏导服务，关注失能老人的精神健康。2003 年，荷兰将原先的居家照护和事务帮助的服务内容进一步扩大为七种照护类别，主要服务主体由原先的非营利机构提供变成了社会资本参与，各服务机构在市场中相互竞争，提高了长期照护质量，形成良性的、高效率服务市场。荷兰长期照护保险高覆盖率的主要原因之一还包括长期照护保险的审查内容并不考虑居民的收入，若期望享受更多的长期照护服务，在缴费时可以自由选择购买更多的保险种类。因此，荷兰实现了较为完善的长期照护服务网络，为国民提供了晚年生活保障。

7.2.3　国外长期照护服务 PPP 供给的筹资模式

1. 日本

日本的长期照护保险属于财政福利型的筹资模式，采取多元主体共同缴费的方式，财政支出和被保险人所缴纳的保险费（可由用人单位代为缴纳）共同承担，分别负担50%。政府财政支出部分主要由自上往下的三个部门构成，中央政府财政、都道府县财政以及市町村财政分别按25%、12.5%、12.5%的比例承担。日本长期照护保险的参保人根据年龄界限划分为两类，65岁及以上的参保人多为需要接受长期照护服务的老年人，此类人群被划分为第一类被保险者，只需承担总体缴费机制中21%的比例，而年龄段在40~60岁之间的老年人，普遍具有劳动能力，收入来源较多，因此合理性地承担29%的缴费比例。从总体长期照护保险资金支出、政府财政支出、使用者付费、商业保险资金支出等四大支出方构建了日本整个长期照护保险多元化主体供给架构，见表7-1[①]。

表7-1 日本长期照护保险资金支出构成

养老服务支出	保险资金来源	资金细分来源	资金细分比例（%）	支出比例（%）
长期照护保险资金支出	政府财政支出	中央层面	25	86.34
		都道府县层面	12.5	
		市町村层面	12.5	
	照护保险费	第一类被保险者	21	
		第二类被保险者	29	
政府财政支出（除保险中的财政支出）				2.61
使用者付费				9.85
商业保险资金支出				1.20

资料来源：*Annual Health*, *Labour and Welfare Report* 2017, https://www.mhlw.go.jp/english/wp/wp - hw11/index.html.

2. 德国

在筹资制度设计上，德国选择社会保险与强制性商业保险相结合，即个人收入水平低于强制医疗门槛的必须加入强制性长期护理社会保险体系，高收入者则有权利选择加入社会保险体系或购买强制性商业保险。护理保险缴费作为健康保险缴费的首要收取款项，费用由雇员和雇

---

① 邓文燕、邓晶：《美日长期照护保险筹资方式比较分析及启示》，载于《医学与哲学(A)》2016年第12期，第66~68页。

主对半负担，缴费额是个人应税收入强制性征缴，且德国曾多次上调照护保险费率。此外，德国长期护理保险制度蕴含着多处强制性转移支付的设计规范，诸如保费支出将按照雇员收入的固定比例征缴等，产生由高收入者向低收入者进行财富转移的收入再分配效应，体现社会公平性。

为保证基金财务运作的稳定性，德国政府对成本控制进行了严密的规范设计：①实行照护成本共担机制。长期护理社会保险只针对受益人提供护理成本的部分覆盖，受益人每月获得的保险金额均有上限规定，不足以含括全部的照护支出，即便是选择相对便宜的家庭照护方式，受益人也至少需要支付照护成本的 25%。②引入市场化的竞争机制。放开对营利性照护服务供应商的市场准入数量限制，鼓励供应商的市场化竞争，长期照护保险基金作为付款方可与大量存在竞争的服务供应商进行谈判，努力实现基金预算的控制。

德国根据工薪阶层的收入水平严格规定了参保种类，以 5 万欧元作为参加长期照护社会保险与商业保险的划分标准。德国联邦政府要求其经济收入水平适当的公民通过额外的商业保险来化解个人长期照护保险的金融风险，政府的强制性规定促进了商业长期照护保险的发展，将社会资本纳入照护服务保险领域，逐步引领长期照护保险的市场化。

3. 美国

美国的长期照护保险制度属于商业保险型，以国民自愿购买商业保险为主，工薪阶层缴纳全部保费，就业单位无义务负责，对于符合税收优惠资格的长期照护保险产品，个人或者企业雇主进行购买时所缴纳的长期照护保险费可以参与税前抵扣，个人在接受给付时还可以获得税收减免的优惠待遇。截至 2006 年，美国长期照护服务的支出中，政府福利占 61%，个人占 28%，商业护理保险占 11%。法案具体规定为：美国长期照护制度保障对象为 65 岁及其以上的低收入老年人，美国的长期照护保险制度只覆盖了联邦政府贫困线以下约 42% 的人口，超过救助标准线的需要自主从市场购买商业长期照护产品。美国的商业长期照护保险由商业保险公司具体负责运作，市场化程度高，政府仅仅作为一个优惠政策的支持者。

4. 韩国

韩国长期照护服务保险的费用征收采用随同医疗保险费的原则，但实施独立账户管理。韩国长期照护服务缴费额的计算方法为：长期照护保险费＝健康保费×长期照护保险缴费率。其中，健康保费的计算依照韩国健康保险法律规定，大致分为两类：第一类为在职参保者；第二类为非在职参保者，即居民参保者。在职参保者的健康保费计算公式依据月收入，居民参保者的健康保费的计算依据家庭拥有资产、收入等总资产进行点数折算。

5. 智利

智利政府规定为每个社会成员建立专门的养老服务资金账户，由成员自己进行缴纳（目前是月工资的 10%），其雇主是没有缴费义务的。个人的账户由缴费者自主选择一家养老照护金管理公司负责管理，一生中有 4 次转换自己养老照护资金管理公司的机会，这就导致市场上各个养老照护保险基金公司在管理、服务、收益、收费等方面进行激烈的竞争。政府严格规定养老照护资金的投资范围：政府债券、抵押贷款、银行债券、公司债券和股票等低风险产品，且必须经过政府雇用的私人风险评估公司的测评以后，才可以进行具体的资金操作，投资数量不得超过公司所拥有的养老照护资金总额的 30%，投资收益不得低于过去 12个月全部养老照护资金收益率的 2%，政府承担最后的兜底保障。随着缴费年限的增加、工资水平的提高、资金的投资升值，形成一定规模的养老照护资金积累，职工退休时自己账户的最终额度则为自己的养老照护资金总额。

6. 荷兰

荷兰长期照护保险的筹资机制主要由强制性保险费、使用者付费和一般性税收补贴三部分构成。①强制性保险费（约 70%）征收覆盖了全国年满 15 周岁的合法纳税公民，作为应尽的义务和所得的权利都应该依法缴纳相关长期照护保险费用，该缴纳机制与收入挂钩。②使用者付费（8%）是参保者的具体的缴费水平，政府会在一定程度上给予补贴和对特殊贫困人口予以费用豁免。③一般性税收补贴（22%）是指当出现本年度的长期照护保险赤字时，下一年度长期照护保险的参保费用将会随之提高，进行资金缺口的弥补。① 这种补贴模式出现时由于荷兰采取的是现收现付的财务模式，长期照护保险并无常备基金积累。

7.2.4　国外长期照护服务 PPP 供给的有效保障评估机制

1. 日本

日本政府有一套全国统一的长期照护服务需求评估系统，在长期照护实施之前，提出长期照护服务需求的被保险者需向当地政府提出情况说明的具体申请，并接受专业机构的评估和审查。首先，当地政府雇员会对申请者的家庭情况、身体健康状况进行评估。家庭情况的评估主要关注是否出现居家照护的困难；失能老人的身体状况评估则主要对其身体功能、ADL、工具性生活功能（IADL）、认知功能、特别医疗服务等进行评估，主要的评估人员由医生、护士以及健康服务专家组成，对老年人进行主要包括 73 项基本调查和 12 项特别医疗调查，可分为 7 个等级状态。根据严格调查评估打分，算出标准得分，得分越高照护等级越高。其次，由本社区的医生、护理人员、医疗专家、保健专家等，成立专门的长期照护服务审查小组，进行第二次资格审查。充分体现了日本长期照护服务有效保障的严格性和真实性。经过两轮的评估和审查以后，明确老年人接受长期照护服务的内容和时长，长期照护服务的协助经理开始安排照护服务。②

2. 德国

在德国，长期照护服务的受益资格主要是指一个人由于生理和心理疾病或者残疾，至少需要 6 个月以上固定的、频繁的照护，以帮助其完成"日常活动"和"日常的工具性活动"。德国长期照护服务制度制定了明确的长期照护服务评估标准、内容安排以及流程规范，并且根据接

---

① 荆涛、杨舒：《长期照护保险制度的国际经验及借鉴》，载于《中国医疗保险》2017年第 10 期，第 67~70 页。

② 谭可：《日本长期照护保险制度发展及启示》，载于《知识经济》2018 年第 16 期，第41~42 页、44 页。

受人不同的长期照护服务需求，提供差别化的服务选择。在受益资格的审核和受益级别的确定方面，委托第三方——德国医疗评审委员会（MDK）和医疗审查有限公司作为老年人长期照护服务医疗保险的审查机关：两者分别评定法定社会保险申请人资格和私人长期照护保险申请人资格，经过长期的发展，德国国内形成一套全国适用的评估标准，主要可以划分为卫生护理、营养膳食、个人移动和家务劳动等四类评估指标。

为进一步保障长期照护服务质量，德国于 2002 年通过的《质量保证和消费者保护法》中提到长期照护服务供应商应加强内部服务质量的审查，严格执行建设服务质量保证体系，遵守在全国范围内确立的专业标准。此外，德国还设立了联邦长期照护委员会，定期对长期护理服务质量进行评估。德国引入了照护成本共担机制和市场化竞争机制，为鼓励社会资本在行业内的竞争，提高服务质量。德国市场上的长期照护服务机构数量众多，可供保险公司和投保人自由选择，促进机构服务质量的提高，降低长期照护服务成本。①

3. 美国

美国的商业长期照护保险机构多在投保人发生实际参保行为时进行身体状况评估，即根据其身体失能程度、身体失能预期进行保费的收取。当被保险人提出照护需求时，保险公司和服务机构主要针对参保人身体状况进行评估，主要根据洗浴、穿戴、进食、如厕、自制力、转移力这 6 个维度来判断需要提供的照护服务内容及时长。美国医疗保险协会（HIAA）提出具体的评估结果划分为 3 个等级，当申请人对 1～2 个维度的活动失去基本操作能力时，被确定为第一等级照护需求者——轻微失能者；有 3～4 个维度无法实现独立操作时，则被定义为第二等级需求者——中度失能者；严重失能者则无能力完成 5～6 个维度，需要最高等级的长期照护服务。除根据现场的专家评估以外，申请人主治医生的诊断认定、病情发展以及住院治疗记录也会作为资格审查的一个重

---

① 高荣伟：《德国：长期照护保险制度》，载于《检察风云》2018 年第 17 期，第 54～55 页。

要参考依据。[①]

4. 韩国

韩国通过基本日常生活活动能力（basic activities of daily livings）和工具性日常生活活动能力（instrumental activities of daily livings）等项目检测，认定制度受益人以及受益等级。由于等级划分从理论上来说越精细越有助于为受益人提供对应的服务，因此，韩国效仿日本，于 2014 年把需要长期照护的老人确认为最少在持续六个月以上，因身体的、精神的或残障等原因而导致的重复性较大的日常活动受限，而需要持续帮助的状态。把照护需求群体从 2008 年定的 1 ~ 3 个等级分为 5 个等级，见表 7 - 2。经统计，2015 年，韩国老人长期照护险累计受益人约为 46.8 万名，占长期照护险申请人的 59.3%。相当于韩国全体老年人口 7% 的比例，其中全体受益人的 72.5% 为 3 ~ 4 等级的受益人。[②]

表 7 - 2　　　　2014 年韩国长期照护保险需求群体等级划分

等级	身体状态	护理需求分数
等级一	日常生活基本需要依靠他人协助	95 分及以上
等级二	日常生活相当一部分需要他人协助	75 分 ~ 94 分
等级三	部分日常生活需要他人协助	60 分 ~ 74 分
等级四	身体机能障碍，日常生活需要别人的帮助	51 分 ~ 59 分
等级五	轻度失智患者	45 分 ~ 50 分

资料来源：National health insurance. Judgment Rating［EB/OL］，http：//www. longtermcare. or. kr/npbs/e/e/100/htmlView? pgmId = npee301m03s&desc = JudgmentRating，2019 - 3 - 17.

5. 荷兰

荷兰的长期照护服务的有效保障评估分为双向评估，双向评估为照护申请人的评估和照护机构的监督提供了依据。首先，荷兰成立 CIZ 对

---

① 刘晓梅、李蹊：《美国长期照护服务体系对我国的启示》，载于《长春大学学报》2017 年第 11 期，第 6 ~ 10 页。

② 陈诚诚：《老年人长期照护等级评估工具发展综述》，载于《中国医疗保险》2017 年第 4 期，第 8 ~ 11 页。

申请人进行接收长期照护服务资格审查，评估成员由专业医务人员组成。长期照护服务评估中心作为一个独立机构并无任何的财政激励，具有极强的独立性、客观性。CIZ 的主要职能是在照护服务实施之前对申请人的肢体、智力、感官等方面的失能程度进行严格的审查，确定申请人的身体条件以及照护需求。① 除此之外，荷兰政府鼓励符合照护条件的申请人尽可能地选择"正常照护"，即在失能程度较低的情况下优先依靠亲友等获取总时长少于 3 个月、每周低于 8 个小时的照护服务，所需费用仍在保险机制中产生。② 其次，荷兰长期照护服务提供主体为非政府组织。政府的职责是做好严格的服务质量评估和监督。荷兰政府设置了长期照护服务质量保证体系，以定期和不定期的方式对各个长期照护服务机构进行审查，审查对象覆盖所有类型的照护机构。并要求长期照护服务机构设置内部服务质量监控机制，做到内外评估并重。③

7.3　国内外长期照护服务 PPP 项目比较

7.3.1　长期照护服务 PPP 项目合作方式

国内公私双方合作的项目以基础设施的建设、维护、运营等为主，公共部门进行长期照护服务项目的牵头、方案制定，通过招标的方式与私人资本签订合作合同，确立伙伴关系，共同打造长期照护服务的机构与场所。长期照护服务 PPP 项目通过政策和资金的有力支持，满足社会需求，带动社会经济发展。如国内经验中所提到的宿迁三台山森林公园健康颐养园的建设和运营模式，充分验证了目前国内长期照护服务 PPP 项目的运作模式，具有一定的参考价值。

国外的长期照护服务 PPP 项目的着重点并不是在建设基础设施上，

---

① 伍江、陈海波：《荷兰长期照护保险制度简介》，载于《社会保障研究》2012 年第 5 期，第 102 ~ 105 页。

② 刘德浩：《荷兰长期照护制度：制度设计、挑战与启示》，载于《中国卫生事业管理》2016 年第 8 期，第 567 ~ 571 页。

③ 胡苏云：《长期照护保险和医疗保险的关系及演变：荷兰的经验和启示》，载于《公共治理评论》2017 年第 1 期，第 40 ~ 50 页。

而是政府作为政策的提供者和导向者，对私人资本给予政策支持，将私人力量纳入长期照护服务保险制度中，使长期照护服务保险金运营和流动起来，带动社会资产的运转，发展社会经济。以美国为例，其商业保险型长期照护服务制度旨在减少政府压力，将照护服务的主体变为个人、家庭和社会力量。

7.3.2　长期照护服务 PPP 项目合作期限

中国长期照护服务 PPP 项目的合作期限固定且公私双方严格遵守合作期限，加上基础设施的建造期，多为 30 年。合作期限到期后，公私双方便终止合作伙伴关系，按照合同的约定进行资产的剥离和处理，不利于老年人照护服务的长期运作和提供。社会资本方为攫取更多的利益，后期就会尽力降低服务成本，减少或是停止基础设施的建设和维修，易产生社会资本效用低下、长期照护服务质量低下等结果。

国外长期照护服务 PPP 项目中，公共部门作为公共产品的供给方和公共风险的管理方，政府的角色与责任明确，作为参与者和监管者，给予了社会资本更多的空间以更好地发挥其优势。具体来说，第一，政府为长期照护服务 PPP 项目的具体运作提供法律基础。第二，政府不干预具体长期照护服务 PPP 项目公司正常经营活动。第三，在不同的国家、不同的长期照护服务 PPP 项目，政府给予的经济支持不尽相同，总体来看，主要有以下几种形式：提供有保证的收益、提供辅助性设施保障、提供现有资产的收益作为政府的贷款等。第四，在具体长期照护服务 PPP 项目的承诺上保持足够谨慎，为后续行为的调整预留空间。

中国长期照护服务 PPP 项目起步较晚，推行的时间比较短，而且与之相关的立法不完善，市场的秩序与效率比不上发达国家，加上社会环境变化较快，从而导致在长期照护服务 PPP 项目中，政府承担了较多的风险。

7.3.3　长期照护服务 PPP 项目合作结果

中国政府在失能老人长期照护服务 PPP 项目中发挥着兜底作用，有待进一步发挥社会资本作用，提升公私合作深度。其中一项因素是我国失能老人的长期照护服务制度仍处于初探阶段，需要不断探索，最终的走向是政府放开管制的双手，将主权交给社会和市场，仅作为监管者。

国外的长期照护服务模式经过几十年的探索，已逐渐趋于成熟。政府与社会资本合作的结果是政府作为一个优惠和福利政策的提供者，具体建设、运营等工作由私人部门在自由开放、政策优惠力度大的条件下自由竞争，致力于为老年人提供更加优惠、完善的资金保险方案。如智利政府在给予较大优惠和便利条件的前提下，仍严格规定养老照护资金的投资范围、投资额度比例、投资风险评估、投资报酬率等。所以，国外长期照护服务 PPP 项目中，公私合作的结果就是政企双方角色分明、定位清楚、各司其职。

世界各国的长期照护服务保险经过几十年的发展，逐步形成了适合国情、发展有序的特色模式，如：德国的"社会保险型"，美国的"商业保险型"，智利的"市场运作型"，荷兰的"政府福利型"。其中，日本的"保险福利型"模式由地方政府管理和组织实施，积极纳入了市场机制，让社会资本参与，为我国的失能老人长期照护服务的供给开辟了新的思路，即从保险角度入手，做到政府牵头负责，社会资本操作，国民参与。①

国外各国的长期照护服务保险制度是经过几十年的探索得出来的，具有政府放手、节约财政资金、社会资本市场化、公民参与感强、保障力度大等优点。中国可以立足于基本的社会和经济发展现状、人口数量、市场成熟度等现实国情，适当吸取经验以丰富失能老人长期照护服务供给体系，探索内外结合的成熟模式。

7.4 失能老人长期照护服务 PPP 供给模式经验借鉴

发达国家以及中国部分地区的先进工作做法为长期照护服务的 PPP 供给模式探索提供了可借鉴的经验。面对老年群体缺乏晚年长期照护服

① 中国长期照护保障需求研究课题组唐钧、冯凌、王君：《长期照护：概念框架、研究发现与政策建议》，载于《河海大学学报（哲学社会科学版）》2018 年第 1 期，第 8～16 页、89 页。

务这一现实而迫切的问题，国内外政府、社会在社会政治、经济状况、价值观念等因素不同的背景下，提出不同见解以面对现实状况。如何立足于本国实际并吸收国内外先进经验，成为完善中国失能老人长期照护服务 PPP 供给模式的重要突破口。

7.4.1　国内典型长期照护服务 PPP 项目的经验借鉴

山东、河南等省份对于失能老人长期照护服务的思路主要在于鼓励社会资本方与政府签订合同，通过 BOO、BOT、OT 等方式建设养老照护院以及提供长期照护服务等。虽然我国目前长期照护服务 PPP 项目存在着落地率较低、回报机制复杂的现实困难，但国内养老照护服务项目的成功签约表明养老服务领域 PPP 项目在创新融资机制下是可以吸引社会资本参与其中的。政府起主要的牵头带领作用，社会资本方则负责积极参与，双管齐下为长期照护服务做出贡献。

1. 政府推动长期照护服务 PPP 供给模式的项目发起

目前国内长期照护服务 PPP 项目的主要模式为 BOT、BOO、ROT、OT 等，运营期限多以 30 年为主。虽然大部分的 PPP 项目仍然处于签约建设阶段，但也积累了丰富的 PPP 供给模式的合作经验。国内各地方政府为促进 PPP 项目的成活率，积极采取宣传措施，深入研究 PPP 项目。例如山东省财政厅网站为政府和社会资本合作（PPP）设置了专题专栏，并将全省范围内所有的 PPP 项目进行公开，随时更新项目合作进度。网站的随时更新为社会资本了解 PPP 项目提供了方便快捷的官方渠道，为社会资本寻找合适的投资项目提供重要参考，使社会资本了解项目动态，推动了山东省 PPP 项目的发展。

目前，中国 PPP 模式在失能老人长期照护服务方面的建设还处于初级阶段。PPP 模式尝试较多的是政府购买服务、养老服务机构公建民营的做法。在整个的 PPP 项目的运行过程中，地方政府始终承担着重要的管理和监督角色。将政府自身的"一把手"位置解放出来，把项目放手到市场，充分发挥市场竞争机制，避免因政府的"强势"态度而使社会资本方避之不及，阻挡了民间资本进入的积极性。政府不应将 PPP 仅仅看作是融资手段，更重要的是要积极转变思路和理念，避免将 PPP

模式的引进作为单纯的项目融资方式。在整体的 PPP 项目运作过程中，各地方政府积极鼓励社会资本参与建设公共设施和提供公共服务。首先应该认清 PPP 模式的真正优点，把纳入社会资本看作是降低财政压力、减轻投资风险是不可行的，而是应该以社会快速发展和 PPP 模式迅速推进的大背景为契机，切实转变政府职能，努力营造良好的、公平透明的良好政策环境，确保监管和社会福利最大化。目前，国家针对养老服务问题也一直探索创新养老办法，出台了一系列政策，以保障问题顺利解决。

中央层面正逐步牵头解决目前各地方政府思想定位不明晰的问题，近年来发布多例文件，提出在养老服务行业加快 PPP 步伐。各部委也分别发布了针对性政策，创新投资方式，解决养老问题。其中，政府和社会资本合作模式成为其中最为醒目的一种。同时，各部委依据相关政策，采取了一系列具体措施，如开展居家和社区养老服务改革试点工作、公办养老机构改革、全国养老服务社会化示范单位创建活动等，具体见表 7 - 3。

表 7 - 3 中央及各部委文件中涉及社会资本的养老政策

出台单位	发布时间	文件名称
中央层面	2018 年 6 月 13 日	《国务院关于建立企业职工基本养老保险基金中央调剂制度的通知》
	2017 年 2 月 28 日	《"十三五"国家老龄事业发展和养老体系建设规划》
	2016 年 12 月 7 日	《关于全面放开养老服务市场提升养老服务质量的若干意见》
部委层面	2017 年 8 月 14 日	《关于运用政府和社会资本合作模式支持养老服务业发展的实施意见》
	2016 年 2 月 10 号	《关于进一步健全特困人员救助供养制度的意见》
	2015 年 2 月 3 日	《关于鼓励民间资本参与养老服务业发展的实施意见》
	2014 年 9 月 23 日	《关于推广运用政府和社会资本合作模式有关问题的通知》

出台单位	发布时间	文件名称
部委层面	2014 年 9 月 12 日	《关于加快推进健康与养老服务工程建设的通知》
	2012 年 7 月 24 日	《关于鼓励和引导民间资本进入养老服务领域的实施意见》

2. 社会资本方的市场化运作促进长期照护服务 PPP 供给模式的项目落地

长期照护服务 PPP 项目的社会资本方可以采取多方联动的方式，增加资本运作能力和确保资金链的衔接。多方社会资本可以合作成立项目公司，按出资比例进行收益分红，形成管理优势互补，资金相互支持。例如盐城市亭湖区福利中心 PPP 项目的社会资本由千鹤湾老年公寓投资管理有限公司、千鹤湾亭湖养老中心、盐城千鹤湾老年医院有限公司三方组成联合体，共同按出资比例在 30 日内完成项目公司注册成立项目，公司负责项目的具体建设和运营；开封民生养老院项目社会资本方则由河南宏锦源实业集团有限公司、河南中城建设集团股份有限公司构成。多方社会资本的加入可以保证项目资金链的稳定，降低投资风险，多方社会资本对于 PPP 项目合同起到相互监督的作用，避免因"失信"而导致合作的失败，使运作成功概率增大。

中国在充分发挥市场机制在资源配置中起决定作用的大背景下，历史性的转折点推动我国公共服务领域进一步向市场开放，才能够做大、做强市场。中国失能老人长期照护服务体系的构建是我国长期照护服务业的缺失部分，也是构建完整养老服务体系的重中之重。长期照护服务设施的建设推向市场化，社会资本的介入具有责任明晰、保证质量等作用。但是作为软性化的长期照护服务并不能完全以量化的方式，评价加入市场机制后的具体服务质量，所以存在着照护资格、服务质量等争议。毋庸置疑，除长期照护服务质量本身存在的问题以外，中国目前的社会资本参与力量明显弱于国外发达国家，理念和思想仍固化地停留在传统计划经济体制下形成的长期照护服务事业的阶段。存在着较为明显的几大弊端：第一，PPP 项目范围狭窄。失能老人长期照护服务 PPP 供给模式的建立仍未发展成规模，仅仅局限于长期照护服务硬件基础设施的建设方面。第二，供给渠道单一。我国目前的社会资本参与养老服务业仍以大型养老企业为主，无法做到筹集社会小额资金加入，"一企独揽"则导致存在资金缺口大且利用效率低的现象。仅依靠政府的财政支持和政策调整难以从根本上解决目前我国失能老人长期照护服务纳入社会资本压力大、可行性低的困难，可以转换一味建设基础设施的思路，参考国外的长期照护服务保险 PPP 运营机制的模式，从而解决长期照护服务管理体制中的弊端。

随着近年来公益性养老服务事业的市场化，成功案例如雨后春笋，借助市场机制的推力，充分利用市场经济规则，不仅因势利导地解决了长期照护服务资源不足的问题，并且使得社会资本方成功回收资金，获得了可观的经济效益和社会效益。国内外成功案例为失能老人长期照护服务 PPP 供给模式的选择提供了几点可行性途径。首先，充分调动养老服务业的单位、企业、社会组织、民间志愿团体等社会各界力量参与长期照护服务体系建设的积极性，需要加快政府放松管制的步伐，但应逐步放开，逐步下放权力，不应"一抓就死，一放就乱"。让社会资本在遵循基本市场经济规则和承担社会基本责任的前提下，拥有自由的权力和充分的空间进入失能老人长期照护服务领域。当地政府和企业都应做到净化整体市场环境，建立健全政府向社会力量购买长期照护服务机制，进行 PPP 项目的公开招标、择优中标，有力刺激和调动社会资本参与失能老人长期照护服务体系建设的积极性。其次，创新政企合作进入失能老人长期照护服务模式，不应局限于目前的基础设施的建设，可以参考日本的社会长期照护保险公司的兴起和发展，促进失能老人长期照护服务机构"上游链—长期照护服务保险公司"的健全和完善，集中力量支持服务机构的运作和收益，加快社会投资资金回笼速度。同时，进一步拓展了公私合作的新领域，保险行业的 PPP 模式也是失能老人长期照护服务体系建设的重要组成部分。

在整个的社会资本参与长期照护服务 PPP 项目的过程中，不可以盲目前进，需要适度加强对市场的管控。首先，企业作为经济实体以经济利益最大化为追求目标，这种本性追求会导致社会资本逐渐忽略失能老人的本质需求。其次，无论是长期照护服务保险还是长期照护服务机构，都存在着质量评估标准缺失的现状，很有可能会产生对失能老人服务的质量低下，保险险种并不适合老年人的状况。因此，在加强对社会资本监管的同时，宣传爱老敬老精神，形成良好的社会风气，得到社会的广泛关注，"人人需要养老，人人需要照护"的理念可以有效地激励社会资本对失能老人长期照护服务及基本设施建设的提供，避免其本质的逐利性将公益性事业带入完全的市场低俗化。

3. 创新长期照护服务 PPP 项目回报机制以吸引社会资本投资

社会资本的进入注定要改变传统长期照护服务的完全公益性，需要进行营利性行为。为保证长期照护服务 PPP 项目的盈利性以及公益性，政府部门不仅积极创新失能老人长期照护服务 PPP 项目回报机制，还为项目提供财政补贴。例如，淄博生态养老中心项目的可行性财政补贴依据为照护服务床位进行 1000 元/年的资金补贴；河南民生养老院项目则是采取购买床位的实物补贴方式，政府以 5000 万元换取 500 张公益养老床位，为特殊失能老人进行费用减免；湖南省怀化市健康综合服务设施建设项目的回报机制为"使用者付费 + 可行性缺口补贴"。由此可见，多种形式的财政补贴是长期照护服务 PPP 项目成功签约的主要吸引点。

目前，公私合作主要的回报机制就是使用者付费和政府可行性财政补贴。首先，失能老人长期照护服务项目的使用者付费是指失能老人或其亲朋直接以货币形式购买机构服务。这类收益具有不可预测的现实状况，对接受照护服务的失能老人数量、接受服务内容和时长、社会思想观念、服务种类和质量等因素都会产生影响。对使用者付费的具体收益可以根据项目的需求量进行预测，社会资本由此决定是否投入长期照护服务业，其测算公式可以采用：项目年收入 = 项目单价 × 使用量 × 运营年限扣减经营成本后获取经营利润。其次，可行性财政补贴具有固定化、可预见性的特点，当使用者付费无法满足失能老人长期照护服务支出时，政府作为其中的参与方就会向项目公司支付不足的部分缺口。其具体的补贴力度由工程建设总投资（政府付费）- 使用者付费来决定。补贴形式可以采取直接现金补贴、土地使用权限补贴、优惠贷款等，确保项目整体收益水平可观。[①]

长期照护服务 PPP 项目回报机制的决策受到政府、社会资本方和使

195

---

① 万荔：《PPP 项目投资回报及影响因素研究》，载于《工程经济》2018 年第 7 期，第 8～12 页。

用者三方行为的影响。政府方以社会效益最大化为追求目标，社会资本方以利润最大化为目标。由于长期照护服务 PPP 项目具有公共服务属性，故可以假设目标使用者对该设施或服务的需求量是恒定的。所以，使用者——老年人（包括失能老年人）对于 PPP 项目回报机制决策的影响在于项目设计阶段测算的目标需求量。基于此，长期照护服务 PPP 项目回报机制的决策是需要平衡政府、社会资本方和目标使用者三方的博弈，并基于三方情况构建 PPP 项目定价及回报机制决策模型，具体见图 7 – 2。

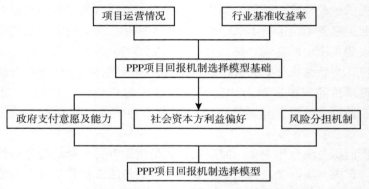

图 7 – 2 **PPP 项目回报机制选择模型**

失能老人长期照护服务 PPP 项目资金回报机制涉及主体复杂，测算难度大。首先，在大数据背景的支持下，政府应继续扩大养老服务 PPP 项目数据库，构建更为合理的养老服务 PPP 项目，乃至长期照护服务 PPP 项目创新精准高效的投资回报机制，为采取"云计算"提供良好的数据背景。项目合作模式、项目盈利情况、行业基准收益率等都会影响最终的项目盈利能力，都会对长期照护服务 PPP 项目的最终盈利能力产生影响。对此，长期照护服务 PPP 项目需要参考已有项目的具体实施情况，政府加大目前养老服务 PPP 项目信息公开力度，建立专门相关的数据库可以对决策结果进行优化。其次，社会资本方的选择不仅影响长期照护服务 PPP 项目所提供的服务和产品质量，而且对项目整体的资金回报期待值也会产生影响。有信誉和社会责任心的社会资本方在提高企业服务水平的同时，还会注重承担社会责任，适当接受具有可行性的低投资回报率。最后，地方政府和社会资本合作应该提高 PPP 项目的融资效率和质量，减少繁复的审批程序，确保长期照护服务 PPP 项目服务的质量，积极利用政策性资金、商业金融和开发性金融机构进行 PPP 项目的投融资。[①]

7.4.2　国外典型长期照护服务多元化供给模式经验借鉴

本章提到的六个发达国家对长期照护服务 PPP 供给模式探索出了丰富的理论和实践经验，有效缓解了财政资金紧张与长期照护服务有效供给不足的问题。日本、德国、美国、韩国、智利、荷兰等国家在具体的运行模式上并不完全相同，但在制度建设上有一些共性。第一，法律先行。无论是"商业保险型"还是"社会福利性"的长期照护保险，在具体的操作和推广之前，对相关政策法规进行了反复的分析、研讨，对参与主体职责、PPP 项目的合作模式、资金缴纳、回报机制等进行了细致的研讨。第二，多方筹资。国外对于长期照护保险 PPP 模式的筹资模式多采取企业缴费、个人负责、政府财政性补贴的方式，缴费比例根据具体国情和财政实力设定。从国外长期照护保险制度中可以借鉴政府在长期照护服务多元化供给模式中主要承担间接供款责任，保险涉及多方参与主体有利于实现风险共担，缴费率动态调整有利于实现制度运行财务可持续的目标。

1. 政府转变长期照护服务管理理念，放手服务主体责任

日本的长期照护服务融资结构的组成比例中，政府的财政支出仅占 2.61%，远低于社会资本在长期照护保险资金中的支出比例。由此可以看出，长期照护服务 PPP 项目中，政府的主要角色为组织者、管理者、监督者，放手细节性任务，将政府稳坐"第一把交椅"的传统角色转换为政府与社会资本"平起平坐"，这种管理理念的转变符合我国政府简政放权的时代潮流。

为应对快速老龄化、高龄化的严峻现状，走现代失能老人长期照护服务路径，构建多元主体共赢、包容性发展模式，克服以传统家庭亲友照料为主的效率低下、资源浪费的服务供给模式所带来的问题，提高长

---

①　沈菊琴、施文君、王朝霞：《PPP 项目回报机制选择研究》，载于《价格理论与实践》2018 年第 9 期，第 131～134 页。

期照护服务质量,使失能老人有尊严地度过晚年生活。政府签订合作合同向民营企业、社会组织等购买服务,全社会共同发力保证失能老人长期照护服务规范化和持续性供给。① 作为长期照护服务提供者的政府,应做到"管其所能管,放其所能放",避免做一个"万金油"。政府主要职责应体现在两个方面:第一,完善失能老人长期照护保险制度设计,参考国外保险制度设计新型长期照护保险 PPP 模式,做到必须保证失能、失智老人等弱势群体的权益和福利纳入社会资本方的关注点,吸引社会资本进入失能老人长期照护服务领域。在制度政策方面,建立健全并细化失能老人长期照护内容和标准的专门性政策,严格规范合作双方在长期照护服务 PPP 项目中的责任和义务,加快项目工作准则和流程建设,做到有据可依、有指标可依。在财政政策方面,中央及地方政府可以通过收入减免、财政补贴、土地补偿的方式加大可行性补贴的力度。第二,创新管理体制,实现信息共享。首先,将失能老人长期照护服务单独分划管理部门,与民政、人社、老龄委等部门的业务相区别,各部门之间建立大型失能老人统一信息数据库,完善和随时更新失能老人信息,实现各部门承认信息质量、提供信息资源、利用信息数据。其次,当地政府牵头搭建失能老人信息共享平台,做到数据随时传送和更新,实现失能老人长期照护服务质量的动态监督,节约成本的同时做到精准照护②。

2. 建立多元化长期照护服务供给模式,实现多方参与、风险共担

日本长期照护保险制度资金支出构成主要由政府财政支出、使用者付费以及商业保险资金支出等三部分构成;德国长期照护保险制度的缴费主体包括政府、雇主和雇员;荷兰长期照护服务保险主要通过强制性保险费、使用者付费和一般性税收补贴进行筹资。多元主体参与失能老人长期照护保险的市场化操作方式,降低了各方缴费负担,分散支付风险,人人承担责任。

政府政策倡导多元主体参与可以在一定程度上解决失能老人长期照

① 曹信邦:《中国失能老人公共长期护理保险制度的构建》,载于《中国行政管理》2015 年第 7 期,第 66~69 页。
② 胡宏伟、李延宇、张澜:《中国老年长期护理服务需求评估与预测》,载于《中国人口科学》2015 年第 3 期,第 79~89 页、127 页。

护水平低下的现实问题。政府打造公平、规范、自由的市场环境，做到
PPP 项目政策覆盖面积广阔，明确政府并不是提供社会公共福利的唯一
主体，责任应该由政府、市场、家庭和社会组织共同分担。① 失能老人
长期照护服务领域引入市场竞争机制，可以推动失能老人长期照护服务
业创新盈利模式，提高服务供给主体盈利规模，同时保证服务价格的合
理性和可及性，为失能老人提供全方位的长期照护服务，满足其多方面
需求。可以参考国外的长期照护保险机制，集中力量发挥当地政府、商
业保险公司、社会长期照护服务机构、家庭等多方优势，构建多元支持
的长期照护服务责任体系，见图 7 - 3。政府应承担起制度制定和可行
性财政补贴的责任；长期照护服务机构主要提供优质的失能老人照护服
务，满足老人的需求；家庭则主要承担失能老人的长期照护保险缴费和
必要的居家照护。②

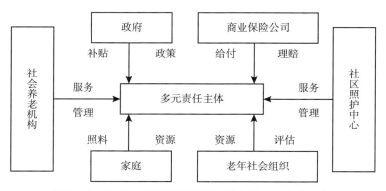

图 7 - 3　失能老人长期照护服务的多元责任主体框架

3. 动态调整长期照护保险缴费率，实现制度运行财务可持续

日本长期照护保险参与者所承担的缴费额度并不完全相同，而是以
参保者的年龄（65 岁）为划分界限，保险的收缴额度随着人口结构的
变化而变化，政府财政性补贴也会随之增减；德国的长期照护服务保险

---

①　彭华民：《福利三角：一个社会政策分析的范式》，载于《社会学研究》2006 年第 4
期，第 157 ~ 168 页、245 页。
②　陆杰华、沙迪：《老龄化背景下失能老人照护政策的探索实践与改革方略》，载于
《中国特色社会主义研究》2018 年第 2 期，第 52 ~ 58 页。

还会以子女数量确定参保者的缴费率，由此可以判断出参保者未来接受长期照护服务的可能性，以保证保险资金收支的动态平衡。日本和德国的长期照护保险制度的缴费制度严格明确，具有一定的灵活性，保护生活贫困线及以下的失能老人能够享受到社会福利待遇。

长期照护服务公私合作模式应借鉴国外的失能老人救助和补贴制度安排，从而保证贫困失能老人的长期照护服务的有效供给。以失能老人的实际经济条件为缴费率的划分标准，设立专门优惠补贴指标体系，为失能老人进行资金缴纳兜底，将有限的社会资源转移到真正有需要的失能老年人身上。[①] 通过对失能老人接受长期照护服务的缴费减免，减轻其家庭负担，转化潜在需求为实际有效需求，增加失能老人选择服务方式和内容的自由性。2014 年，唐钧以养老机构照护服务可行性财政补贴为例[②]，得出补助金测算结果：最低需要补贴 376 亿元，占 2012 年财政收入的 0.32%；最高需要补贴 1849 亿元，占 2012 年财政收入的 1.58%，说明国家的财政支出对老年人照护服务的补贴力度是可以实现的。所以，长期照护服务的缴费率在可控范围内浮动是一个较为可行的选择，方便更大范围地将大部分老年人，尤其是失能老人纳入长期照护服务体系之内。

本 章 小 结

本章重点分析了国内外长期照护服务 PPP 项目的先进做法。国内主要包括天津、湖南、山东、河南以及台湾地区等长期照护服务机构引入公私合作，双方共担风险、利益共享，严格履行合同规定，为解决老年人的长期照护服务问题共同出力；国外长期照护服务领域的 PPP 模式引进，主要是私人企业参与长期照护保险事业，做到多方参与、集体受益。综观各国及地区的失能老人长期照护 PPP 项目建设经验，最值得借鉴的主要有以下三点：

---

① 涂爱仙：《供需失衡视角下失能老人长期照护的政府责任研究》，载于《江西财经大学学报》2016 年第 2 期，第 70～76 页。
② 唐钧：《失能老人护理补贴制度研究》，载于《江苏社会科学》2014 年第 2 期，第 75～82 页。

　　第一，长期照护服务主体多元：政府主导，社会参与。构建一个由政府、社会和企业共同参与的失能老人长期照护服务体系是破解失能老人晚年生活无人照护难题的有效方法。换言之，就是要重塑失能老人长期照护服务体系的主体设计，坚持政府的主体地位，充分发挥社会企业的作用，以失能老人"有所养、有所护"为目标，积极推动失能老人的晚年生活水平切实提高。

　　第二，社会资本方的积极参与，促使 PPP 模式有效运作。在内容丰富、形式多样的失能老人长期照护服务的架构设计中，承担重要角色的是社会资本方，无论是欧美发达国家，或是中国港台地区均以纳入社会资本的形式，从多个维度对失能老人群体施以长期照护服务，使失能老人免除晚年生活无人照护的后顾之忧。中国社会资本强壮发展并壮大的现状，促使中国立足于社会保障制度的建立和社会福利的提升这一社会发展的基本目标，追求更为全面的服务方式，更为广泛的参与对象，效果更为明显的多元化长期照护服务体系。

　　第三，提高长期照护服务 PPP 项目的投资回报率。从涉及经济回报机制的国内外经验中可以发现，构建失能老人长期照护服务 PPP 供给模式，需要明确项目投资回报率，鼓励政府和社会资本双方共同参与。唯有在经济利益的刺激和明确制度约束的双重引导下，方能保障长期照护服务 PPP 项目得以真正落地。

第 8 章　长期照护服务 PPP 供给模式现状及挑战

对现有的长期照护服务 PPP 项目所处的阶段、领域以及落地情况进行分析，并阐述长期照护服务 PPP 项目面临的挑战，为优化长期照护服务 PPP 供给模式奠定基础。

目前，因长期照护服务 PPP 项目大多与养老服务 PPP 项目交叉在一起，所以本章的长期照护服务 PPP 项目相关分析与养老服务 PPP 项目没有进行严格的区分。

8.1　长期照护服务 PPP 项目实施现状

自 2015 年起，国务院及相关部委密集出台了一系列政策文件，鼓励在养老等公共服务领域采用政府和社会资本合作的模式来吸引社会资本的参与。在养老服务类相关政策的相继导向和激励作用下，围绕失能老人开展的长期照护服务 PPP 项目进展得如火如荼，尽管其目前仍处于粗放式发展阶段，但不乏涌现出一些典型案例可供我们借鉴和参考。

8.1.1　长期照护服务 PPP 项目数量、分布等基本情况分析

随着国家政策在公共服务领域力推 PPP 模式的不断深入，养老服务领域 PPP 模式的应用实施成为"新常态"，养老服务 PPP 项目的涵盖范围也不断得到拓展，即从最初的"养老服务设施"延伸至"养老服务领域"。另外，在中国老龄化程度持续加深的背景下，养老服务与 PPP

模式的对接对增加其服务和产品的供给数量及质量，为有效破解现阶段老人甚至失能老人服务"供不应求"的尴尬局面提供了有力帮助。因此，现实中养老 PPP 项目的数量呈现出逐年递增趋势。同时，前期准备不到位、不适宜采用 PPP 模式实施、不符合规范运作要求等问题也都凸显出来，对养老服务业 PPP 发展模式进行规范已成当务之急。2017 年 11 月，财政部下发《关于规范政府和社会资本合作（PPP）综合信息平台项目库管理的通知》，要求于 2018 年 3 月 31 日前完成本地区项目管理库集中清理工作。2018 年，财政部进一步发布通知，对 PPP 示范项目的规范化运作提出了更高的要求，处理结果包括调出示范、退库以及整改。例如，总投资 23.5 亿元的山东省聊城市茌平县金柱盛世千岛山庄生态养老 PPP 项目，因不再采用 PPP 模式而被清退出库。而这些以规范为导向的文件都将倒逼养老服务业 PPP 项目提质增效，更好优化养老服务供给格局，从而助推养老服务的多样化和差异化供给。

1. 全国养老 PPP 项目数量情况

截至 2018 年 11 月 22 日，依据财政部政府和社会资本合作中心项目管理库数据，处于"识别"阶段尚未完成"两个论证"的养老 PPP 项目共 90 个，处于准备、采购、执行和移交阶段的入库项目高达 8402 个，其中养老 PPP 项目共计 107 个，占比 1.27%。所以，综合两部分养老 PPP 项目的数量共计有 197 个。鉴于目前项目储备库中的项目尚未完成物有所值评价和财政承受能力论证，因此我们在下述分析中主要探讨目前在项目管理库中的养老 PPP 项目的地域分布、类型、阶段以及落地情况。在我国 31 个省级行政单位中，养老 PPP 项目数量较多的有：山东 18 个，河南 11 个，湖南 9 个，云南 7 个，陕西 6 个，贵州 6 个。

2. 国家级示范 PPP 项目情况

中国自 2014 年以来，一共公布了四批中央级别的 PPP 示范项目。

如表 8-1 所示，单从数量上讲，养老 PPP 项目在中央级别的示范项目中占比都非常小。现阶段，相比其他成熟的 PPP 项目，如市政工程、交通运输和生态建设等，养老 PPP 项目尚处于初步探索培育和发展阶段，而社会资本在进入时也会犹豫不决，大部分仍处于观望状态。

表 8 – 1   自 2014 年共计四批养老 PPP 项目所占比例汇总

时间	示范项目（个）	养老项目（个）	占比%
2014 年第一批	30	0	0
2015 年第二批	206	9	4.37
2016 年第三批	516	25	4.38
2018 年第四批	396	8	2.02
共计	1151	42	3.65

资料来源：由财政部政府和社会资本合作中心数据整理。

如图 8 – 1 所示，第三批申报数目 1174 个，示范项目入库 516 个，占全部申报项目的 44%；第四批申报数量共 1226 个，示范项目共有 396 个入库，占全部申报项目的 32%。与第三批示范项目申报情况相比较，第四批申报个数增加了 52 个，入库项目个数减少了 120 个。这种情况与我们的预计出现了偏差，申报数量的增加伴随而来的却是入库个数的减少，这并不代表国家对于养老 PPP 项目的否定以及约束，而是体现了国家对养老 PPP 项目的规范性与质量提出了更高的要求。

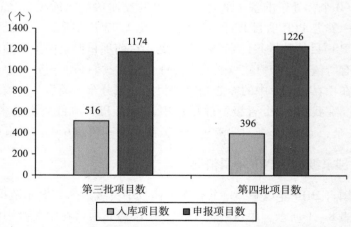

图 8 – 1   第三、四批国家级示范 PPP 项目入库与申报数对比
资料来源：由财政部政府和社会资本合作中心数据整理。

为突出对重点领域和重点地区的政策引导，财政部联合 18 家行业部委确定民营企业参与的项目、存量项目、养老、文化、教育等基本公共服务领域项目为优先支持项目并视实际情况予以相应优惠倾斜，充分体现了政策的导向性。

如图 8 - 2 和图 8 - 3 所示，第三批与第四批中基本公共服务行业的数量和投资额的对比情况，其中公共服务项目中养老 PPP 项目个数由 25 个下降至 8 个，投资额从 195.43 亿元下降至 45.04 亿元。

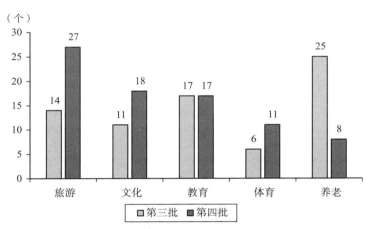

图 8 - 2　第三、四批基本公共服务项目个数对比

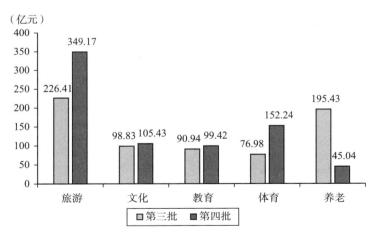

图 8 - 3　第三、四批基本公共服务项目的投资额对比

资料来源：由财政部政府和社会资本合作中心数据整理。

3. 养老 PPP 项目地域分布

从图 8 - 4 中可以看出，全国开展养老 PPP 项目的省份较多，地域覆盖范围较为广阔。在全国 31 个省区市（不包含港澳台地区）中，有 26 个省份在开展 PPP 项目，占地区总数的 83. 87%。其中，山东、河南和湖南三个省份养老 PPP 项目的拥有量较多，分别为 18 个、11 个、9 个。另外，从养老 PPP 项目的开展数量分析，部分地区未开展养老 PPP 项目，已开展养老 PPP 项目的部分地区数量不多，地域分布很不均衡。因此，在目前养老服务行业仍存在巨大供需缺口的背景下，养老服务 PPP 模式的应用就仍具有广阔的发展前景。

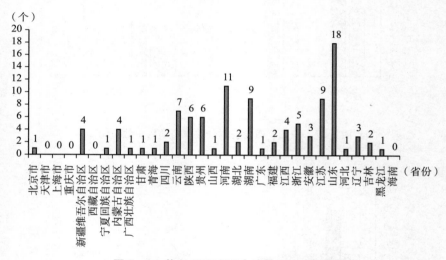

图 8 - 4　养老 PPP 项目全国地区分布数量

资料来源：由财政部政府和社会资本合作中心数据整理。

4. 养老 PPP 项目领域分布

如图 8 - 5 所示，截至 2018 年 11 月 22 日，养老 PPP 项目主要在医养结合、养老业、老年公寓三个领域落地生根、开花结果。我们对其分别进行阐述，医养结合具体包括医疗、护理、保健、康复等设备设施；养老业包括养老服务用品、养老服务设施等；老年公寓则主要是指养老服务机构，以养老住宅为主。在已落地的 107 个养老 PPP 项目中，养老业有 49 个（占 45%），老年公寓有 8 个（占 7%），医养结合多达 50 个（占 48%）。

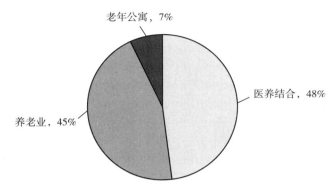

图 8 – 5　养老 PPP 项目的领域分布情况

资料来源：由财政部政府和社会资本合作中心数据整理。

5. 养老 PPP 项目发展所处阶段

养老 PPP 项目的操作程序依次可分为识别、准备、采购、执行和移交 5 个步骤。"识别"是 PPP 项目的起始阶段，主要由政府发起，其主要目的是挑选合适的 PPP 项目；"准备"阶段，顾名思义是为 PPP 项目的顺利开展做好前期准备工作，具体包括组建管理建构、编制项目方案以及文件的审核；"采购"阶段则涉及资格预审、采购文件编制、响应文件评审、谈判与合同签署等事项；"执行"阶段是整个 PPP 项目操作流程至关重要的一环，是将前面阶段的筹划、准备落地实现的过程。"执行"阶段开始产生收益，具体包括项目公司成立、融资管理、绩效监测、中期评估几个步骤，耗费时间从几年、十几年甚至三十几年不等。"移交"是整个养老 PPP 项目的收尾阶段，主要包括移交准备、性能测试、资产交割和绩效评价等工作内容，其中性能测试环节对整个"移交"过程至关重要。

如图 8 – 6 所示，目前中国还没有进入移交阶段的养老 PPP 项目。大部分养老 PPP 项目主要集中在初期的识别阶段，共有 90 个，占比 45.7%；准备阶段的养老 PPP 项目拥有 26 个，占比约为 13.2%；采购阶段的项目占共有 25 个，占比约为 12.6%；进度较快、养老 PPP 项目进入执行阶段的共有 56 个，占比约为 28.4%。

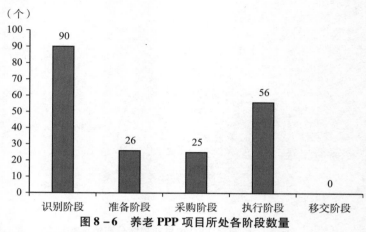

图 8 - 6　养老 PPP 项目所处各阶段数量

资料来源：由财政部政府和社会资本合作中心数据整理。

6. 养老 PPP 项目资金情况

如图 8 - 7 所示，截至 2018 年 11 月 22 日，目前在项目库中的 107 个养老 PPP 项目，投资金额在 1 亿元以下的有 15 个，占比 14%；投资金额在 1 亿~3 亿元区间的共有 32 个，占比约为 30%；投资金额在 3 亿~10 亿元的有 38 个，占比约为 35.5%；10 亿元以上的共有 22 个，占比约为 20.5%。

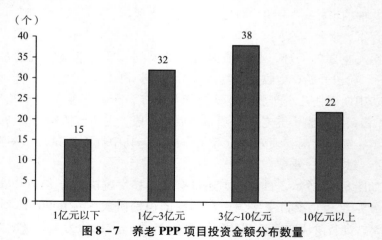

图 8 - 7　养老 PPP 项目投资金额分布数量

资料来源：由财政部政府和社会资本合作中心数据整理。

8.1.2　国内长期照护服务 PPP 项目运作现状

推动 PPP 模式在长期照护服务领域的应用具有重要的现实意义，有效增加了长期照护服务供给量，如东中医院医养结合项目和盐城市亭湖区福利中心项目分别可满足 1000 人和 1500 人的长期照护服务需求。失能老人长期照护服务需求具有专业性、正规性、连续性、耗时长等特点，对此应对失能老人提供更为多元化、专业化、细致化的长期照护服务，切实减轻失能老人及其家庭的长期照护服务重担。当前，从全国各地的实践与探索经验来看，推行发展的失能老人长期照护服务 PPP 供给模式具有不同的运作方式可资借鉴，具体情况介绍如下。

1. 上海市金山区颐和苑老年服务中心

颐和苑老年服务中心属于社会资本探索举办、政府扶持的非营利性养老院、养护院。该项目采取 BOO 运作模式，见图 8 - 8。由颐和苑老年服务中心投资开发建设，政府在土地划拨、床位建设、税收优惠等方面提供支持。项目总规划约 200 亩，总投资约 12 亿元，分三期建设，全部建成后可提供约 2500 余张床位。在项目一期建设中，上海市政府以市、区两级床位补贴的方式投入了约 30% 的建设资金，社会资本方负担剩下的 70%。除牵涉政府与社会力量合作、养（养老院）护（养护院）与医（附设老年护理院）合作外，颐和苑与丹麦执事家园签订协议，由丹麦人全权负责养护区的标准建设和运营。通过引进丹麦先进的养老理念和方式，机构内护理人员的整体服务水准得到提升。据了解，养老机构接受政府部门指导定价，入住老人平均每月费用在 5000 元左右，需照护服务的老人费用为 5500 元。此收费标准高于一般公办养老机构、低于商业性养老公寓，项目一期床位几乎已满。

上海市自 2018 年 1 月 1 日起，在全市范围内开展长期照护保险制度试点工作。申请人向就近的社区事务受理中心提交申请，经评估机构鉴定失能程度为二至六级的老人都可享受长期照护保险待遇，由定点机构提供相应照护服务内容并按规定结算费用，见图 8 - 9。

209

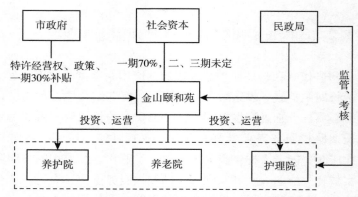

图 8-8 金山区颐和苑 BOO 项目运作模式

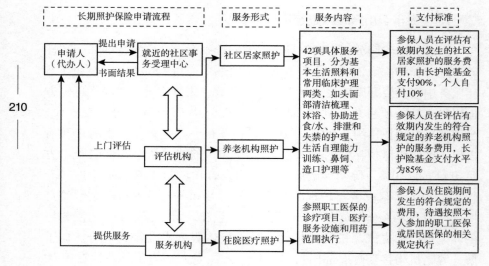

图 8-9 上海市长期照护保险服务试点情况介绍

2. 南京市泰乐城优养全护之家

泰乐城优养全护之家是国内较早采用 PPP 模式的一批养老服务机构。2014 年，江苏泰乐城老年产业投资公司与南京市建邺区政府采取 BOT 形式建成了近两万平方米的集机构养老、老年康复、社区卫生服务、老年产品展销、居家养老服务为一体的"泰乐城"城市社区养老综合体，见图 8-10。具体由政府划拨土地，江苏融科投资有限公司投资运营，产业隶属于江苏泰乐城老年产业投资有限公司。泰乐城负担前期建设和运营支出，并享有 40 年经营权，期满后无偿转让给建邺区政府；政府则免除土地出让金，并给予相关建设运营补贴。截至 2017 年 8月，泰乐城机构的整体入住率达到90%，入住老人平均年龄为81.9 岁。

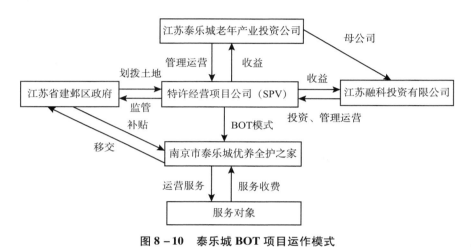

图 8 - 10　泰乐城 BOT 项目运作模式

　　泰乐城优养全护之家分为养老中心和护理院，为全年龄段老人打造从居家到机构，从健康到失能至临终，集生活照料、健康管理、精神关爱为一体的 360 度服务体系，见图 8 - 11。泰乐城首创国内医疗养老PPP 发展模式，引进专业化、年轻化医疗团队运作，积极构建区域性医疗养老投资产业生态圈，探索"政府资源"和"社会资本"共赢的合作新模式。目前，泰乐城发展模式已相对成熟，机构还可享受政府发放的 100 元/床位/月运营补贴，但这也是杯水车薪。因此，泰乐城优养全护之家仍需探寻更合适的盈利模式。

3. 北京市朝阳区第二社会福利中心（恭和老年公寓）

　　北京市朝阳区第二社会福利中心占地 5600 平方米，是全市首家采用 PPP 模式的养老服务项目。该项目采用 ROT 运作模式，见图 8 - 12，将政府投资建设的养老设施委托给专业社会投资人（乐成集团养老服务公司）进行适老化改造并负责运营管理。项目前期建设由政府出资，投资约 19145 万元；后期运营改造由社会投资人出资，投资约 1669 万元。

社会投资人注册民办非企业"朝阳区第二社会福利中心"负责设施运营、维护，合作期 10 年，其间运营机构享有项目资产的使用权、经营权和收益权。养老公寓中共设养老床位 469 张，20% 的床位（94 张）留给特困、失独等享受社会保障的老人，80% 的床位对外开放。

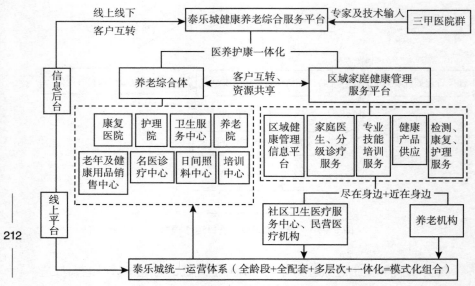

图 8-11　泰乐城优养全护之家统一运营体系

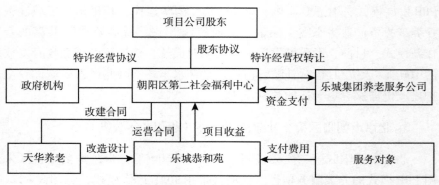

图 8-12　朝阳区第二社会福利中心 ROT 项目运作模式

　　"二福"项目收入主要来源于使用者付费以及政府依据考核结果给予的管理费两部分。另外，依据第三方监督机构的评估分数，政府从运营利润中提取一部分以"基本管理费 + 绩效奖励"的方式使社会资本方获得合理回报，见表 8 - 2。总体而言，该项目的创新建设运营模式可有效发挥公办养老机构的示范引领作用，为在全市甚至在全国范围探索出一套可复制、可推广、可落地的养老服务 PPP 供给模式。

表 8 - 2　　　　　　　依据评分社会投资人利润提取比例

综合评价得分（分）	利润提取比例（%）
80～85	5
86～90	8
91～95	10
96～100	11

4. 淄博市博山姚家峪养老生态中心 PPP 项目

　　博山姚家峪养老生态中心占地约 430 亩，是以生态养生养老为基础，医疗、保健、康复为保障建设的大型、综合性养老社区。该项目采取 BOT 运作方式，见图 8 - 13，由社会资本方淄博泰和房地产开发有限责任公司（联合体）与博山区民政局签署特许经营协议，同时注册山东凯富瑞生态颐养有限公司，负责具体的融资、建设、运营。项目总投资 19.25 亿元，其中 22.09% 的资金由政府和社会资本自筹解决，其他资金由合资成立的淄博凯富瑞生态颐养有限公司向金融机构融资解决。该 PPP 项目的特许经营权期限为 50 年，第一期特许经营权为 30 年，其中建设期为 8 年、运营期为 22 年，政府出资在该特许经营期内不参与经营分红；第二期特许经营权为 20 年，国有出资人和社会资本方按出资额度比例进行分红。特许经营期内，项目公司负责投融资、建设、运营管理及移交等工作。期满后，项目公司无偿将 PPP 项目移交给博山区政府。据了解，姚家峪养老生态中心计划于 2020 年 4 月全部竣工。届时，可容纳 10000 人养生养老。

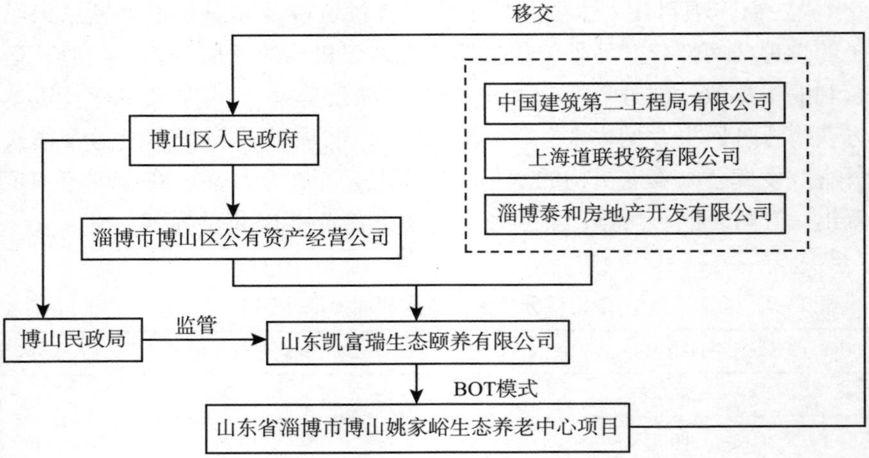

移交

中国建筑第二工程局有限公司

上海道联投资有限公司

淄博泰和房地产开发有限公司

博山区人民政府

淄博市博山区公有资产经营公司

博山民政局 — 监管 → 山东凯富瑞生态颐养有限公司

BOT模式

山东省淄博市博山姚家峪生态养老中心项目

图 8-13　淄博市博山姚家峪 BOT 项目运作模式

5. 蓬莱市社会福利中心项目

政府特许经营出现于 19 世纪 40 年代，是公共服务 PPP 模式中最重要、最常见的方式。长期照护服务特许经营类 PPP 供给模式主要有 BOT 及 TOT 两种实现形式，不同实现形式下政府与社会资本需承担不同的责任与义务，但均需在特许经营期限结束后将项目的使用权或所有权移交给政府。

蓬莱市社会福利中心项目属于特许经营类长期照护服务 PPP 供给模式，具体采用 BOT 的运作方式。该项目由政府划拨土地，蓬莱市民政局、北京易华录信息技术股份有限公司、华录健康养老发展有限公司、烟台金宇集团共同投资成立。顺应"互联网 + 养老"发展趋势，大力发展以智慧养老项目为基础的长期照护服务 PPP 供给模式。通过引进先进的健康管理平台，借助 APP、微信、网站、呼叫中心等方式，对接远程医疗、社区医疗等医疗服务，实现医养结合。基于互联网云端数据的监控平台，实现对老年人等失能群体服务对象需求的实时响应和对日间照料中心和其他服务供给端的派单服务。福利中心设计床位 1400 张，其中 800 张用于集中供养兜底的老年人群体，剩余 600 张床位向社会有需求人群延伸开放。

江苏省南通市是全国首批照护保险试点城市之一，南通市北护理院是市政府推出的"公建民营"TOT 模式的试点项目。该项目由港闸区委、区政府划拨 34.5 亩土地，投入 2 亿元建成，总床位数达 800 张。其中，600 张床位由上海申丞医疗投资控股有限公司专业负责运营，合作期限为 15 年。上海申丞专业医疗团队，以"医养结合"为主导服务内容，全方位提供医疗、康复、养老相融合的服务内容。南通市北护理院自 2017 年 1 月开始运营，老人需经护理评估后才可办理入住，单日针对失能、半失能老人的照护费用为 80 元和 100 元。南通市长期护理保险从 2016 年元旦正式实施，已取得明显成效。下一步工作重点逐步向农村拓展，使"长护险"作为拉动长期照护服务业的引擎作用更加明显。

6. 安徽政府购买服务类长期照护服务 PPP 供给模式

加快政府购买公共服务中 PPP 模式的全面构建，是当前各级政府减轻财政负担的一个重要途径。调研中，合肥市政府购买服务类长期照护服务 PPP 供给模式以购买居家照护服务为典型。合肥市民政局作为购买主体，通过社会公开招标的方式确定 PPP 居家养老合作的社会资本。同时，政府部门借助独立的第三方评估体系，综合评价量化 PPP 模式下私人部门提供居家养老服务水平以及潜在的市民需求，推动建立动态监管机制。该模式充分考虑到老年人恋家的传统思想，采取政府购买居家服务的方式为老人提供生活照料、医疗保健、家政服务、紧急救助、精神慰藉等长期照护服务内容，以半公益、半盈利的形式运作，促进了社会相关服务产业的发展。但实施中也暴露出政府购买服务需求难以明确和服务绩效评估难以到位等问题。

7. 寿光市福缘颐养中心的政府与社会资本合作（PPP）项目

福缘颐养中心项目是寿光市人民政府为健全养老服务网络打造的一处大型养老机构。该项目采用 BOT 运作模式，寿光市远大建筑有限公司与政府制定机构合资成立项目公司负责筹集资金、建设、运营、移交等工作。寿光市政府部门则做好征地、拆迁等工作。按照协议中股权结构的规定，社会资本方出资额不少于 90%，政府方出资比例不高于10%，项目合作期限不少于 10 年，运营期不少于 8 年。合作期内社会资本投资收益率每年不高于 8%，不足部分由政府安排可行性缺口补助解决。该项目本计划 2018 年 5 月投入使用，但 2017 年 8 月调研时发现，因社会资本方资金链断裂，项目停工了一段时间，延长了最终交付时间。

8.2　长期照护服务 PPP 项目面临的挑战

结合上述对于失能老人长期照护服务 PPP 项目运作实施状况的各方面分析，政府相关政策倾斜成为推进失能老人长期照护服务领域改革的有力抓手，是我们改革思路的进一步创新。但由于项目本身的一些固有限制，相比传统养老服务模式，失能老人长期照护服务 PPP 项目有效提高其服务质量和管理运营效率等优势还没有得到充分发挥。

8.2.1　失能老人长期照护服务体系政策与法律保障不完善

1. 现有养老服务资金补助政策与实际需求对应性差

为了进一步加大对养老服务业的扶持、保障力度，相关部门按照规定依法落实对民办养老机构建设用地予以优先审批、水电气暖予以税收优惠、床位建设予以补贴等政策。全国各省份根据中央政策文件精神，注重结合本省份的实际情况，全面落实对养老机构划拨"两项补贴"的工作。其中，各省份的补贴政策依据经济发展水平而有所差异，建设补贴额度从每张床位补贴 1000 元～40000 元不等，床位运营补贴额度在每人每月 30 元～2250 元，大多集中在每人每月 100 元～500 元。① 另外，针对养老服务机构补贴额度的划分标准各地有所不同，主要以接收入住老人的身体健康状况为依据，但也有诸如杭州市、杨浦区将养老服务机构的星级评定作为衡量标准。但纵览全国各省份的养老机构建设运营补贴政策，税收优惠与政府补贴都是以"床位"数量作为衡量标准，从而忽略了老人照护服务需求与现实购买力的"人数"差距。例如，

---

① 根据各省份民政官网相关资料汇总整理得出。

《中国老龄事业发展报告（2013）》中指出，2012 年政府共投入 31 亿元用于社会养老服务体系的试点设施建设，按当年养老床位 390 万张和社区各类服务床位 17.6 万张，平均每张养老床位补贴 760 元。① 这些补贴资金款项仅用于床位建设，而对于失能老人所需的医疗护理、食宿费用等大项费用，政府政策上并没有清晰的资金补助支持，这导致老人入住养老院的成本很高，低收入家庭根本难以负担。因此，不难理解，为何部分养老机构存在"空床很多"与老人"无力入住"并存的困境。

另外，中国为了保障高龄老年人的生活，增加其福利待遇，特制定了高龄津补贴制度。总体上，高龄津贴的受益人群为 60 岁及以上的老年人，年龄越高享有津贴的补助额度越大。具体来说，60～89 岁老人平均每月可领取 50 元～100 元的高龄津贴，90 岁及以上的则可领取 100 元～200 元，经济发展水平较高的省份地区老年人平均每月甚至可以领到 300 元。实践中，很多地区高龄津贴是以"购买券"的形式发放，通过这些"购买券"，老人可以在社区附近使用兑现，如理发、用餐、购买米面粮油等。但现实生活中，由于社区或街道办事处与这些所需服务的供应者协调不当未形成统一共识，从而导致出现失能老人的高龄津贴资金未被有效利用的情况。

217

2. 长期照护服务 PPP 供给模式项目法律保障有待完善，契约精神薄弱

尽管国家发改委和财政部两部委均出台了一系列 PPP 规范性文件，但至今尚没有一部专门针对 PPP 模式的法律法规。2015 年六部委联合发布的《基础设施和公共事业特许经营管理办法》被公认为是我国 PPP 模式"基本法"，但特许经营只是 PPP 分类中的一种。所以，此法律文件并不具有普适性。另外，养老服务业 PPP 项目又需要财政部、民政部、人社部等多个部委间的合力推进。因此，养老服务业 PPP 项目立法或是操作指南还应注意与其他各部委法律、规范的衔接和统一。此外，正像业界所说：PPP 不是一场婚礼而是一场婚姻。除养老服务业 PPP 项目法律制度不健全外，地方政府的契约精神也有待加强。实践中，政府部门常处于主导、强势地位，而一旦发生信用风险，如面临政府换届、

① 中国财经报：《去年国家投入 31 亿元建设养老服务体系设施》，http：//www.whcz.gov.cn/art/2013/3/5/art_5362_291958.html，2013－03－05。

重大政策调整导致原有 PPP 合同不被认可等问题，将会严重损害社会资本方的合法权益。

8.2.2 长期照护服务 PPP 项目供给结构有待优化

1. 长期照护服务 PPP 项目供给结构有待优化

长期照护服务 PPP 供给模式中，社会资本出于利润、资金回收期等方面考虑，倾向于将中高端老年群体界定为主要服务对象，为其提供高质量、专业化的长期照护服务。但大部分老年人的支付能力有限，长期照护服务的供需矛盾仍不能得到解决。因此，在长期照护服务 PPP 供给模式的政策引导中，应重点优化长期照护服务 PPP 项目的供给结构，优先支持中低端长期照护服务机构的发展，出台分级长期照护服务机构标准，为老年群体提供更合理的长期照护服务。①

（1）长期照护服务 PPP 项目数量少且落地率低。一是总体来讲，基于风险等方面考虑，社会资本参与长期照护服务 PPP 项目的合作实现形式较为单一，即以 BOT 和 BOO 两种方式为主。其中，绝大部分是 BOT，其次是 BOO。二是失能老人长期照护服务 PPP 项目区域发展差异较大，存在不平衡现象。例如，江苏省、山东省、江西省、河北省、河南省等省份申请 PPP 立项较多，投资额也较大，而有一些省份的 PPP 项目或刚刚起步或尚未获得立项审批。相比于长期照护服务业的巨大需求，养老 PPP 模式的项目数量不多，区域分布不均，项目的落地率也较低。截止到 2017 年 10 月 31 日，全国 PPP 项目共 14059 个，其中养老 PPP 项目 307 个，仅占 2.18%，目前 PPP 模式在养老服务业的热情还不高，主要还是集中在市政公共设施领域，对于公共服务领域尤其是养老业还要政府出台相关政策，鼓励和引导社会资本的进入，保障和促进其发展。养老 PPP 项目的总投资约 1960 亿元，相比于养老服务市场的万亿需求还有很大的缺口。

（2）不同性质的长期照护服务 PPP 项目布局规划不合理。按照项目所属性质的不同，长期照护服务机构可以分为福利型、非营利型与营

---

① 徐宏、岳乾月：《新时代背景下长期照护服务 PPP 供给模式研究》，载于《山东社会科学》2018 年第 8 期，第 90～96 页。

利型三种。第一，福利型长期照护服务机构是由国家提供一定的资金支持，政府负责管理运营的为失能老人提供基本生活所需的服务机构。对失能老人来讲，福利型长期照护服务机构的入住成本最低。第二，非营利型长期照护服务机构同样不以营利为目的，是由企事业单位、公益组织、社会团体或个人等第三部门组织成立的失能老人服务机构。一般而言，政府部门对非营利型长期照护服务机构的政策扶持力度较大，享有税收等优惠。第三，营利型长期照护服务机构就不难理解，社会资本通过 PPP 模式参与进来，利润率是其中的重要考量。如若前期调研不当，很容易导致长期照护服务机构的收费体制与失能老人的购买力有很大出入。相比较而言，福利型、非营利型长期照护服务机构都具有收费低的天然优势。

另外，尽管长期照护服务机构的数量较少，但也存在福利型、非营利型和营利型长期照护服务机构布局板块不合理的现象，从而造成以上三种性质的长期照护服务机构未能相辅相成、互为补充。例如，部分长期照护服务 PPP 项目在识别阶段，对辖区内失能老人的长期照护服务需求、工资水平、消费能力、风俗水平、人文观念以及区域内长期照护服务的供需缺口等缺乏详细调研，从而造成政策顶层设计缺乏针对性和合理规划，同时也会对后续政策的落地实施、监管评估等造成影响。

（3）长期照护服务 PPP 项目大多采用新建，整合现有资源力度不够。在我国一系列加快养老服务 PPP 模式发展的政策性引导下，关于失能老人长期照护服务 PPP 项目的数量和投资额均得到了快速增长。值得注意的是，长期照护服务 PPP 项目大多采用新建，而整合现有资源向 PPP 模式转化的较少。从整个养老服务 PPP 项目视角来看，新建的养老服务 PPP 项目对社会资本方的融资能力和建设能力要求较高。特别是涉及新建项目征拆迁费纳入项目总投资时，社会资本或项目公司的前期投入支出更大。养老服务业特点决定了养老机构投资回收期长、利润低，加上风险较高，项目融资难度大，若养老服务 PPP 项目中政府支持力度不够或没有合理的价值补偿机制做保障，很难对社会资本方产生足够的吸引力。同时，新建养老服务 PPP 项目对社会资本方的完工周期、建设成本、施工方案、材料设备、规划设计也提出了较高要求。另外，养老服务 PPP 项目大规模采用新建方式时，忽略了对现有存量养老服务资源的整合，造成政府、社区以及民营养老机构间资源、信息的共享力度不足。否则，三方参与主体独立提供养老服务，容易造成资源浪费、服务盲区等问题出现。借鉴养老服务 PPP 项目经验，失能老人长期照护服务 PPP 项目应在前期准备阶段，重视区域内现有的存量资源，最好在整合现有长期照护服务资源的基础上向 PPP 模式转化。

（4）长期照护服务业需求与社会资本投资供给不对接。近年来，随着失能老人长期照护服务需求的多元化，社会资本基于缩短投资回报周期和追求利润最大化的考虑，现行长期照护服务 PPP 项目大都热衷于走中高端路线，即社会资本方大多对医养结合、老年公寓、生态养老院等高端长期照护服务 PPP 项目趋之若鹜，而对于福利中心、康复中心等基本保障类长期照护服务 PPP 项目则兴趣不大。但现阶段，我国失能老人绝大多数的需求仍是以获得优质基本保障类的长期照护服务为主。因此，这就造成了失能老人中低端需求与社会资本优质走高端长期照护服务供给的不平衡。与此同时，高昂的收费标准对低收入老年群体享受优质的服务设置了高门槛。尤其是针对农村或是城市边缘的老年人群体，单纯依靠养老金、退休金很难负担其入住费用。① 同时，这样的定价标准显然也是有悖于我国长期照护服务业领域推进 PPP 模式发展的公益性原则，即优先支持保障型基本养老和改善型中端养老服务发展。从这个角度出发，长期照护服务 PPP 项目在设计初期就需要考虑不同的收费标准和收费方式以及其可能带来的社会影响，从而建立合理的收费机制以及补贴机制。

（5）社会资本方积极性不高。首先，长期照护服务业的投资巨大，长期照护的服务对象是失能老人，虽然随着社会的进步，老年群体的消费观念逐渐发生变化，消费水平逐步提高，但是相比于其他社会群体来说他们的支付能力整体偏弱，利润率偏低，其投资回收期在 20～30 年，投资回收期过长，也使得逐利的社会资本望而却步。其次，长期照护服务业属于服务业，与其他行业不同，不同的服务等级和服务类型，收费价格也不一样，收费价格对投资人的投资回报率和投资回收期有直接影响，这也就导致项目方案设计的复杂性，价格机制的设置直接影响社会资本的投资意愿。最后，长期照护服务 PPP 项目多是由政府部门主动发起，因此合作过程中社会资本的话语权较小，这也是社会资本选择参与

---

① 徐宏、岳乾月：《养老服务业 PPP 发展模式及路径优化》，载于《财经科学》2018 年第 5 期，第 119～132 页。

长期照护服务 PPP 项目会有所介意的问题。另外，根据"十三五"期间国家老龄事业发展和养老体系建设主要指标，政府部门负责运营的护理型养老床位占比不低于 30%，而将失能老人长期照护服务供给的主要责任移交给社会力量。如此，容易导致社会资本对长期照护服务 PPP 项目创收能力缺乏自信，因此社会资本不敢贸然参与长期照护服务 PPP 项目。

2. 长期照护服务 PPP 项目合作双方职责有待厘清

（1）政府职责边界不清晰。所谓职责边界界定不清晰主要体现为政府"越位""缺位"以及"不到位"三方面问题。"越位"是指政府管不该管的事情，而该项工作完全可以交给市场和社会主体自主解决。"缺位"是指政府该做的事情却没有完成好，如政府部门在长期照护服务领域的基本兜底功能未能充分体现，如在长期照护服务机构合理布局规划、政策支持、监督管理、照护人员队伍建设等方面缺位等。"不到位"具体来讲，是指政府对失能老人长期照护服务供给的不到位，失能老人的长期照护服务需求未能得到有效满足等。总之，政府"越位""缺位""不到位"所导致的偏差会直接影响和决定了市场和社会自主能动性作用的发挥，从而引发政府对长期照护服务领域培育与支持力度不足的后果。

（2）社会资本承担的责任和利益不对称。社会资本选择参与长期照护服务 PPP 项目的意愿大小取决于其对风险和收益的衡量，即风险越小，收益越大，社会资本越倾向于投资参与长期照护服务 PPP 项目。目前，在中国现有的政策体系框架下，政策文件中虽然提及要"合理界定政府和社会资本合作提供的养老服务边界"，但对于"边界"的界定却十分笼统，如政府权力的边界，优惠政策是更多支持长期照护服务 PPP 项目中的基本服务还是有偿服务难以区分清楚。在这种制度体系框架下，政府与社会资本双方都想要趋利避害，分享更多收益成果，减轻承担的风险。当前，中国仍以公益型引领养老服务业发展，这种客观环境与尚不完善的风险分担与利益共享制度，导致社会资本承担的责任和获取利益不对称，从而影响资源在整个养老服务领域内的流动。

8.2.3 长期照护服务 PPP 项目双方合作路径有待规范

1. 失能老人长期照护服务 PPP 项目前期论证可行性不严谨

失能老人长期照护服务 PPP 项目中的识别阶段由政府或社会资本发起（以政府发起为主），主要任务是论证筛选出适宜采用 PPP 模式运作的养老服务项目，包括项目发起、项目筛选、物有所值评价和财政承受能力论证四个阶段，以此做好项目储备工作。英国常采用"物有所值"分析方法来评价 PPP 模式的应用性和可行性，其中对项目的经营效率和服务质量尤为关注。但中国养老服务业应用 PPP 发展模式尚未形成科学、系统的前期评价体系，对项目的物有所值评价多以从采用 PPP 模式与传统模式相比是否增加供给、优化风险分配、提高运营效率等方面进行定性评价。另外，由于基准数据缺乏、咨询公司不专业、不独立等原因，对养老服务业 PPP 项目的定量分析也很难完成。综上所述，养老服务 PPP 项目物有所值评价常流于形式，导致其数量快速增加，质量却参差不齐。

2. 中介组织服务资质参差不齐

由于失能老人长期照护服务 PPP 项目是一项系统且烦琐的工程，在此过程中，需要政府部门以及很多职能部门提供支持并辅以紧密配合。而这其中需要社会中介机构、会计师事务所、法律事务所等机构部门的专家群体群策群力，共同为其提供智力支持，从而使得整个长期照护服务 PPP 项目立项与运作达到较高的专业化水平。这无论是对于政府还是社会资本来说，通过以购买服务的方式引入"第三方"，让专业的人去做专业的事，不得不说是促进长期照护服务 PPP 项目成功落地进程的一条捷径，是"1+1+1＞3"绩效提升机制不可或缺的重要组成部分。但尽管理论上切实可行，而实践中偏离既定初心的事情却时有发生。例如，有些地方政府急功近利，过度关注政绩，导致在与社会资本合作洽谈过程中，缺乏规范的制度体系，第三方中介被架空成为外在形式；另外，伴随着养老服务 PPP 项目的深度布局扩展，市场上大量的相关服务咨询公司应运而生，资质也是参差不齐，实施方案、物有所值评价报告和财政承受能力论证报告等文件缺少了必要的专业性。近年来，从财政部发布的 PPP 项目库清理实施意见来看，未来低质量的 PPP 项目入库会更加困难，咨询服务机构若不提升自身专业业务能力，就无法满足项目方案合规的基本要求，更谈不上长远的发展。

3. 社会资本方遴选机制有待规范

众所周知，长期照护服务 PPP 项目具有建设周期长、回报率较低、公益性等属性，社会资本对此参与的积极性都不太高。因此，为避免风险，在长期照护服务 PPP 项目投资发起、利益分配、收费方式、监督退出等机制尚未明朗清晰的情况下，社会资本常表现出谨慎的观望态度。同时，由于长期照护服务业周期长、投入大等性质，合作的社会资本方需具备一定的实力基础。通常社会资本需具备"前期决策""中期建设""后期运营"三阶段的胜任素质，即有投融资巨大金额的项目资金、按百年工程标准组织好项目建设、运营阶段实现经济效益和社会效益双丰收的综合能力。目前，国内具备这些综合能力的社会资本还很稀少。有些社会资本方注重短期利益而轻视长期运营，"项目建好就拿钱，项目落地就走人"。有些社会资本则是自有资金实力不足，"小马拉大车"。如寿光福缘颐养中心 PPP 项目因社会资本方资金资金不足的问题，已导致项目于 2017 年上半年停工一段时间。另外，理论上长期照护服务 PPP 项目可以参照养老服务 PPP 项目组建社会资本联合体的方式，但由于联合体的责任与利益划分、连带责任的法律界定不清晰、联合体本身的不稳定等问题，因此长期照护服务 PPP 项目的社会资本方较难选择。

8.2.4 长期照护服务 PPP 模式人才队伍建设不足

随着中国老龄化、失能化程度的不断加剧，以老年人为主的长期照护服务群体数量将持续增加，专业服务人员开始成为 21 世纪较为紧俏的人才之一。但无论是医院"护工"还是居家"保姆"市场，长期照护服务人才需求的缺口都很大。按照国际标准失能老人与护理员 3∶1 的配置标准推算，中国约 4000 万人的老年失能群体至少需要 1300 万护理员，而目前各类养老服务设施服务人员不到 50 万人。① 目前，上海、广东、广西、天津、河北等地的整体长期照护服务质量较高，专业技能技术人员与在院老人比例在 1∶5～1∶6 之间，与标准 1∶3 的人才配置比例相比还存在不小差距。与此同时，长期照护服务业因工资待遇低、劳动强度大、社会地位低、工作风险大等原因，人员流失率很高。另外，我国养老服务业内仅有国家人社部颁发的养老护理员上岗证，缺乏长期照护服务供给端的职业标准以及分类，基层从业人员的专业性和标准化难以保障。相较于日本、德国、丹麦等国家较完善的长期照护服务人才队伍体系建设，中国基层照护护理员面临增长与短缺并存的问题，机构内的高级管理人才基本依靠自发形成，欠缺长期人才队伍建设的规划与体系，成为眼下亟待突破的现实难题。见表 8-3。

表 8-3　　　　　不同国家长期照护服务人才配置基本情况

国家	人力资源	培养方式	职业资格证书设置	照护比 护理员∶服务对象
中国	4050 名中年妇女、下岗、退休职工	学历教育＋职业培训，尚未形成系统的人才培养体系	有普通的养老护理员证，无专业长期照护服务护理员证	上海、广东、天津等地机构的照护比较突出，在 1∶5～1∶6 左右，平均水平在 1∶10 左右
日本	护理福祉士、访问护理员	传统学校教育（本科和职业教育）＋严格的职业资格证考试	介护福祉士资格证 医师、护理、营养师、针灸推拿师等人员除具备从业资格外，从业时间达到 5 年以上	1∶3 每三名入住老人必须配备一名介护士资格的专业人员
德国	专业照护人员、居家上门护理人员	中专培训、继续护理教育、学位教育＋机构培训	健康与医疗护士资格证书（德国注册护士资格证书）、护理福利士（必须通过国家考试才会有从业资格）	1∶2.5 每个护理支撑网点中的 1 名照护人员服务 2.5 名照护对象

---

① 中国经济网：《全国养老服务人才需求缺口巨大》，http：//finance. china. com. cn/roll/20170720/4316804. shtml，2017 - 7 - 20。

续表

国家	人力资源	培养方式	职业资格证书设置	照护比 护理员：服务对象
丹麦	家庭助理、助理护士、护士	完善的本科护理专业教育＋深入的职业培训	本科专业护理学位直接获得养老护理员资质	1：2 社区养老服务机构中一般是 2 名老人对应 1 名社区雇用的护士和家庭照护人员

　　另外，长期照护服务 PPP 项目的人员必须是复合型人才，需要懂专业、懂行业、懂金融管理、懂法律和运营等内容。但相对于巨大的长期照护服务 PPP 项目人才需求，满足条件的更是凤毛麟角。中国养老服务专业招生人数少，招生困难。2017 年，全国开办老年服务专业的高职院校仅有 86 所，每所学校招生人数不超过 100 人。而在这有限的专业人才中，同时具备养老 PPP 项目知识储备的人才更是少之又少。长远考虑，长期照护服务 PPP 供给模式急需突破专业人才短缺瓶颈，重视长期照护服务 PPP 人才队伍建设工作。

8.2.5　长期照护服务 PPP 项目运作后期监管缺失

　　从整个长期照护服务 PPP 项目的操作环节来看，对社会资本方在不同的监管阶段实行不同的监管内容是十分必要且困难的。从宏观角度而论，社会资本进入长期照护服务领域以利润为最终目标，而长期照护服务的供给则是以"公益"为出发点，若不介入监督管理，政府和社会资本方在价值观念方面的冲突就很难完全消失，任何一方非法牟利的风险就始终存在。同时，政府方也同样存在契约精神缺失的信用风险，一旦违约将会导致社会资本方难以承受的损失，从而打击了社会资本参与失能老人长期照护服务 PPP 项目的积极性。

　　另外，在具体的长期照护服务 PPP 项目下，社会资本方作为实际运营者大多提供的是软性服务，缺乏可量化的指标衡量分析，从而不利于对其进行规范。失能老人，作为长期照护服务供给的受众对象，其对于服务供给的评价反映了失能老人长期照护服务需求的满足程度，理应成为长期照护服务 PPP 项目评估体系的重要指标。但当前，缺少能够促使长期照护服务 PPP 项目内的政府、医院、长期照护服务机构、失能老人等多方协调、沟通合作的规范和监管实施细则。

1. 关键性衡量指标缺乏，监管难度大

当前，中国养老服务 PPP 发展模式方兴未艾，但应用中养老服务 PPP 供给模式仍存在政府监管环节滞后的障碍，缺乏对其监管应有的力度、广度和深度。一般基础设施 PPP 项目的建设和运营都可依据行业通用的衡量标准，制定一套硬性的衡量指标。譬如污水厂的排污能力、机构设施建设的质量标准、高速公路的运输能力等。相较于其他行业 PPP 项目，我国养老服务 PPP 项目的受众群体是老年人，提供的核心服务是一种"软性服务"，需要提供满足老年人对照料、陪伴、医疗的基本照护服务需求，甚至是包含临终关怀在内的特殊需求等服务事项。实操层面的养老服务 PPP 项目多以养老或护理床位、医疗设施、器械等硬件设施作为进行绩效考核的关键性衡量指标，较少或缺乏对服务质量的考核。这导致政府部门很难建立起一套完善的养老服务 PPP 项目的评价体系和规范标准来保障养老服务供给质量，对养老服务 PPP 项目的绩效评价常流于形式。从这个角度，长期照护服务 PPP 项目也属于养老服务 PPP 项目的一种，其关键性衡量指标同样缺乏，从而导致对其的监管难度加大。

2. 第三方独立监管评估力度不足

尽管 2017 年 12 月 29 日，国家标准委发布了国家标准《养老机构服务质量基本规范（357962017）》（以下简称《基本规范》）。《基本规范》对长期照护服务的相关标准提出了要求，但是由于长期照护服务 PPP 供给过程中对老年人长期照护服务需求把握不准，加上长期照护服务 PPP 供给模式不成熟，长期照护服务供给质量参差不齐。独立的第三方评估机构的监管评估不到位，导致长期照护服务 PPP 项目尚且没有统一、明确的服务质量评估标准，其服务项目时长、流程也缺乏规范、科学的规章制度，甚至是纸上谈兵。因此，急需独立的第三方评估机构基于相关标准对长期照护服务进行监督评估，配套相应的动态标准对长期照护服务 PPP 供给模式的服务效果进行监督和评估。

8.2.6　失能老人长期照护服务 PPP 项目存在潜在风险

1. 失能老人长期照护服务 PPP 项目风险产生的原因

如前所述，失能老人长期照护服务 PPP 项目的实施流程共分为 5 大阶段，流程链中的每个环节都紧密衔接，环环相扣。整体来看，长期照护服务 PPP 项目的操作流程较为烦琐，建设周期也多达 10 年以上，因此存在很多潜在风险，诸如政策、营运、财务、汇率风险等，究其原因主要是由以下三方面所导致的。

第一，失能老人长期照护服务 PPP 项目建设周期较长。失能老人长期照护服务业隶属于公共服务领域，其基础设施的建设周期一般都很长，投资大、资金回笼慢、收益率低是长期照护服务 PPP 项目的显著特点。一般来讲，长期照护服务 PPP 项目的生命周期普遍超过 20 年，在此期间很容易受到外在因素的影响，如宏观国家政策方面，2017 年，财政部下发了一系列 PPP 改革规范性管理文件，如对入库项目进行集中清理。另外，微观层面有产业调整、预期回报等因素有可能制约长期照护服务 PPP 项目有序推进，引发其面临诸多风险损失，从而导致长期照护服务 PPP 项目的中止或失败，最终只能政府兜底，增加其财政负债率。

第二，长期照护服务 PPP 项目风险分配不合理。科学设置公私双方的合作方式，搭建利益共享和风险分配机制是保障长期照护服务 PPP 项目获得可持续发展的重要前提。但总体来看，有些失能老人长期照护服务 PPP 项目却并未按照最适宜一方承担的原则去确立风险分担机制，以此来保证风险的合理分担和对长期照护服务 PPP 项目实施的总影响最小，而更多的情况是政府为意外中止或失败的长期照护服务 PPP 项目承担风险。这样的做法固然对政府一方是不公平的，但若将风险转嫁给社会资本，又会降低社会资本参与长期照护服务 PPP 项目的积极性。所以，在确定失能老人长期照护服务 PPP 项目合同时，在考虑现实外部动态因素的影响下，合理搭建利益共享和风险分担机制为长期照护服务 PPP 项目"保驾护航"。

第三，长期照护服务 PPP 项目缺少针对性政策支持。众所周知，PPP 模式在西方国家得到了普遍应用，有效推动了公共事业效率和质量的提升，但要想在中国"落地生根"，特别是使长期照护服务 PPP 项目开花结果，更是难上加难。总体而言，长期照护服务 PPP 项目尚处于初步探索阶段，国家政策层面也未有针对性的政策辅以支撑。目前，国家相关部门仅对 PPP 模式出台过政策，属于指导性或约束性文件，地方层面也据此出台过一些规范性文件，但国家层面的法律法规至今尚未出台。因此，对基本长期照护服务对象及相应的保障机制缺少统一明确的政策规范，容易导致执行实施过程中其合法性遭到质疑。

2. 失能老人长期照护服务 PPP 供给模式项目潜在风险分类

（1）顶层制度设计风险。究其根本，由于我国长期照护服务 PPP 项目尚处于"摸着石头过河"的探索阶段，且相关的法律法规也不健全。另外，自 2014 年起在一系列政策支持下，我国养老服务 PPP 项目的数量出现较快增长。同时，前期准备不到位、不适宜采用 PPP 模式实施、不符合规范运作要求等问题也都凸显出来，对养老服务业 PPP 发展模式进行规范已成当务之急。聚焦于失能老人长期照护服务 PPP 项目，由于对整个 PPP 项目提质增效的规范化管理，其项目合同的相关条款、产品或服务收费、服务市场需求等因素均会有所变动，从而导致项目达不到预期效果而被迫中止或宣告失败。

（2）政府层面风险。众所周知，长期照护服务 PPP 项目投资额较大、合作周期较长，同时涉及中介服务咨询机构、运营商等多方利益主体。因此，急需与政府部门建立长期稳定可预期的合作和支持机制。而当下各地推广发展长期照护服务 PPP 项目，普遍存在履约保证变动大的难题。部分地方政府对长期照护服务 PPP 发展模式的认知水平不够，执行力又较弱，社会资本时常需要面临地方政府换届带来的政策变动风险。少数社会资本出于盈利考虑也会违背项目合同中关于服务或产品的质量承诺，或是项目收益未达到预期要求而不愿再履行合同，从而违背最初约定意志。

（3）外部不确定性风险。失能老人长期照护服务 PPP 项目在招标阶段确定中标的社会资本方后，双方会草签特许协议书，而后社会资本方需在有效时间内完成对该项目的融资，否则后果是被取消中标资格及没收投标保证金。通常，政府是按照"床位"数量对长期照护服务 PPP 项目划拨建设和运营补贴，但对整个项目的运营成本来说仍是"杯水车薪"，更何况对于政府的补贴能否及时且足额的到位更是没有明确规定。加之，失能老人长期照护服务 PPP 项目中社会资本方商业运作方式不当，不采取差异化发展的策略，有可能造成竞争力不足。另外，长期照护服务 PPP 项目的生命周期长、时间跨度大，随着外在宏观经济政策、人口环境等动态变化，存在其市场前景预测与社会实际需求之间的差异，从而导致长期照护服务 PPP 项目没有达到预期回报而面临中止或失败的后果。

（4）投资建设风险。大多新建长期照护服务 PPP 项目前期准备工作比较烦琐，需要全面考虑规划选址、征地拆迁的事项，而建设中又存在投资超支、工期延误、质量保障等问题。另外，失能老人群体的特殊长期照护服务需求对项目的建设区域、环境提出了很高要求，需要适宜老人居住。现阶段，长期照护服务 PPP 项目的土地多采取有偿划拨的方式取得，流程审批程序较多，用地成本也较高，这些显而易见的因素也会影响到后续长期照护服务 PPP 项目的正常运行。

（5）政策风险。政府对长期照护服务 PPP 项目实施具有决定性影响，任何不合理干预或政策变动都可能导致社会资本方的前期投入无法收回。如政府承诺的政策支持和优惠补贴，也可能因地方财政资金有限或基建投资计划、项目优先顺序等，影响项目进程和打击社会资本方的积极性。

（6）融资风险。长期照护服务的对象是失能老年群体，其是疾病高发人群，需承担很多风险。所以，长期照护服务 PPP 项目所在地的金融机构、商业保险机构对项目本身的营利性水平有所质疑，审慎考虑大多不愿主动参与，信贷支持多持观望态度，很容易出现项目融资困难的局面。

（7）传统社会舆论风险。受中国传统思想观念和风俗习惯影响，失能老年人"养儿防老"的观念根深蒂固，因此更容易接受家庭长期照护服务方式。失能老人长期照护服务 PPP 供给模式作为一种新型的供给方式，势必会面临一些接纳的阻力，其推广应用必然还要经历一段很长的适应期。

（8）市场定价运营风险。这主要是指失能老人长期照护服务 PPP

项目投入运营之后，由于其收费指导价或最高限价等的约束，可能会出现长期照护服务 PPP 项目运营机构难以在市场上站稳脚跟。长期照护服务 PPP 项目在充分考虑失能老人诉求的前提下，理应由市场起决定性作用，以动态的成本科学核算一个合理的价格区间。另外，长期照护服务 PPP 项目机构建设投入使用后，因届时长期照护服务供需状况可能发生变化，加之失能老人消费力有限，所以失能老人长期照护服务 PPP 项目的投资回收期会受到影响。

（9）运营管理风险。运营管理风险是指长期照护服务 PPP 项目建设完成后的运营阶段，可能会面临成本超支、收益不足、服务质量低下、专业人员经验不足等风险。

本 章 小 结

本章节共分为两节内容，分别阐述了当前长期照护服务 PPP 供给模式现状及其发展过程中所面临的一些挑战，以期在厘清失能老人长期照护服务 PPP 项目现实障碍的前提下，取他人所长，更好为优化失能老人长期照护服务 PPP 供给模式提供对策。

长久以来，中国长期照护服务在政策层面上被混同于养老服务中。基于这方面考虑，本章第一节从养老 PPP 项目数量、国家级示范 PPP 项目情况、养老 PPP 项目地域分布、养老 PPP 项目领域分布、养老 PPP 项目发展所处阶段、养老 PPP 项目投资金额共六方面简单介绍了养老服务 PPP 项目布局开展的基本情况。截至 2018 年 11 月 22 日，财政部政府和社会资本合作中心项目管理库和项目储备库中养老 PPP 项目的数量共计有 197 个，其中山东、河南、湖南遍布的养老 PPP 项目的数量较多。从全局来看，国家对养老 PPP 项目的运作仍在尝试与摸索中，目前我国还没有进入移交阶段的养老服务 PPP 项目，其中大部分项目主要集中在初期的识别阶段，比例高达 45.7%。同时，社会资本也只有小规模的试水，大部分仍处于观望状态，投资金额在 3 亿元～10 亿元的最多，比例约为 35.5%，投资金额 10 亿元以上的约为 20.5%，而养老 PPP 项目的整个投资类型主要是以养老业、医养结合、老年公寓为主。目前，失能老人长期照护服务 PPP 供给模式推广运用尚处于探索期，不断总结反思形成案例以供各相关部门借鉴参考尤为重要。为此，在本节第二部分，我们分别介绍了上海颐和苑、南京泰乐城、北京社会福利院、淄博姚家峪、蓬莱社会福利中心、安徽政府购买服务以及寿光福缘颐共七地失能老人长期照护服务 PPP 项目的运作开展情况，使大家有一个更为直观的了解，具体内容这里不再赘述。

本章第二节是对当前长期照护服务 PPP 项目发展过程中涌现出的问题以及挑战进行的总结分析。总体上，失能老人长期照护服务 PPP 项目面临以下六大挑战：政策与法律保障不完善、供给结构有待优化、项目双方合作路径有待规范、人才队伍不足、项目运作后期监管缺失，以及项目存在潜在风险的担忧。在完善失能老人长期照护服务 PPP 供给模式的最优路径部分，应重点从上述几方面考虑以探索相应的解决对策。

第9章 完善失能老人长期照护服务 PPP 供给模式的最优路径研究

本章在借鉴英国、美国、日本等国及香港地区失能老人长期照护服务 PPP 供给模式经验的基础上,基于"稳增长、调结构、促改革、惠民生、控风险"的原则,探寻低成本实现失能老人长期照护服务有效供给的动态最优路径。

9.1 创造良好的政策制度环境

创建良好的政策制度环境,尽快搭建好长期照护服务政策的主体框架,做好顶层设计工作,要求政府尽快从长期照护制度试点中总结经验,建立和健全失能老人长期照护制度,又要将现有的养老政策资源与已出台的地方长期照护制度政策资源有效衔接①,避免出现政策上的冲突与矛盾,弥补政策的局限性,同时还要谋划未来长期照护政策的方向。基于前期的实地调查,在关于政策环境方面,未来长期照护服务 PPP 供给模式应着重考虑以下四方面的内容。

9.1.1 精准定位和注重整合相关政策

长久以来,中国长期照护服务在政策层面上被混同在养老服务中,

---

① 邓大松、李玉娇:《失能老人长照服务体系构建与政策精准整合》,载于《西北大学学报(哲学社会科学版)》2017 年第 6 期,第 55 ~ 62 页。

而现实中一部分失能老人的长期照护服务又与医疗服务相提并论。① 在老龄化程度不断深入、失能率逐渐增加的今天，失能老人长期照护政策必须拥有一个相对独立、完整的政策体系，摆脱当前养老服务和长期照护服务混淆不清的现状。因此，首先，精准定位是一种思想上的重新认知，要把长期照护服务作为一个新的、独立的模块重新认识。旧有的养老政策依旧适用于失能老人，但未来的政策制定应该细化政策适用的对象。特别是在一些规范性的法规中，应该对失能老人进行细致的级别划分，可以按照年龄、失能程度、经济能力、子女状况等综合指标，来确定失能老人能够享受的待遇水平与标准。除此之外，各级人社部、卫健委、民政部等部门也应该做好与中央政府和地方政府的工作衔接，学习政策内容并正确理解与宣传政策内容，在医疗卫生、社会保险等领域做好政策的支持与配套工作。

其次，中国地理位置和资源禀赋的差异导致了区域间经济发展情况存在很大的悬殊，在有限的长期照护服务资源供给下，为了提高资源效率，应该根据区域发展情况，梯度推进长期照护服务供给工作，并逐步实现长期照护服务供需的平衡。如果说失能老人是社会中较为脆弱的群体，那么失能五保老人就可以说是失能老人中最为脆弱的一类，他们的身体和心理状态都存在不同程度的失能，没有经济能力，没有家庭，多数生活在偏远的农村地区。对于这一类群体来讲他们的权益是最容易受到侵害的，因此政府应该在立法中首先考虑到五保失能老人的权益②，确保生活在社会底层最需要帮助的人民的权益，视实际情况提供包括基本生活照料、精神慰藉等服务在内的长期照护服务包，统筹加快推进农村地区长期照护服务中心的基础设施建设，为欠发达地区链接优质资源。同时，对失能老人进行登记信息管理，政府可以授权下属部门进行失能老人长期照护服务信息登记与评估工作，也可以聘用第三方专业的评估公司开展评估工作。

总体来看，失能老人长期照护服务保障体系的建设和完善是一项复杂且烦琐的工程，涉及生活照护、医疗救护等多个领域，完善其顶层制

233

---

① 徐宏、岳乾月：《新时代背景下长期照护服务 PPP 供给模式研究》，载于《山东社会科学》2018 年第 8 期，第 90 ~ 96 页。

② 肖云、王冰燕：《中国五保失能老人长期照护服务的困境与解困》，载于《重庆大学学报（社会科学版）》2015 年第 4 期，第 103 ~ 108 页。

度设计，务必在政策上做到横向整合、纵向整合、纵横联通三方面的有效衔接和系统整合。具体介绍如下：

第一，横向整合。横向整合是指以长期照护服务为圆心，以具体项目内容、目标对象、项目标准等为半径，横向衔接相关政策，整合失能老人长期照护服务各项内容指标的政策，做到效率与公平兼顾，规范服务内容与流程。以大型的纲领性文件诸如《"十三五"国家老龄事业发展和养老体系建设规划》《"十三五"卫生与健康规划》《关于印发"十三五"健康老龄化规划的通知》为指导，结合《关于加快发展养老服务业的若干意见》《关于促进健康服务业发展的若干意见》以及《关于推进医疗卫生与养老服务相结合指导意见的通知》《关于加快推进养老服务业人才培养的意见》等政策文件，对长期照护服务内容进行梳理，找到关于长期照护服务的表述，明确发展方向。在《关于印发"十三五"健康老龄化规划的通知》中我们可以看到："推动居家老年人长期照护服务的发展。"推动长期照护服务以居家形式进行服务，积极发挥家庭医生等群体作用，建设社区居家照护服务网络。

第二，纵向整合。纵向整合是以养老服务为主线，梳理养老服务发展的脉络以及了解长期照护服务政策的提出，试点区政策等探索长期照护保险的筹资来源、给付方式，合理确定失能老人长期照护服务保障机制；同时梳理老年救助、津贴制度以及医疗和养老保险等相关政策内容，有效整合各项措施，通过梳理《关于建立健全经济困难的高龄、失能等老年人补贴制度》《关于开展长期护理保险制度试点的指导意见》《关于进一步完善城乡医疗救助制度的意见》《关于整合城乡居民基本医疗保险制度的意见》等相关政策，总结失能老人享有的福利事项和金额，从照护服务购买与偿付可及性角度予以衔接，多渠道筹集资金，满足失能老人的照护需求。

第三，纵横联通。在纵横整理的基础上，结合失能老人的特殊性与层次性，构建多层次、一体化的长期照护服务体系，通过整合正式照护与非正式照护资源的方式，有效增加长期照护服务的供给量，从而有利于为失能老人提供多元化的服务内容以满足其需求。完善长期照护服务政策评估工具，形成涵盖长期照护服务对象准入、服务供给主体行为规范、长期照护服务质量监管评估、长期照护服务设施维护及保养等并存的动态管理系统，为政策的顺利执行、后续效果评估以及长期照护服务体系的完善提供保证。在此基础上，将长期照护服务和保障纳入同一政策体系，针对失能老人长期照护服务需求综合考量分模块"按需供给"，从而实现供给主体、保障对象、服务递送、有效购买与偿付的完整衔接。

9.1.2　完善促进失能老人长期照护服务 PPP 供给模式的法律体系

目前已经出台了众多支持、鼓励、引导 PPP 模式发展、PPP 模式应用于公共服务领域发展的文件，如 2012 年民政部发布的《关于鼓励和引导民间资本进入养老服务领域的实施意见》，2014 年财政部发布的《关于推广运用政府和社会资本合作模式有关问题的通知》，以及同年发改委出台发布的《关于开展政府和社会资本合作的指导意见》，2015年出台的《关于在公共服务领域推广政府和社会资本合作模式的指导意见》，2015 年民政部、发改委等 10 部委联合发布的《关于鼓励民间资本参与长期照护服务业发展的实施意见》，2017 年财政部、民政部、人力资源部联合发布的《关于运用政府和社会资本合作模式支持养老服务业发展的实施意见》。

众多的法律文件便能够充分说明了国家对于长期照护服务运用 PPP 模式的支持、引导、肯定的态度。但同时也可以发现，现有的相关法律都是由国务院以及下属各个部门或者地方制定的，多是以"实施意见""指导意见"等形式出现，这种由各个部门所颁布的法律层级较低，同时约束能力较差。而且这些文件之间的内部联系也是较为散乱的，财政部和发改委是力推 PPP 模式的主要部门，但是在他们所出台的法规中关于 PPP 模式、社会资本方等关键概念并没有一个十分完整与清晰的定义，法规与法规之间也没有形成完整的法律体系。2017 年末财政部出台了关于 PPP 项目库的通知，进行了大量的项目清理工作。为何大量的劣质、不合规的 PPP 项目能够通过论证，并进入实施阶段？其根本原因是相关法律不到位，给了项目投资人可乘之机。另一方面，也有大量的民间资本不愿意参与养老投资，也是由于 PPP 模式相关法律落实不到位，各方权力与责任界限不清等而放弃 PPP 项目合作。

目前，国务院以及下属各个部门出台了大量相关政策法规，这也为国家以法律的形式出台更加具有约束力、更权威的规则奠定了基础。因此，应尽快编制与审核通过 PPP 法，它与国务院及其各部委出台的各项法规应该是四梁和八柱的关系，四梁用来起到支撑整个顶层结构的作用，八柱则起到了支撑巩固的作用。PPP 立法，对长期照护服务 PPP 项目的政府和社会资本进行权利和责任的约束、项目风险分担的机制、资金的投入与分摊机制、监督与制约机制等方面进行规范，为养老 PPP 项目的实施提供法律依据。养老 PPP 立法工作应注意以下几点：第一，确保新法律不与现有相关法律内容相违背，按照法定程序进行。第二，出台各种相关的操作来帮助与指导 PPP 项目的建设与运行，例如关于 PPP 项目融资的规范体系来确保 PPP 项目的运营，现有的一些养老 PPP 项目也存在项目运行后资金链断裂。第三，出台各种相关的配套标准来保证 PPP 项目的质量，如涉及失能老人长期照护服务的机构建设标准、护理服务从业人员的标准。

总之，完善促进失能老人长期照护服务 PPP 供给模式的法律体系，牵扯到方方面面，涉及众多的利益相关者。只有构建了完备的法律体系，才能使长期照护服务 PPP 供给模式真正做到有法可依、有法必依。

9.1.3 尽快将长护险纳入社会保险法，实施全民参保计划

由于中国老龄化程度加深速度的加快、失能率的升高、失能老人照护需求的增加等现实状况，对于建立长期照护制度，学界已经达成了普遍的共识。世界各国建立长期照护保险都有其本国特殊的背景，比如：日本是在老龄化程度极高、现实情况倒逼的状态下开展了长期照护保险，德国也是在老龄化以及老龄化所带来照护压力剧增、州的照护支出压力巨大的情况下推出长护险。而中国，2015 年十八届三中全会上明确提出要探索建立长期照护保险制度。2016 年，开展长期照护保险制度的试点工作，在青岛、上海以及南通等地展开了长期照护的探索与实践。相对于老龄化程度较深的国家而言，中国目前建立长期照护保险制度是一种积极、主动的举措。因为目前中国的老龄化还并未达到最高，

在这个阶段属于长期照护保险建立的制度红利时期。[①] 同时，我国的养老保险、医疗保险已经形成了较为完善与稳定的体系，养老保险、医疗保险的发展为长期照护保险制度的建立奠定了良好的基础。长期照护保险与养老保险和医疗保险不同，相对于长期照护保险，医疗保险和养老保险侧重于经济与补偿，而长期照护保险则是服务与补偿并重的险种，或者从某种程度上讲更加侧重于服务。长期照护问题已经转化为社会问题[②]，长期照护保险的建立已经成了当前中国发展的必然要求。

长期照护保险最主要的受益群体是失能老人，有助于失能老人生活质量的提高，使其更加有尊严、体面的进行生活。从这方面看，长期照护保险的建立更是一个伦理问题。从家庭层面讲，可以减轻失能老人所在家庭的经济负担、照护负担，使家庭中的劳动力重回市场，也可以提高家庭的经济收入；从整个社会而言，不仅可以纠正目前以医养老的现状，优化有限的医疗资源，还能够维护社会稳定、营造敬老爱老的社会气氛、推动养老服务业的发展等。

从 2015 年提出探索建立长期照护保险至今，已经积累了将近四年的经验。目前，中国不同地区的长期照护保险选择模式差异较大，还未达成共识。2019 年可以说是建立长期护理保险制度的关键之年，因此尽快整合各地试点经验，结合中国的实际，明确长期照护保险建立的初衷与未来发展方向，尽快搭建起长期照护保险的四梁八柱，处理好各方关系，建立起统一的长期照护保险制度。

9.2　完善长期照护服务 PPP 供给模式合作形式、供给结构及合作路径

9.2.1　明确各部门的职能权限

失能老人长期照护服务 PPP 供给模式项目从识别、准备、采购、执

---

① 郑秉文：《中国养老金发展报告 2017》，北京经济管理出版社 2017 年版，第 82～126 页。
② 刘旭华、董蕾红：《积极老龄化视野下老年人长期照护法制体系的构建》，载于《东岳论丛》2017 年第 12 期，第 187～192 页。

行直至移交阶段，都需要政府与社会资本的合作。首先，政府和社会资本方应先达成共识、具有相同的项目理念才能够进行合作。其次，双方需构建一个运作高效的管理系统与合理的人员配置，而这个系统的载体就是 PPP 项目公司，具体负责长期照护项目的融资建设运营等各项事宜。最后，政府和社会资本方应该各行其是、各尽其责，以此来保证项目的健康运作。而高效的管理系统、正确的组织结构、合理的人员配置的前提是必须要明确各个部门的权力与责任。

　　明确各部门的职能权限划分，能够使各方知道自己应该干什么以及怎么干，失能老人长期照护服务 PPP 供给模式涉及众多的利益主体，每一个利益主体之间都不是完全独立的，他们是一个相互联系的有机整体，只有边界清楚才能各司其职，从而有效避免相互推脱、扯皮的现象，提高工作效率和工作质量，减少违规行为的发生。首先，政府作为失能老人长期照护服务 PPP 项目的合作方之一，应该正确识别项目，严格按照规定对项目进行"两个论证"，以保证及时将不适合 PPP 模式的长期照护服务项目剔除。其次，发布招标信息，组织招标工作。政府采购需要一个科学规范、高度透明、公平正义的机制，只有这样才能够充分发挥市场机制的作用，选择到最优的社会资本方。再次，在项目资本方确定后，双方就项目相关问题进行讨论签订长期照护服务 PPP 项目合同。PPP 模式是强调合作共赢的一种模式，而非具有强制性的领导关系。因此，在这个过程中，政府相关部门应本着平等、真诚的心态对待社会资本方。最后，政府在长期照护服务 PPP 项目的每一阶段都应该尽到监督、协调的职责，给予项目公司有力的政策、实物支持，为长期照护服务 PPP 项目奠定稳定的基础。

　　对于社会资本来说，国家法律法规神圣不可侵犯，在法律允许的框架内，充分发挥市场机制的作用，确定各自出资的比例与出资的形式，选择出合适的人员组成长期照护服务 PPP 项目小组负责成立项目公司等。长期照护服务 PPP 项目公司的主要职能是负责项目的开发、融资、建设、运营和移交等事宜，它可以直接提供长期照护服务，同时也可将长期照护服务进行外包。但无论以哪种形式进行，都必须保证长期照护服务 PPP 项目提供服务的标准与质量。除此之外，长期照护服务 PPP 项目还涉及银行等金融机构、咨询公司、建设公司等参与主体。其中，金融机构的作用是无可替代的，长期照护服务所需的资金巨大，来自政府和社会资本方的直接投资往往较少，大量的资金来源来自金融机构的贷款。金融机构在参与长期照护服务 PPP 项目投资的过程中，应该仔细审视长期照护服务 PPP 项目公司的信誉等，通过抵押或提供保函等方式来保证贷款的安全性。长期照护服务 PPP 项目的参与方咨询公司，它主要负责充分收集信息，提供政策咨询，协助委托方所要求的相关事宜等，如协助项目开发运营、协助确定融资方案等。

通过采取 PPP 模式，政府与社会资本在长期照护服务领域达成合作共识，其目的就是希望通过双方的合作，充分发挥社会资本的优势来有力解决政府方面的困难，其中包括增加长期照护服务 PPP 项目的经营性收入、提升长期照护服务 PPP 项目的服务效率、解决政府表外融资等问题。随着政府方的要求越来越多，越来越全面，社会资本方必须更加全面地提升自己解决问题的能力，而不只是停留在过去自己所熟悉的领域。目前，失能老人长期照护服务 PPP 供给模式项目最薄弱的环节就是运营服务，国内并不是找不到有能力的运营商，而是很多投资人或是承包商没有整合运营商，或是没有发挥自己的运营能力，因此造成了很多的长期照护服务 PPP 项目成为穿着 PPP 外衣的 BT 项目。

239

9.2.2　创新长期照护服务 PPP 供给模式合作形式

目前，中国有 83% 以上的养老 PPP 项目采用 BOT 或 BOO 的运作方式，类型较为单一，尚未出现针对养老领域的运作方式创新。除 BOT 和 BOO 之外，还有少量项目采用 TOT、ROT、O&M、MC 等其他一些运作方式。其中，专业长期照护服务 PPP 项目尚处于探索实践中，并未形成统一的运作模式。通过借鉴较早进入老龄化社会的发达国家的经验，同时基于全国长期照护服务 PPP 项目的实践成果，"BOT + OM" 的组合模式运用具有更多的优越性。在这种合作框架下，有政府、社会资本方以及运营单位三方参与主体。政府部门和社会资本方联合成立 SPV 项目公司，政府部门负责划拨土地、征地拆迁等，社会投资人出资建设长期照护服务机构等设施。项目建设完工后，政府部门以租赁的形式获得长期照护服务机构的使用权，以租赁费支付投资人建设、维护成本及回报。政府自身并不参与项目经营，而是再次将其委托专业运营单位运营，运营单位和社会资本方分别以使用者付费和租金的方式回收投资成本。同时，政府部门视情况以降低租金的方式或按养老院实际入住人数给予补贴，使运营者在提供高性价比服务的同时也能获得合理收益。

新时代背景下，推进"医养结合"养老服务新模式的发展成为加快老龄事业和产业发展的重要一环。基于上述长期照护服务"BOT + OM"的模式框架，将我国各地医养结合成功的实践经验融入其中，有助于探索发现更为完善的长期照护服务 PPP 发展模式，见图 9 - 1。

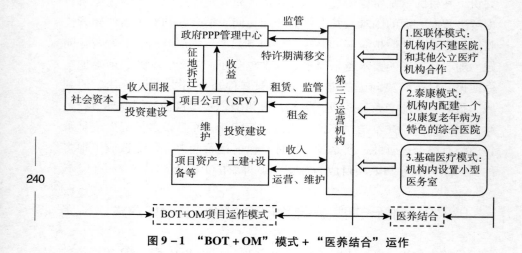

图 9 - 1 "BOT + OM"模式 + "医养结合"运作

例如，济南善德养老院由山东大学第二医院负责托管运营并在养老院设立南部院区，遵循"委托运营 + 医养结合"的模式，凭借全国三级甲等综合医院的技术和人员支撑解决了长期照护服务对象医疗服务刚性需求的难题，见图 9 - 2 具体实践方面，针对失能、半失能老人的长期照护，可借助先进的智能设备来实时监测老人的动态特征。同时，随着中国长期护理保险全国范围内的探索实施，老人在照护机构内发生的费用也可直接通过保险的形式进行结算。特别需要提及的是，济南善德养老院由于其投资方济南西城投资开发集团有限公司不是纯民间资本，含有政府色彩，故不能称之为 PPP 模式，但是其操作模式非常值得借鉴。

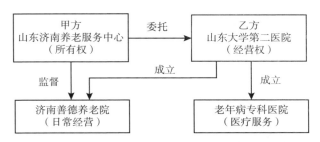

图 9 - 2　济南善德养老院"委托运营 + 医养结合"模式

9.2.3　调整长期照护服务 PPP 项目供给结构

中国特色社会主义经济发展的新时代，针对长期照护服务有效供给不足的问题需从调整结构的视角去分析，坚持在政府主导的前提下，从宏观层面统筹公办与民办、城市与乡镇的多层次供给格局。第一，在以老年人为长期照护主力人群的客观背景下，公办的福利院、养老院等机构应兜底困难人群，由市场来满足其他老年人的长期照护服务需求。针对不同收入水平，实行长期照护服务机构分级制，政府补贴、优惠等政策均可与等级挂钩，倒逼其改进服务质量，提高服务专业化水平。第二，针对失能老人长期照护服务 PPP 项目大多走中高端路线的常态，尝试建立对社会资本合理的补偿机制，对于仅提供基本生活照料服务的长期照护服务机构要避免低端重复建设，加大提供专业康复、医疗、精神慰藉、临终关怀等专项服务的中等长期照护服务机构比重。在下一步工作中，可积极整合现有养老服务机构和设施资源，采取 ROT 或租赁—运营—移交（lease-operate-transfer，LOT）模式等项目运作方式进行重新改造，形成新的项目资产，提高服务资源利用率。第三，城乡二元社会结构体制下，加大农村照护服务机构的资金、人员配备倾斜力度，加强农村长期照护服务机构基础设施建设，提升其差异化、个性化与专业化水平。

9.2.4　探索长期护理保险制度 PPP 模式合作路径

在加快供给侧结构性改革的背景下，PPP 模式对于增加公共服务供给、转变政府职能和实现公共利益最大化具有重要作用。新时代，PPP

模式对于解决社会保险和商业保险的关系问题同样具有启发意义。以我国大病医疗保险实施为例，在"社保＋商保"公私合作模式框架下，依据商业保险渗入的不同程度，形成了契约服务、商代合同和共保联办三种可借鉴模式。其中，共保联办模式更具长期发展优势，即通过统一征缴、统一政策、统一支付标准、统一人员调配、统一系统管理和统一医疗管理①，社保与商保共同运行大病医疗保险基金，实现大病医疗保险基金效率的提高。中国长期护理保险制度起步较晚，尚未形成统一的发展模式。伴随人口老龄化、家庭结构小型化以及照护成本的快速提升，运用 PPP 模式理念建立长期护理保险制度，强调社会保险和商业保险的合作、互补已成为一项迫在眉睫的任务。② 商业保险公司以 PPP 模式介入长期护理保险服务具有独特的优势，依托商业保险精算技术有利于减轻因保障对象增多所带来的成本负担；借助商业保险公司专业化人员和服务网络，能够提高长期护理保险经办效率。另外，还可利用商业保险公司的信息系统技术，尝试开发长期护理保险服务 APP 软件，最大程度简化长期照护服务对象、照护人员和管理人员三方的信息反馈流程，使政策得以更好地实施。

9.3 加强长期照护服务 PPP 人才队伍建设

加强长期照护服务 PPP 人才队伍建设，使长期照护服务供给朝着高质量和专业化的方向发展。我们必须从供给端入手，建立具有高素质能力的专业化团队，为优化长期照护服务的质量提供保障。当前，我国整体养老服务供给虽已在数量和质量上有了很大的改观，但是依旧存在着供给数量、劳动强度与工资报酬不成比例的现象。因此，加强长期照护服务 PPP 供给模式下人才供给体系建设，可从扩大人才来源渠道、提高人才综合素质、提高从事照护服务人员的社会地位等五个方面进行人才队伍建设。

① 马伟玲、孙婷、王俊华：《我国大病医疗保险制度公私合作路径研究》，载于《苏州大学学报（哲学社会科学版）》2016 年第 4 期，第 34～40 页。
② 王爽：《PPP 模式协调社会保险和商业保险关系的启发、运用与推进》，载于《中共乐山市委党校学报》2017 年第 2 期，第 65～68 页。

9.3.1　扩大长期照护服务人才来源渠道，建立护理员持证上岗制度

当前，在长期照护服务人才队伍建设的基础上，基于人才资源流动的特性，可适度鼓励卫生专业技术人才、家政服务人员、医院护工、养老服务、医疗护理相关专业高校毕业生等投身于长期照护服务行业，有效扩大长期照护服务人才的来源渠道。

首先，在学校中扩大长期照护服务人才来源。众所周知，各类一流高校以及大中专院校是为社会培养人才、输送人才的聚集地。因此，在学校教育中，就应该开展职业教育，我国对养老行业的职业教育不是很到位，学生们对于养老业的未来发展认同度也较低。因此，开展职业教育使学生们了解这个"朝阳产业"，并热爱这个产业。同时，注意发挥每一个专业不同的优势来为长期照护服务业进行服务[1]，而不是仅仅局限于学习护理专业或是社会保障专业。例如临床专业可以从事具有医养结合类的长期照护服务项目，具有心理学背景专业的学生可以从事与相关失能老人心理问题的活动，在教学中更要重视实践。同时也应该建立校企合作机制，实现学校、企业以及学生的共同发展。[2]

其次，在社会中扩大长期照护服务人才来源的渠道，重视从业人员的质量。一方面，中央政府以及各级地方政府应该开展一些技能培训班，培训内容应全面，不能流于形式，不能拘泥于书本。另一方面，鼓励那些下岗难就业的人员积极参与养老职业技能培训，通过相应考核后颁发相应技能资格证。将长期照护服务供给问题与下岗再就业的人员相联系，可谓是一箭双雕。同时，政府应该重视起各类志愿组织与志愿者的作用，开展互助照护。20 世纪 80 年代提出的"时间银行"在现如今越来越受到重视。那些年过 60 岁的刚刚退休的健康老年人甚至于工作之余的年轻人可以帮助那些失能老人，根据他们服务的时间以及质量进行记录，储蓄在时间银行里，等到他们年老需要照护服务便可以兑换相

---

① 冯志华：《供给侧视角下养老服务人才培养浅析》，载于《黑河学院学报》2018 年第 5 期，第 51～53 页。

② 张俊浦：《供给侧结构性改革视角下高校养老服务人才培养路径研究》，载于《中国职业技术教育》2018 年第 20 期，第 54～57 页、83 页。

应时长的照护服务。

最后，完善从业人员持证上岗制度。持证上岗应该是长期照护服务从业人员开展工作的基本条件。由于失能老人身心状况的特殊性决定了他们所需的生活照料、医疗护理、精神慰藉等服务事项都需达到专业化水平。当前，我国养老护理员职业共有四个等级：初级、中级、高级以及技师，应将从业人员的薪资待遇与职业等级、从业年限等挂钩，政府也应对从业人员进行相应的补贴。

9.3.2 建立健全长期照护服务人才职业生涯发展体系

建立健全长期照护服务人才职业生涯发展体系，实际上是一种人力资本的管理。要全面建立统一登记管理制度，如实记录长期照护服务人员培训经历、任职资格、从业年限、服务对象评价、投诉处罚等情况，建立其信用评价体系，作为今后升职、加薪、转岗的重要依据。逐步建立长期照护服务从业人员年度报告制度，实现人员的规范管理。有很多从业人员因为工资待遇以及未来发展等原因而选择结束该领域的工作，这实际上是因为当前我国长期照护服务领域人才职业生涯发展体系不健全，他们觉得没有发展空间。

因此，人社部、民政部等相关部门应该尽快建立统一的登记管理制度，全面分析和评价从业人员的能力、兴趣、爱好等要素，正确记录从业人员的从业经历、从业年限、信用程度等，结合我国的政治经济环境以及行业发展现状，积极调动从业人员的积极性，完善从业人员的护理技能、挖掘从业人员的相关潜力，最终实现职业生涯规划体系建设的最终目的。根据职业生涯发展记录，建立从业人员的工资增长机制，发放长期照护服务人员津贴等。

9.3.3 提高长期照护服务人才队伍综合素质

由于失能老人这一弱势群体的特殊性，其长期照护服务需求内容的专业性、规范性都决定了照护人员必须具备专业知识和技能。而养老服务业对于护理专业的毕业生是几乎没有吸引力的。这成为制约长期照护服务供给专业化发展的桎梏。因此应该提高长期照护服务人才队伍的综合素质。

　　提高长期照护服务人才队伍的综合素质，要专业知识和职业培训并重。不论是在高校教育还是社会、社区的技能教育中，都应该使人员树立终生学习的意识。在学习中，不仅应重视理论知识，还要经常进行实践教育。通过在岗轮训方式锻炼培养高级复合型长期照护服务人才，支持开展与丹麦、英国、德国等发达国家或地区教育合作，以互派人员、交流研讨等形式，提高从业人员综合素质。[1] 在提高从业人员整体素质这一模块，可以借鉴浙江嘉兴市的"六有"，即有规划、有机构、有队伍、有项目、有经费和有平台。[2] 这六有，不仅在顶层设计方面、依托载体方面、经费保障方面有所作为，同时以交流、比赛等形式为护理人员搭建了交流的平台。另外，借鉴国际经验，开展技能培训与大学教育、中职、高职、应用型本科和研究生多层次教育，开发和设置更多职业工种和就业岗位群相结合的方式联合培养和培训长期照护服务人才。总之，通过对长期照护服务从业人员进行培训和学历教育，力求实现长期照护服务人员的职业化与长期照护职业的专业化。

9.3.4　提升长期照护服务人才的社会地位

　　提升长期照护服务人才的社会地位，是一种社会意识的转变。长期以来，长期照护人员都被人们习以为常的列入了"保姆"的行列，在他们身上被贴着社会地位低的标签。但在实际的工作中，长期照护服务人员劳动强度大，所担负的责任重大，承受的压力也较大，但这些"大"并没有引来人们对其职业的认同感，他们没有得到相应的社会尊重。

　　因此，首先在全社会范围内，应该树立起尊重长期照护服务人员的意识。尊重是第一步，有了尊重才能够谈理解和接纳。应该从内心里认同这一行业的从业人员，认同这一工作，是一份责任感巨大、十分光荣的工作。其次，对于那些工作在养老机构中的照护人员，机构应该搭建

---

[1]　徐宏：《中国老年残疾人养老服务供需问题研究——基于 9 省调查问卷的分析》，载于《经济与管理评论》2015 年第 3 期，第 68～76 页。

[2]　颜欢：《浙江嘉兴市：依托"六有"提升养老服务人才综合素质》，载于《社会福利》2014 年第 9 期，第 57～58 页。

一个活动平台，丰富从业人员工作之余的生活，及时调整照护人员的工作状态，改善照护人员的工作条件，为其缴纳社会保险金等。最后，以依法保证劳动者合法权益为原则，建议从招录使用、职业发展和薪酬方面制定激励性方案措施，逐步实现薪酬体系的动态调整并形成规范化制度。从某种方面讲，社会地位也体现在薪资报酬上，提高照护人员的工资水平，也会使得他们的生活更加体面，提高照护人员的社会地位。

9.3.5 倡导科技养老，缓解人力照护压力

面对日益增长的长期照护服务需求，在智慧养老的背景下可利用先进的科学技术解决一部分长期照护服务供给不足的问题，因此发展科技养老势在必行。

一方面，推进"互联网＋"模式进行长期照护服务。此前宁波地区已经上线了"互联网＋护理服务"模式，需要照护服务的老人可以在云平台上进行呼叫，附近的护士工作者进行抢单工作。"互联网＋护理服务"的上线正是一种新型的提供照护服务的方式，失能老人可以不必疲于在家庭与医院之间来回奔波，在家里利用手机便可以享受到护理服务，这是信息时代所给予我们的便利。随着互联网、大数据等信息产业的进一步发展，智能养老平台将会为失能老人带来更加方便、快捷、高效的服务。另一方面，政府应适时将发展养老科技纳入战略性新兴产业范畴，鼓励企业开发养老友好型服务产品，如智能轮椅、智能鞋、养老陪护机器人等，以智慧机器人为例，机器人若能根据老人需要，随时为老人提供端茶送饭、协助行走、生活提醒、检查身体等日常照护服务，同时为老人讲故事、定制节目，从而缓解人力照护压力。

9.4 建立高效的风险管控机制

失能老人长期照护服务 PPP 供给过程中存在着众多风险，无论 PPP 项目处于哪一个阶段，都有许多的不可控因素环绕。因此建立高效的风险管控机制，应该贯穿于失能老人长期照护 PPP 项目的全过程，从前期准备、具体的项目风险分担机制的建立进行论述，同时由于风险分担又

决定了利益分配的模式，因此最后，还需在风险管控中建立投资回报机制。

9.4.1　做好前期准备工作

在前面章节已经论述过，如何辨识一个项目是否适用于 PPP 模式。如果一个不适用于 PPP 模式的项目运用了该模式，那么不仅会造成各种经济资源的浪费，同时还会有损政府、社会资本等的社会声誉，这是一种无形且巨大的沉没成本。在风险管理的时候，最为积极的做法应该是未雨绸缪，防患于未然。

做好失能老人长期照护服务 PPP 供给项目前期论证和准备工作、科学决策运作方式、建立平等的谈判平台、注重合同管理。失能老人长期照护服务 PPP 项目的前期论证包括两个：物有所值以及政府财政能力论证。不仅是政府需要进行充分实地调查与市场调查，同时社会资本方也应该进行充分的市场论证，做好预测工作，防止发生市场风险。同时，双方也应该选择具有专业性的咨询公司进行咨询，防止出现决策失误。特别是新形势背景下，政府部门应加强对长期照护服务 PPP 供给模式具体运作方式的学习，做到长期照护服务 PPP 项目的法律规制与政策支持熟稔于心，及时把握长期照护服务 PPP 项目工作的新动向。在政府采购环节更要秉持公正、透明的态度，选择适宜的社会资本方进行合作，充分发挥市场化机制的作用，采用竞标或公开性磋商等方式进行选择，所被选择的社会资本方应该是专业领域技术能力雄厚、社会信誉好、资产状况良好的企业。只有在充分做好了前期的准备工作，才能给长期照护服务 PPP 项目一个正确的方向和良好的开始。

9.4.2　防范失能老人长期照护服务 PPP 项目风险

长期照护服务 PPP 项目的风险识别是制定风险分担机制的前提条件。PPP 模式下发展长期照护服务业，可能会面临法律、设计、融资、建设、运营、移交等诸多风险，应该注重对其进行严格防控。

1. 严控法律政策风险

建立专业的律师团队，对长期照护服务 PPP 项目文书合同、协议进行审核，如果出现法律法规变更与当前现行文书合同有冲突的情况，及时对长期照护服务 PPP 项目合同、协议进行修改以适应法律法规的要求，尽量减少风险带来的危害。由于长期照护服务 PPP 项目周期比较长，PPP 合同的经营期通常持续 20~30 年，所以地方政府决策的不连续性、频繁变更将会给项目带来很多不可预估的损失。为将长期照护服务 PPP 项目所面临的风险压缩到最小化，要竭力创造公平透明公正的法律法规环境，务必做到特许权合同的鉴定与执行过程做到公开、透明、在阳光下进行。因此，国家和政府应站在长远和战略发展的高度，建立和完善长期照护服务 PPP 供给模式相关的政策制度和运营体系，尽可能减少政策变更所带来的风险，简化项目审批程序，创造良好的政策环境，促进长期照护服务 PPP 项目的健康可持续发展。

2. 严控设计风险

失能老人长期照护服务 PPP 项目在设计环节上同样存在不确定的风险，包括项目设计标准错误、设计人员素质不高、设计成果不符合适老化设计要求等。因此，在长期照护服务 PPP 项目设计过程中，首要任务是在充分考虑失能老年群体生理和心理特殊需求的基础上，制定统一的项目建造标准，有利于设计方和建造方之间的衔接。其次，委托独立的第三方机构做好前期专业化调研工作，通过实地考察调研的方式对当地社会经济发展水平、长期照护服务业发展态势、失能老人长期照护服务产品设施需求等要点了解清楚。最后，选用高素质、专业化的项目设计人员，利用先进的设计理念，制定出符合建造标准、适应当地社会经济发展状况以及符合失能老人需求的 PPP 项目方案，展现出安全、舒适、健康的长期照护服务 PPP 项目成果。

3. 严控融资风险

众所周知，长期照护服务 PPP 项目的资金需求量较大，单纯依靠社会资本的力量难以负荷，这就需要强有力的银行等金融机构提供融资支持。而在长期照护服务 PPP 项目融资过程中，由于货币利率、对外汇率、通货膨胀率等因素发生变化，很容易导致社会资本投资回收期的延长，给对方带来财务风险。对此，长期照护服务 PPP 项目可采取固定利率或者浮动利率的方式来规避利率风险。而对于长期照护服务 PPP 项目中可能会发生的汇率风险，政府方完全可以在项目合同中明文确定固定的外汇汇率，坚持从源头上控制。通货膨胀主要是指物价水平的持续性上升，若长期照护服务 PPP 项目在发生通货膨胀风险之后仍按原先签署的收费标准执行，恐怕会造成后续投资成本的增加。因此，可以在长期照护服务 PPP 项目的协议条款中约定可变的价格范围。此外，要合理制定长期照护服务 PPP 项目的融资结构，既要保证项目的安全性，同时又要保证项目的收益性。为保证社会组织能够顺利筹集到项目资金，政府可以建立专项基金，用于企业向银行等金融机构融资时的贷款担保和利息补贴。

4. 严控施工风险

施工风险贯穿于长期照护服务 PPP 项目"中期建设"的全过程，具体包括设计缺陷、材料短缺、成本超支、安全隐患、施工流程不合理等问题。对长期照护服务 PPP 项目中存在的施工风险应从建筑公司自身进行规束，以此来有效减少风险的发生。因此，长期照护服务 PPP 项目公司在选择建筑承包公司时要对其资质进行严格审核，并通过签订建设承包合同以及完工担保或完工标准等方式对建筑公司的行为进行约束，对项目建设的质量、进度、成本等方面进行严格控制以降低项目的施工风险，保证施工安全以及项目建设的顺利进行。

5. 严控运营风险

项目运营可以说是整个失能老人长期照护服务 PPP 项目的核心，一个项目进入了运营阶段才开始正式面向社会，为失能老人提供服务。因此，严格把控运营风险，其主要责任应落实到 PPP 项目公司，因为绝大部分的 PPP 项目在运营阶段都是由社会资本方或项目公司完全负责的。在这一阶段政府、社会资本以及社会公众等处在一个信息不对称的位置上，社会资本方或项目公司最为了解项目具体的运作情况，因此还需要来自政府和外部的监督。

社会资本方或项目公司内部应该建立起全方位的治理机制①，具体应包括考核与监督机制、激励机制、评估机制、成本机制、安全机制、各方交流机制，妥善处理资本方与政府、资本方和社会公众之间的关系等。考核、监督与评价机制应该是三位一体的，通过实行内部的自我监督，提高工作效率，将工作过程与结果相联系，考核各方的工作以及人员的成绩，并通过评估工作及时发现问题。激励机制是保证工作可持续的一种积极举措，制定科学的赏罚机制，完善工资福利待遇，建立动态的工资调节机制等。成本机制是指社会资本方或项目公司应该严格管控项目运作过程中所产生的成本，优化资源配置等。交流机制是指社会资本方或者项目公司应该及时进行与政府和社会公众的交流，传递项目理念，取得理解与支持。同时在项目运营期间，政府应该成立相应的监督治理办公室，及时跟进项目，了解项目发展情况。

6. 严控移交风险

当项目进入了移交阶段以后，应首先保证资产评估阶段项目运行的稳定性，据此建立移交标准，设置相应过渡方案，有效提高长期照护服务供给的连续性和稳定性。部分的 PPP 项目移交过程存在资产评估不准、资产交割不清、项目绩效评估不实等诸多风险。为此，编写科学合理的移交方案，在方案中应明确规定移交的相应程序、所涉及固定资产的评估方法、评估人员、质量标准等。同时，为了保证评估结果的公平、有说服力，政府方应该聘请专业的评估团队来进行评估。

9.4.3 完善失能老人长期照护服务 PPP 项目风险分担机制

失能老人长期照护服务 PPP 项目建设周期较长，面临的风险较大，私营部门或政府任何一方都无法独立承担项目建设运营过程中的风险，因此必须要建立完善失能老人长期照护服务 PPP 项目风险分担机制。

刘素坤等在研究 PPP 项目风险分担的最优分配时，利用博弈模型得出结论：地位非对等性程度、谈判损耗系数、双方对信息的掌握程度直

---

① 赵锡锋、莫颖宁：《PPP 模式下医养结合养老项目的风险识别与控制》，载于《中国医药导报》2018 年第 24 期，第 161～164 页。

接影响着政府方和社会资本方在 PPP 项目中具体的风险分担比例。① 这也为长期照护服务 PPP 项目风险分担提供了启示。事实上，合作的过程也是谈判的过程，确定项目风险分担的过程更是一个谈判的过程。在谈判的过程中，政府和社会资本方都会花费一定的前期成本去了解项目和分析项目，如果政府的前期成本花费较大，最终政府所承担的风险就较小。除此之外，风险分担应具有合理性、适度性以及开放性。明确项目风险的分担一个很重要的作用就在判断哪一方对项目风险最具有控制力，谁最具有控制力将就应该担负着这一类风险的主要责任，这样的机制可以保证双方最大程度地发挥各自的管理优势。政府方和社会资本方活动的领域、擅长的管理方法并不一致，因此政府方和社会资本方应该明确风险分担的划分，在前面第 5 章中相应章节已经论述了合理进行风险分担，在这里不做过多赘述。而开放性是分担机制的建立不能固守僵化，要灵活处理发生在项目过程中的已预见的和不可预见风险，以一种开放的姿态进行。对于社会资本方而言：第一，组建专门的危机处理机构，密切关注项目发生的状况，随时检测项目的情况并对项目的走向进行科学的预测；第二，项目运营过程中建立健全风险预警机制，一旦现存状态发生异常或与预警机制发生碰撞，便可以迅速召集相关人员采取相关措施防范风险；第三，通过专业的 PPP 咨询公司，来对该项目所可能面临的风险做出全面分析并制定相关措施。

9.4.4　健全失能老人长期照护服务 PPP 项目投资回报机制

在建立风险管控机制后，应该健全失能老人长期照护服务 PPP 项目投资回报机制。因为风险分配的最终目的是使控制风险所产生的成本最小化，从而追求失能老人长期照护服务 PPP 项目整个周期的成本——收益最优化。长期照护服务的投资回报机制应该遵循成本最小，受益最大原则。在这里需要说明的是，在合理范围内的收益最大化，而不是获取暴利。

对于长期照护服务的投资回报机制，也应该建立起动态的、可调整

---

① 刘素坤、郭丽：《PPP 项目最优风险分担机制研究》，载于《合作经济与科技》2018 年第 18 期，第 48～51 页。

的投资回报机制。一般来说，投资回报机制的建立与政府的财政能力和支付意愿、社会资本方的偏好、项目本身的盈利能力，以及政府方和社会资本方的风险分配格局有着密切的关系。[①] 长期照护服务 PPP 项目虽然具有大量的潜在市场，但是由于其所需资金巨大，有些项目规模较大，建设期也相对较长。例如：山东淄博姚家峪 PPP 项目运营期为 30 年（包括两年的项目建设期），项目的收益形式为使用者付费。而据姚家峪 PPP 项目的物有所值评价报显示，即使是在入住率为 100% 的情况下，收回项目投资至少也需要 28 年的时间。大多数的社会资本方是不愿意承担多年的风险，忍受漫长的资金回笼，所以长时间的项目回报期导致社会资本方不愿进入长期照护服务领域。因此动态的、可调节的投资回报机制的建立应该具有专业的投资收益测算和审计的团队和人才。[②] 而且，不论项目处于哪一阶段，政府都应该承担起相关职责，在项目的初期或者当项目收不抵支的情况下，对项目进行不同形式的补贴。等项目进入了正规阶段，或开始有了合理收益，政府这时就应该鼓励大力开展市场化运作，这就体现了政府职责的阶段性和动态性特征。同时，良好的定价方法有利于长期照护服务 PPP 项目获得合理回报，这个过程应在坚持公益性、普惠性原则的基础上保证社会资本的盈利空间。除此之外，健全失能老人长期照护服务 PPP 项目投资回报机制，保证机制的透明也是十分重要的。收益是社会资本方的内生动力，科学合理的项目投资回报机制能够极大地调动双方的积极性，并且促使双方以更加高效、友好的方式进行合作。另外，科学合理的收益机制还能够促进社会资本方的创新，通过创新来提高管理效率，降低成本。

9.5 构建差异化、动态化和多元化的监管评估体系

失能老人长期照护服务 PPP 项目是保障和改善失能老人生活的重要

---

① 沈菊琴、施文君、王朝霞：《PPP 项目回报机制选择研究》，载于《价格理论与实践》2018 年第 9 期，第 131~134 页。

② 闫骏强：《PPP 项目投资收益研究》，载于《山西财经大学学报》2018 年第 2 期，第 26~27 页。

手段，关乎失能老年群体的切身利益，而完善的长期照护服务 PPP 模式监督机制可有效应对"市场失灵""政府失灵"等问题。据此，结合我国国情，遵循"依法、适度、分类、协同、创新"的监管原则，借鉴国外已有监管模式，提出构建以差异化、动态化、多元化为特点的监管评估体系，严格采用公共定价的租金价格管理方式，建立严格的绩效评价机制，以提高监管效率，从而低成本的完善失能老人长期照护服务 PPP 供给模式。监督内容包括长期照护服务体系的运行规范、长期照护服务机构的资质审查、照护人员的实际操作等。具体监督手段可采取第三方机构照护体系财务部门的财务审计、对服务机构和照护人员的月度或年度评估和认证、对服务对象定期、不定期回访等。以 InterRAL 为代表的照护评估系统，可以综合评估老年人能力和界定其服务需求，并与其他评估工具如 ADL、IADL 评估的一致性形成交互验证，为制定长期照护目标、监控服务质量提供依据和保障。相关监管部门应逐步建立起 PPP 模式下长期护理保险公私合作的运行评估标准体系及预警机制，严格审查社会资本商业保险公司的资质要求，设定一系列奖惩制度及退出机制。同时，建立信息共享平台，使长期照护服务的公私合作方都接受社会监督。

253

9.5.1　健全失能老人长期照护服务 PPP 项目监管法律体系

通过借鉴国外成熟的 PPP 模式发展实践案例，对失能老人长期照护服务 PPP 项目的有效监管同样须建立在法律的基础之上，做到监管有法可依、有法必依。纵观我国 PPP 模式的发展运行状况，虽然对公共服务领域的发展起到了极大的推动作用，但至今尚未形成国家层面的法律体系。而立法监管是整个监管体系中最基础的一环，依托明确的法律条文确定监管机构的责任、义务、监管范围、监管程序、监管原则与监管内容等，同时能对长期照护服务 PPP 项目的实施过程、项目评价、风险分担及利益分配等基本法律问题进行规范，以此在法治的监管保障下，让失能老人长期照护服务 PPP 项目全方位公平运行。因此，完善养老服务 PPP 领域甚至细化长期照护服务领域的法律体系迫在眉睫。

下一阶段，主要工作应该是深入推进长期照护服务 PPP 项目的立法工作，尽快明确和建立负责长期照护服务 PPP 项目立法的职能机构。当前，我国主要由发改委和财政部两部门负责和统筹长期照护服务 PPP 项目的事务，这两个部门共同作为长期照护服务 PPP 项目的管理部分，现实中在项目立法工作问题上却存在很多争议，对双方职能的界定不清也影响了对失能老人长期照护服务 PPP 供给模式的监管效用。鉴于以上考虑，可以由国务院牵头尽快促成长期照护服务 PPP 项目的立法工作，并从立法上确定独立的监管机构对项目进行有效监管，使其落到实处。结合上述理论分析及操作的可行性论证，我们有两种解决途径来确定独立的长期照护服务 PPP 项目监管机构。第一，指定国家发改委或财政部其中一个部门担任长期照护服务 PPP 项目的监管机构。相比较而言，财政部更适合担任长期照护服务 PPP 供给模式的主管机构，从而建立国家层面的长期照护服务 PPP 项目的监管机构。第二，成立独立的第三方监管机构，区别于财政部和发改委部门，由国务院设立国家 PPP 监管中心，单独行使对长期照护服务 PPP 项目的监管职能。在此基础上，相关主管部门可以制定部门规章，对长期照护服务 PPP 项目的实施细则做出详细规定。

254

9.5.2　建立失能老人长期照护服务 PPP 项目准入监管保障机制

由于多数失能老人长期照护服务 PPP 项目的投资体量较大，单一的社会资本投融资力量有限，所以很多社会资本方组建成联合体来共同参与长期照护服务 PPP 项目的情况比较常见。在长期照护服务 PPP 项目招标的过程中，有很多竞标的社会资本方管理水平低、技术水平差、缺乏必要的建设资质、项目投融资等多方能力存在质疑，因此有必要对其进行深度参与长期照护服务 PPP 项目前严格设置准入门槛，尤其是近年来随着国家层面政策对 PPP 模式的不断规范与提质增效，对于社会资本在覆盖长期照护服务 PPP 项目全生命周期的胜任资格条件更是提出了更高的要求。

我国相关政策规定，除本级政府所属尚未转型的融资平台公司、控股国有企业外，建立现代企业制度的境内外法人，均可作为养老服务项目的社会资本方。这个政策规定的社会资本涵盖的范围较广，但由于长期照护服务 PPP 项目本身的公共服务产品属性，外加覆盖面较广、影响力较大等特性，因此并不是符合条件的社会资本就能够担当重责。从长期照护服务 PPP 项目的整个生命周期来看，参与的社会资本方主要承担"前期决策""中期建设""后期运营"三个阶段的工作。从这个角度出发，基于社会资本在长期照护服务 PPP 项目操作流程不同工作重点，我们认为社会资本方在投资长期照护服务 PPP 项目过程中需具备以下三项基本能力：第一，在长期照护服务 PPP 项目前期决策阶段，前期对项目周边区域环境、人文、消费能力等因素实地调研论证分析，预测当地失能老人需求与未来项目建设完成后所需的差距情况，对项目的影响力、经济效益、推广情况等效果分析研判，以及对社会资本自身投资融资能力的预估等。第二，在长期照护服务 PPP 项目中期建设阶段，社会资本要依据项目图纸设计方案，对项目投资分析论证并分解编制项目在每部分的预算限额，随后是确定长期照护服务 PPP 项目的建设方案，对整个长期照护服务 PPP 项目的工程建设过程实施有效的监督管理，具体从人员安全、工程进度、工程质量、现场处理、人员组织协调等方面着手。第三，在长期照护服务 PPP 项目后期运营阶段，运营阶段是将长期照护服务 PPP 项目前期投入转化为收益的重要一环，是"变现"的过程。在这个阶段，社会资本要注意建立和完善好长期照护服务机构内的各项规章制度体系，具体包括行政工作制度、护理工作制度、医疗康复工作制度、后勤工作制度及其他规定。第四，社会资本要做好护理设备的维护保养工作，还要密切跟踪最新相关技术的发展，加大企业的科研投入，在降低成本的前提下，不断提升长期照护服务 PPP 项目的供给效率，造福更多的失能老人群体。

9.5.3　尽快实现失能等级鉴定和照护服务等级评定标准统一

经济学领域有一个关于资源分配的重要概念——帕累托最优，指的是资源最优化配置的状态，能使社会福利总量达到最大。失能老人的长期照护服务领域需要大量的人力、物力、财力提供支持，成本高昂，因此亟待优化长期照护服务 PPP 项目的资源配置，做到"人尽其才，财尽其用，物尽其用"，保障长期照护服务体系的可持续发展。为实现上述目标，尽快实现失能老人的等级鉴定和照护服务等级评定标准的统一是不二法门。只有这样，长期照护服务 PPP 项目才能通过科学的评估体系，对其的失能程度、患病情况、自身资源等多因素综合评估，根据失能老人的实际需求提供相应的服务内容，制定适宜的长期照护服务计划，在保证失能老人获得正常照护服务的同时，又可避免资源的过度浪费。

当前，针对失能老人长期照护服务对象失能程度的评估、长期照护服务内容等级分类以及长期照护服务收费标准方面，全国并不存在统一的标准化等级评定体系，而这产生的影响是复杂且多面化的，例如将影响保险金待遇的公平、公正和有效性，更会导致失能老人长期护理保险制度的"碎片化"。现阶段，无论是长春、青岛、上海还是南通，长期护理保险保障人群的资格条件和认定程序都是确定其保险等级至关重要的一环。南通长期护理保险制度基本以长期卧床 6 个月以上的重度失能人群为保障对象，经申请、初评、复核、公示后才可最终确定。上海市则建立了统一的需求评估体系，以此确定轻、中、重度失能人群享受的服务项目和缴费标准。未来工作中，相关部门和学者们应努力探索全国失能老人等级鉴定和护理服务等级评定标准统一的方法，如美国和德国现金给付、日本实物给付的方式都可借鉴并进行本土化创新，以此来保障长期照护服务供给的公平性和公正性。

当前，国际上设定失能老人长期照护服务评估等级的数量上存在着较大的差异，以 5 ~ 7 个服务等级数量为主。[1] 中国应根据失能老人的市场需求及照护服务水平，授权专业且权威的机构和专家评议合力制定全国统一的评定标准。在此基础上，进一步制定分级标准，形成不同的照护级别，并据此对长期照护服务体系中的各子系统进行定位，对长期照护服务设施和人员配置进行规范和建设。[2] 同时，注意委托第三方机构每年对长期照护服务 PPP 项目开展专业等级评估，并将评定的结果作为后续长期照护服务 PPP 项目收费、政府建设和运营补贴、财政支持和诚信体系建设的考量因素，并根据长期照护服务 PPP 项目等级评价标准实

---

① 徐美玲、李贺平：《供需均衡视角下老年人长期照护问题》，载于《河北大学学报（哲学社会科学版）》2018 年第 3 期，第 123 ~ 129 页。

② 李明、李士雪：《中国失能老年人口长期照护服务体系的发展策略》，载于《山东社会科学》2014 年第 5 期，第 95 ~ 99 页。

施差异化补贴。总之，通过科学的资格条件审查和认定程序有助于促进服务能力与支付能力之间的良性互动，实现供给与需求的合理匹配。

9.5.4　加强失能老人长期照护服务 PPP 供给模式项目绩效评价体系建设

随着长期照护服务 PPP 项目逐步进入运营期，持续为失能老人提供集生活照料、医疗康复、精神慰藉等多元化长期照护服务内容，对其进行绩效评价的理论研究和实务操作已是当务之急。对长期照护服务 PPP 项目进行绩效考核是提高服务质量的关键环节。但由于长期照护服务 PPP 项目的服务对象是失能老人，本身就是弱势群体，对外在服务供给的质量无法给予太多评价，再者由于项目本身的营利性不强、照护服务人员素质参差不齐等诸多限制，针对长期照护服务 PPP 项目运营管理质量的客观评价一直难以实现。传统模式下，尽管部分地区的养老服务 PPP 项目已经进入运营阶段并产生了较好的社会效益和经济效益，但真正的绩效考核制度和机制一直尚未完全建立，其中不乏考核主体单一、考核形式容易流于形式、考核目标缺乏系统性等问题。

针对失能老人长期照护服务 PPP 项目绩效评价体系建设，可围绕以下几点进行加强。第一，加强长期照护服务 PPP 项目的宏观思考和顶层制度设计，政府应尽快明晰长期照护服务 PPP 项目绩效评价的功能定位，厘清对政府和社会资本两方绩效评价的边界，在遵循"风险共担、利益共享"原则的前提下，政府和社会资本各司其职，各担其责。据此，加快推进分总体、分部分、分细节的长期照护服务 PPP 项目绩效目标、绩效指标的建设，尽快出台操作规范。第二，为全面有效地对长期照护服务 PPP 项目进行考核，应根据覆盖长期照护服务 PPP 项目全生命周期阶段及以往养老服务 PPP 项目案例，分别在识别、准备、采购、执行与移交 5 个阶段设置常规考核目标，例如从资金使用情况、工程进度管理、工程质量管理、安全管理、合同管理、工程验收情况、综合管理等指标来衡量长期照护服务 PPP 项目执行建设期的绩效管理情况。第三，目前长期照护服务 PPP 项目有政府付费、使用者付费、经济补偿支付三种方式的投资回报机制，应当思考在现有绩效管理制度体系下，结合长期照护服务 PPP 项目的实施现状，研究制定绩效管理操作办法。第四，采取科学、合理的动态指标体系综合评定长期照护服务的供给质量。不同于其他公共服务设施建设项目，长期照护服务 PPP 项目与服务对象（失能老人）紧密相连，失能老人有着最为直观的真实感受，因此建议重视失能老人或其亲属的评价感受，以他们的用户满意度为核心指标，并选择专业的第三方机构设计满意度调查方案和数据统计分析，使得整个过程更加专业化和规范化，同时也可避免主观因素的干扰。第五，联合专家和群众力量，集思广益，促进广大群众广泛参与长期照护服务 PPP 项目的评议，长期照护服务 PPP 项目的专家负责解决技术难题，协力共同帮助相关部门确定好长期照护服务 PPP 项目的绩效评价考核指标，以期以更完善的绩效评价考核体系对长期照护服务 PPP 项目进行监督与管理。

本 章 小 结

针对失能老人长期照护服务 PPP 供给模式在发展过程中面临的一系列挑战和问题，在借鉴他国相关经验并结合中国国情的基础上，本章主要从五个方面提出完善失能老人长期照护服务 PPP 供给模式的最优路径。

第一，政策方面要将长期照护服务和养老服务区分开来，做好政策的有效衔接和整合；完善促进长期照护服务 PPP 供给模式发展的法律体系，推动长期照护服务 PPP 供给模式健康持续发展；完善长期护理保险制度，尽可能实现全民参保。第二，完善长期照护服务 PPP 供给模式合作形式、供给结构及合作路径。长期照护服务 PPP 供给模式涉及多个参与主体，因此明确各参与主体的责任权利至关重要。针对目前较为单一的 PPP 合作模式，应根据具体情况创新 PPP 合作模式；针对长期照护服务有效供给不足的问题需从调整结构的视角去分析，坚持在政府主导的前提下，从宏观层面统筹公办与民办、城市与乡镇的多层次供给格局。第三，长期照护服务人员的综合素质决定服务供给的质量，因此要加强长期照护人才队伍的建设。扩大人才来源途径，建立照护人员持证上岗制度；建立健全长期照护人员职业生涯规划体系；充分利用智慧化养老，缓解人力资源不足的难题。第四，建立长期照护服务 PPP 项目的风险管控机制。不但要做好长期照护服务 PPP 项目前期论证和准备工作、科学决策运作方式、建立平等的谈判平台、注重合同管理等工作，而且要防范长期照护服务 PPP 项目在运营、移交等过程中可能面临的风险，并健全项目的投资回报机制。第五，构建差异化、动态化和多样化的监管评估体系。建立严格的绩效评价机制，提高项目的监管效率，不断优化失能老人长期照护服务 PPP 项目运作方式，促进长期照护服务有效供给。

第 10 章　结论与思考

通过研究，得出了以下结论：

第一，现有的长期照护服务供给模式不能有效满足失能老年群体的服务需求。中国失能老人群体规模大、增速快，对长期照护服务的需求将不断上升。但是现阶段中国的失能老人长期照护服务供给水平并不高，且存在失能老人长期照护服务模式整合力度不强、资源利用效率低下、服务质量专业化水平低、长期照护服务供给主体单一、长期照护服务供需结构失衡等问题，这些问题都将合力导致整个失能老人长期照护服务有效供给数量不足，质量不优，效率不高。因此，中国现有的长期照护服务供给模式急需完善优化。

第二，在长期照护服务领域引入 PPP 模式是必要并且可行的。一方面，引入 PPP 模式可有效增加长期照护供给量、提高长期照护服务供给效率，可拓宽长期照护服务项目的融资渠道、可有效分担长期照护服务项目的建设运营风险。另一方面，PPP 模式和长期照护服务业的发展特点一致，具有相同的投入产出特点，而且具有良好的政策环境，国内外成功的长期照护服务 PPP 供给模式案例可为 PPP 模式对接长期照护服务领域提供经验借鉴。构建失能老人长期照护服务 PPP 供给模式，可以化解老有所养、老有所医、老有所护的失能老人长期照护服务供求矛盾，是积极应对人口老龄化挑战的适时之策。

第三，构建失能老人长期照护服务供给 PPP 模式的合作框架、服务供给体系的有效性评价指标和风险评价指标。首先，从长期照护服务PPP 项目的产权结构、收益模式、风险分配、合同体系、规范化分析以及监管体系方面理清失能老人长期照护服务 PPP 供给模式的合作框架。其次，从服务的可及性、公平性、满意度、资金使用效率方面构建长期照护服务 PPP 供给模式的有效性评价指标体系。

第四，提出完善失能老人长期照护服务 PPP 供给模式最优路径分析。通过分析全国养老服务 PPP 项目的数量、示范项目、地域分布、领域分布、发展所处阶段、资金情况，以及上海颐和苑、南京泰乐城等七大长期照护服务机构的运作方式、资金来源、入住率、设施配套等现状，发现长期照护服务 PPP 项目面临着政策与法律保障不完善、供给结构有待优化、双方合作路径有待规范、人才队伍建设不足、项目运作后期监管缺失、项目存在潜在风险等问题。因此，在借鉴国内外经验的基础上，提出完善失能老人长期照护服务 PPP 供给模式最优路径。在着手解决现有问题的基础上，为了更有效地增加失能老人长期照护服务的供给，未来应从创造良好政策制度环境、完善长期照护服务 PPP 供给模式合作形式、供给结构及合作路径、加强长期照护服务 PPP 供给模式人才队伍建设、建立可行的风险管控机制，以及构建差异化、动态化和多元化的监管评估体系等方面来优化长期照护服务 PPP 供给模式。从而构建一个多元主体并举、良性运作的、社会力量共同参与的失能老人长期照护服务 PPP 供给模式。

本书力求在失能老人长期照护服务 PPP 供给模式中建立公私双方合作框架、对失能老人长期照护服务 PPP 供给模式的有效性评价等方面进行创新，但由于课题组能力有限及获取相关数据的局限，有些问题的研究有待进一步完善：一是因长期照护服务 PPP 项目的落地率不高，导致调研数量不多；二是对国际经验与中国国情相结合的分析有待进一步深入；三是区域长期照护服务 PPP 项目运作模式不一，统计口径不统一，导致研究过程中数据利用困难。在未来的科研道路上，课题组将继续弥补本书的不足。

进入老龄化社会，老年人口基数大、增速快、高龄化趋势明显，人口老龄化已成为我国目前最重要的民生问题之一。受制于"未富先老"等因素，中国长期照护服务业发展程度同样落后于经济发展速度，每年的长期照护服务供需缺口较大，供给市场有待发掘。如何更好地实现"老有所养"、如何更好地实现长期照护服务的精准供给是我们要思考的问题。长期照护服务的机构化不仅会给老年家庭甚至政府带来难以承担的成本负担，从国际发展趋势看，长期照护的非机构化不仅是降低成本的做法，而且也能满足老年人群对家庭和熟知的社区生活的情感依赖，因此如何实现长期照护服务的非机构化，实现长期照护服务模式的多元化、协同化、融合化，同时为老年人提供专业化的长期照护服务值得我们探讨商榷。此外，长期以来，老年人被社会视为一种"负担"和"包袱"，他们在失去自理能力后只能被动地接受子女或者社会提供的长期照护服务，在这种"老龄观"的影响下，现实中的绝大部分长期照护服务政策都只是把老年人视为相关服务的接受者，而忽略了老年人自身的能动性和主动性。老年人参与长期照护服务在现实中仍然面临着观念、制度等方面的许多现实问题，这些都有待我们进一步研究。

在失能老人长期照护服务 PPP 供给模式中，在市场化床位方面，如何保证在实现长期照护服务公益性的同时兼顾长期照护服务机构的盈利性？在政府监管方面，如何做到政府适当放权的同时又不缺位？在运营边界划分方面，如何处理好政府和企业的合作定位？如何构建合理的投资回报机制？在对待老年人和员工方面，如何做好沟通，防范社会不稳定风险？在收费方面，如何解决老年人支付能力整体较弱与使用者付费机制相冲突的问题？当然还有更多的问题值得我们深思和探究……我深信，失能老人长期照护服务 PPP 供给模式将会越来越成熟和规范。

总之，作为解决我国老年人养老、照护的创新之举，长期照护服务 PPP 供给模式尚处于初步尝试探索阶段，没有成熟的政策法规，没有完善的制度保障，亟待专家和学者进行研究使之完善。

主要参考文献

[1] L. A. Aday, and R. M. Andersen, A Framework for the Study of Access to Medical Care, *Health Services Research*, Vol. 09, No. 03, 1974.

[2] R. M. Andersen, Revisiting the Behavioral Model and Access to Medical Care: Does it Matter? *Journal of Health and Social Behavior*, Vol. 36, No. 01, March 1995.

[3] M. Barrera, S. L. Ainlay, The Structure of Social Support: A Conceptual and Empirical Analysis. *Journal of community psychology*, Vol. 11, No. 02, April 1983.

[4] S. M. Campbell, M. O. Roland, S. A. Buetow, Defining Quality of Care. *Social Science & Medicine* (1982), Vol. 51, No. 11, 2000.

[5] Cloutier – Fisher, D., Kobayashi, K., Smith, A., The Subjective Dimension of Social Isolation: A Qualitative Investigation of Older Adults' Experiences in Small Social Support Networks. *Journal of Aging Studies*, Vol. 25, No. 04, December 2011.

[6] P. D. Lancer, M. Holzer, Promoting the Utilization of Performance Measures in Public Organizations: An Empirical Study of Factors Affecting Adoption and Implementation. Public Adm Rev, Vol. 61, No. 6, December 2001.

[7] M. Francesca. A Game Theory Approach for the Allocation of Risk in Transport Public Private Partnerships [J]. *International Journal of Project Management*, Vol. 25, No. 03, April 2007.

[8] M. Geraedts, G. V. Heller, C. A. Harrington, Germany's Long – Term – Care Insurance: Putting a Social Insurance Model into Practice. *The Milbank Quarterly*, Vol. 78, No. 3 September 2000.

[9] Mohan M. Kumaraswamy, Aaron M. Anvuur. Selecting Sustainable

Teams for PPP Projects. *Building and Environment*, Vol. 43, No. 6, June 2008.

[10] Nick Timmins. Building Better Partnership. *Financial Times*, Vol. 07, No. 02, 2002.

[11] OECD: Projecting OECD Health and Long-term Care Expenditures: What Are the Main Drivers? Economics Department Working Paper No. 477, 2006.

[12] Oliver R. L. , Measurement and Evaluation of Satisfaction Processes Inretailing Setting. Vol. 57, 1981.

[13] A. Parasuraman, V. A. Zeithaml and L. L. Berry. Servqual: A Multiple Item Scale for Measuring Customer Perception of Service Quality [J]. *Journal of Retailing*, Vol. 64, No. 01, 1988.

[14] Ivan Paya, Ioannis A. Venetis, David A. Peel Further Evidence on PPP Adjustment Speeds: The Case of Effective Real Exchange Rates and the EMS. *Oxford Bulletin of Economics & Statistics*, Vol. 65, No. 04, July 2003.

[15] R. Penchansky, J. W. Thomas, The Concept of Access: Definition and Relationship to Consumer Satisfaction. *Medical care*, Vol. 19, No. 02, Febulary 1981.

[16] D. H. Peters, A. Garg, G. Bloom, etc. Poverty and Access to Health Carein Indeveloping Countries. *Annals of the New York Academy of Sciences*, Vol. 1136, No. 01, July 2008.

[17] Cardoso, T. , Oliveira, M. D. , Barbosa – Povoa, A and Nickel, S. , An Integrated Approach for Planning a Long-term Care Network with Uncertainty, StrateGicpolicy and Equity Considerations, *European Journal of Operational Research*, Vol. 247, No. 01, November 2015.

[18] X. Q. Zhang, Best Value Concessionaire Selection Through a Fuzzy LogicSystem, *Expert Systems with Applications*, Vol. 36, No. 4, May 2009.

[19] S. B. Zhang, Y. Gao, F. Zhuo. , et al. PPP Application in Infrastructure Development in China: Institutional Analysis and Implications. *International Journal of Project Management*, Vol. 33, No. 3, April 2015.

〔20〕Christopher Foote & Christine Stanners, *Integrating Care for Older People: New Care for Old – A Systems Approach* 〔M〕, London: Jessica Kingsley Publishers Ltd, 2002.

〔21〕Colombo, F; Llena – Nozal, A; Mercier, J; Tjadens, F. , *Help Wanted? Providing and Paying for Long-term Care*. Paris: OECD Publishing, 2011.

〔22〕E. S. Savas, *Privatization: The Key to Better Government*. Chatham NJ: Chatham House Publishers, 1987.

〔23〕Fernandez J, Forder J, Trukeschitz B, Rokosova M, McDaid D. *How Can European States Design Efficient, Equitable and Sustainable Funding Systems for Long-term Care Projects for Older People?* World Health Organization, Copenhagen, 2009.

〔24〕Gilbert, N. *Targeting Social Benefits: International Perspectives and Trends* New Jersey: Transaction Publishers, 2001.

〔25〕Howard J. A, Sheth J N. *The Theory of Buyer Behavio*, New York: John Wiley, 1969.

〔26〕Lin Nan M. Y. Dumin & M. Woefel. *Measuring Community and Networks Support*. Orlando: Academic Press, 1986.

〔27〕OECD. *Long-term Care for Older People* (*The OECD Health Project*), Paris, OECD Publishing, 2005.

〔28〕World Health Organization: *Equity in Health and Health Care*, a WHO/SIDA initiative. Geneva: WHO. 1996.

〔29〕WHO. The World Health Report 2000. *Health Systems: Improving Performance*. Geneva: WHO, 2000.

〔30〕刘纯燕:《失能老人长期护理服务发展面临的困境研究》,载于《经济研究导刊》2018 年第 26 期。

〔31〕洪韬:《关于我国机构养老模式发展的思考——基于福利三角范式的视角》,载于《湖北职业技术学院学报》2012 年第 3 期。

〔32〕王慧娟:《超龄农民工养老困境研究:基于福利三角理论的社会政策分析》,载于《社会工作与管理》2016 年第 6 期。

〔33〕史薇、谢宇:《城市老年人对居家养老服务提供主体的选择及影响因素——基于福利多元主义视角的研究》,载于《西北人口》

2015 年第 1 期。

[34] 董春晓：《福利多元视角下的中国居家养老服务》，载于《中共中央党校学报》2011 年第 4 期。

[35] 同春芬、汪连杰：《福利多元主义视角下我国居家养老服务的政府责任体系构建》，载于《西北人口》2015 年第 1 期。

[36] 朱计峰：《福利多元主义理论下欧洲国家老年人家庭照顾者政策支持的经验及启示》，载于《统计与管理》2017 年第 2 期。

[37] 张仲涛、周蓉：《我国协同治理理论研究现状与展望》，载于《社会治理》2016 年第 3 期。

[38] 李汉卿：《协同治理理论探析》，载于《理论月刊》2014 年第 1 期。

[39] 范文、魏婷、魏娜：《现代城市社区的多元主体协同治理实践——以治理理论为分析视角》，载于《改革与开放》2016 年第 8 期。

[40] 秦智颖、李振军：《我国农村养老服务供给主体多元化研究——基于协同治理理论视角的分析》，载于《中国集体经济》2016 年第 1 期。

[41] 朱汉平、贾海薇：《政府与社会组织协同供给农村养老服务的推进思路——基于协同治理理论视角的分析》，载于《广东农业科学》2013 年第 10 期。

[42] 聂辉华：《契约理论的起源、发展和分歧》，载于《经济社会体制比较》2017 年第 1 期。

[43] 严玲、赵黎明：《公共项目契约本质及其与市场契约关系的理论探讨》，载于《中国软科学》2005 年第 9 期。

[44] 闫明星、范君晖：《养老 PPP 项目治理机制研究——基于不完全契约理论》，载于《中国发展》2018 年第 1 期。

[45] 叶盛泉、李皓、陈林：《上海市弱势妇女群体社会支持特点及影响因素》，载于《心理科学》2003 年第 5 期。

[46] 黄健元、程亮：《社会支持理论视角下城市民办养老机构发展研究》，载于《东南学术》2014 年第 6 期。

[47] 颜宪源、东波：《论农村老年弱势群体社会支持网络的建构》，载于《学术交流》2010 年第 6 期。

[48] 景跃军、李元：《中国失能老年人构成及长期护理需求分

析》，载于《人口学刊》2014 年第 2 期。

[49] 苏群、彭斌霞、陈杰：《我国失能老人长期照料现状及影响因素——基于城乡差异的视角》，载于《人口与经济》2015 年第 4 期。

[50] 徐新鹏、王瑞腾、肖云：《冰山模型视角下我国失能老人长期照护服务人才素质需求分析》，载于《西部经济管理论坛》2014 年第 1 期。

[51] 孙建娥、王慧：《城市失能老人长期照护服务问题研究——以长沙市为例》，载于《湖南师范大学社会科学学报》2013 年第 6 期。

[52] 沈洁：《养老护理政策的目标》，载于《社会保障研究》2014 年第 1 期。

[53] 周春山、李一璇：《发达国家（地区）长期照护服务体系模式及对中国的启示》，载于《社会保障研究》2015 年第 2 期。

[54] 中国长期照护保障需求研究课题组，唐钧、冯凌、王君：《长期照护：概念框架、研究发现与政策建议》，载于《河海大学学报（哲学社会科学版）》2018 年第 1 期。

[55] 李明、李士雪：《福利多元主义视角下老年长期照护服务体系的构建》，载于《东岳论丛》2013 年第 10 期。

[56] 刘焕明：《失能失智老人长期照护的多元主体模式》，载于《社会科学家》2017 年第 1 期。

[57] 张明锁、米粟：《农村家庭老年照护行为及其影响因素研究》，载于《河南社会科学》2018 年第 1 期。

[58] 刘西国、刘晓慧：《基于家庭禀赋的失能老人照护模式偏好研究》，载于《人口与经济》2018 年第 3 期。

[59] 李冬梅、王荣华：《家庭照护向居家照护转化的思考》，载于《大庆社会科学》2015 年第 5 期。

[60] 袁缉辉：《养老问题浅议》，载于《社会科学》1996 年第 6 期。

[61] 丁建定：《居家养老服务：认识误区、理性原则及完善对策》，载于《中国人民大学学报》2013 年第 2 期。

[62] 崔恒展：《居家养老的源起演变及其内涵探究》，载于《山东社会科学》2015 年第 7 期。

[63] 杨云帆：《国外养老模式的经验和启示》，载于《中国民政》2015 年第 5 期。

[64] 龚艳萍：《互联网＋社区＋居家养老产业发展研究——以荆门市为例的养老产业 PPP 项目思考》，载于《荆楚学刊》2016 年第 1 期。

[65] 陈连庆、宋琼、陈长香：《不同年龄阶段中高龄老人的居家照护需求分析》，载于《华北理工大学学报（社会科学版）》2018 年第 5 期。

[66] 仇嫒：《人口老龄化背景下中国城镇社区居家养老模式探析》，载于《河北学刊》2015 年第 1 期。

[67] 刘印、李红芹：《社区连续照护模式改善老年慢性病患者不良情绪及生活质量》，载于《基因组学与应用生物学》2018 年第 2 期。

[68] 王章安：《机构养老服务标准体系的研究现状与展望》，载于《中国老年学杂志》2015 年第 10 期。

[69] 陈颖、马丽霞、裴慧丽、刘灵灵：《不同失能程度老年人居家养老照护服务项目需求调查》，载于《中国实用神经疾病杂志》2016 年第 1 期。

[70] 黄雯：《养老机构失能老人实际照护需求与保障体系建设调查研究——以长春市为例》，载于《现代商贸工业》2018 年第 25 期。

[71] 严运楼、杨毅、章萍：《失能老人机构照护标准化建设研究》，载于《卫生经济研究》2018 年第 9 期。

[72] 贾康、孙洁：《公私合作伙伴关系（PPP）的概念、起源与功能》，载于《中国政府采购》2014 年第 6 期。

[73] 刘薇：《PPP 模式理论阐释及其现实例证》，载于《改革》2015 年第 1 期。

[74] 孙翊锋：《PPP 模式的治理逻辑、现实困境与发展路径——构建面向国家治理现代化的 PPP 模式》，载于《湖湘论坛》2018 年第 6 期。

[75] 李宜强：《韦佳慧．PPP：国家治理现代化的政策工具——借鉴法国城市合同经验》，载于《经济研究参考》2017 年第 53 期。

[76] 和军、戴锦：《公私合作伙伴关系（PPP）研究的新进展》，载于《福建论坛（人文社会科学版）》2015 年第 5 期。

[77] 杜焱强、吴娜伟、丁丹、刘平养：《农村环境治理 PPP 模式的生命周期成本研究》，载于《中国人口·资源与环境》2018 年第 11 期。

[78] 董再平：《中国 PPP 模式的内涵、实践和问题分析》，载于《理论月刊》2017 年第 2 期。

［79］振鑫、杨芹芹：《中国式PPP：参与方、模式与风险》，载于《金融市场研究》2016年第7期。

［80］查勇、梁云凤：《在公用事业领域推行PPP模式研究》，载于《中央财经大学学报》2015年第5期。

［81］赖丹馨、费方域：《公私合作制（PPP）的效率：一个综述》，载于《经济学家》2010年第7期。

［82］简迎辉、包敏：《PPP模式内涵及其选择影响因素研究》，载于《项目管理技术》2014年第12期。

［83］董光耀：《PPP：规则的探索之路》，载于《中国投资》2015年第2期。

［84］刘娇、李红艳：《PPP模式在上海养老机构建设中的可行性分析》，载于《上海工程技术大学学报》2016年第3期。

［85］陈柳钦：《PPP：新型公私合作融资模式》，载于《中国投资》2005年第4期。

［86］王灏：《PPP的定义和分类研究》，载于《都市快轨交通》2004年第5期。

［87］杨卫华、王秀山、张凤海：《公共项目PPP模式选择路径研究——基于交易合作三维框架》，载于《华东经济管理》2014年第2期。

［88］陆晓春、杜亚灵、岳凯、李会玲：《基于典型案例的PPP运作方式分析与选择——兼论我国推广政府和社会资本合作的策略建议》，载于《财政研究》2014年第11期。

［89］赵辉、邱玮婷、王楠、刁伟涛：《城市轨道交通PPP项目运作方式选择》，载于《土木工程与管理学报》2018年第4期。

［90］李公祥、尹贻林：《城市基础设施项目PPP模式的运作方式选择研究》，载于《北京理工大学学报（社会科学版）》2011年第1期。

［91］宋雪、连春茗、谢园琳：《PPP模式在社区居家养老服务的应用研究——以赣州市章贡区为例》，载于《农村经济与科技》2018年第5期。

［92］陈学千：《基于PPP模式的齐齐哈尔市养老机构融资方式探析》，载于《商业经济》2018年第7期。

［93］李桂馨：《PPP模式在河南养老服务业中的应用研究》，载于《中国市场》2017年第30期。

[94] 王晖：《PPP 模式在云南省养老机构建设中的应用探索》，载于《科技视界》2014 年第 36 期。

[95] 焦焰：《PPP 模式中政府与企业行为的博弈研究》，载于《经贸实践》2018 年第 17 期。

[96] 徐霞、郑志林、周松：《PPP 模式下的政府监管体制研究》，载于《建筑经济》2009 年第 7 期。

[97] 何平均、刘思璐：《农业基础设施 PPP 投资：主体动机、行为响应与利益协调——基于利益相关者理论》，载于《农村经济》2018 年第 1 期。

[98] 谭小芳、杜佳媛：《PPP 模式中民营企业与地方政府信任重塑》，载于《地方财政研究》2018 年第 9 期。

[99] 邢潇雨、赵金煜、刘彩霞：《政府视角下养老 PPP 项目合作伙伴选择研究综述》，载于《价值工程》2018 年第 26 期。

[100] 安伟青：《社会资本视角下 PPP 项目融资策划探索》，载于《合作经济与科技》2018 年第 24 期。

[101] 胡仕炜：《PPP 模式中固定投资回报的适法性研究》，载于《财政监督》2018 年第 14 期。

[102] 陈飞：《传统村落保护 PPP 项目投资回报机制优化设计研究》，载于《江汉考古》2018 年第 1 期。

[103] 姜早龙、梁倩慧、熊伟：《综合管廊 PPP 项目的收益模式及其收费模型研究》，载于《湖南大学学报（社会科学版)》2018 年第 3 期。

[104] 段世霞、刘红叶：《PPP 项目的利益分配两阶段模型》，载于《财会月刊》2015 年第 28 期。

[105] 何天翔、张云宁、施陆燕、陈国伟：《基于利益相关者满意的 PPP 项目利益相关者分配研究》，载于《土木工程与管理学报》2015 年第 3 期。

[106] 李珍珍、朱记伟、周荔楠、刘家宏、王力坚：《PPP 模式下准经营性水利工程收益分配研究》，载于《南水北调与水利科技》2017 年第 6 期。

[107] 胡丽、张卫国、叶晓甦：《基于 SHAPELY 修正的 PPP 项目利益分配模型研究》，载于《管理工程学报》2011 年第 2 期。

［108］肖条军、盛昭潮、周晶：《交通 BOT 项目投资的对策分析》，载于《经济数学》2002 年第 4 期。

［109］何寿奎、傅鸿源：《基于风险分摊的 PPP 项目投资决策与收益分配研究》，载于《建筑经济》2006 年第 10 期。

［110］郭渐强、张明敏：《PPP 模式下政府交易成本控制研究》，载于《广西社会科学》2017 年第 10 期。

［111］刘新平、王守清：《试论 PPP 项目的风险分配原则和框架》，载于《建筑经济》2006 年第 2 期。

［112］刘晓凯、张明：《全球视角下的 PPP：内涵、模式、实践与问题》，载于《国际经济评论》2015 年第 4 期。

［113］潘屹：《长期照护保障体系框架研究——以青岛市长期医疗护理保险为起点》，载于《山东社会科学》2017 年第 11 期。

［114］涂爱仙：《供需失衡视角下失能老人长期照护的政府责任研究》，载于《江西财经大学学报》2016 年第 2 期。

［115］朱凤梅、王震：《长期照护供需失衡的政策分析》，载于《中国医疗保险》2016 年第 9 期。

［116］高传胜：《供给侧改革背景下老年长期照护发展路径再审视》，载于《云南社会科学》2016 年第 5 期。

［117］孙鹃娟、冀云：《中国老年人的照料需求评估及照料服务供给探讨》，载于《河北大学学报（哲学社会科学版)》2017 年第 5 期。

［118］周子勋：《建立老年护理分级与失能评估体系是大势所趋》，载于《中国老年报》2016 年 5 月 23 日。

［119］胡宏伟、李延宇：《我国老年长期照护保险筹资、补偿水平优化设计研究——兼论老年照护保险框架设定》，载于《河北大学学报（哲学社会科学版)》2017 年第 5 期。

［120］李强、厉昌习、岳书铭：《长期照护保险制度试点方案的比较与思考——基于全国 15 个试点地区的比较分析》，载于《山东农业大学学报（社会科学版)》2018 年第 2 期。

［121］徐美玲、李贺平：《供需均衡视角下老年人长期照护问题》，载于《河北大学学报（哲学社会科学版)》2018 年第 3 期。

［122］张思锋、唐敏、周淼：《基于我国失能老人生存状况分析的养老照护体系框架研究》，载于《西安交通大学学报（社会科学版)》

2016 年第 2 期。

　　[123] 肖云、闫一辰、王帅辉：《失能老人机构照护发展的困境与破解》，载于《现代商业》2015 年第 6 期。

　　[124] 原新：《国际社会应对老龄化的经验和启示》，载于《老龄科学研究》2015 年第 3 期。

　　[125] 朱凤梅：《长期照护服务供给研究》，载于《卫生经济研究》2019 年第 2 期。

　　[126] 彭雅、彭涛：《"医养结合"服务质量及其影响因素研究——基于马斯洛需求层次的实地调研》，载于《长沙大学学报》2018 年第 2 期。

　　[127] 孟颖颖：《我国"医养结合"养老模式发展的难点及解决策略》，载于《经济纵横》2016 年第 7 期。

　　[128] 张露：《居家养老与家庭照护的现实矛盾与对策》，载于《中国老年学杂志》2018 年第 11 期。

　　[129] 韩央迪：《家庭主义、去家庭化和再家庭化：福利国家家庭政策的发展脉络与政策意涵》，载于《南京师大学报（社会科学版）》2014 年第 6 期。

　　[130] 何敏：《我国农村家庭养老模式的困境与对策》，载于《智库时代》2018 年第 51 期。

　　[131] 赵怀娟、罗单凤：《失能老人家庭照护者的照护感受及影响因素》，载于《中国老年学杂志》2015 年第 2 期。

　　[132] 刘鹏程：《为家庭养老添把柴》，载于《中国社会工作》2018 年第 29 期。

　　[133] 顾和军、刘云平：《照料父母对中国农村已婚妇女健康状况的影响》，载于《妇女研究论丛》2012 年第 5 期。

　　[134] 刘岚、董晓媛、陈功、郑晓瑛：《照料父母对我国农村已婚妇女劳动时间分配的影响》，载于《世界经济文汇》2010 年第 5 期。

　　[135] 熊吉峰：《农村失能老人家庭照护对照护者生计行为的影响研究》，载于《求索》2014 年第 4 期。

　　[136] 金彩云：《家庭老年照料对女性劳动就业的影响研究》，载于《决策探索（下）》2018 年第 3 期。

　　[137] 吴燕华、刘波、李金昌：《家庭老年照料对女性就业影响的

272

异质性》，载于《人口与经济》2017 年第 5 期。

[138] 孙璇：《养老模式的第三条道路探索——社区居家养老的实践检视与模式建构》，载于《中共南宁市委党校学报》2014 年第 5 期。

[139] 严妮：《城镇化进程中空巢老人养老模式的选择：城市社区医养结合》，载于《华中农业大学学报（社会科学版）》2015 年第 4 期。

[140] 郜凯英：《PPP 模式应用于中国社区居家养老服务研究》，载于《现代管理科学》2015 年第 9 期。

[141] 刘焕明、蒋艳：《社区居家养老为老服务模式探析》，载于《贵州社会科学》2015 年第 11 期。

[142] 崔炜：《推进社区居家养老服务要注重"四个结合"》，载于《中国社会报》2016 年 8 月 22 日。

[143] 史薇：《居家养老服务发展的经验与启示——以太原市为例》，载于《社会保障研究》2015 年第 4 期。

[144] 王巍：《PPP 模式在社区居家养老服务中的应用探索——以上海市为例》，载于《改革与开放》2016 年第 1 期。

[145] 刘焕明、蒋艳：《社区居家养老为老服务模式探析》，载于《贵州社会科学》2015 年第 11 期。

[146] 张娴、俞群、徐东浩、龚钦青、周菊红、李辉：《社区失能老人一体化长期照料模式的探索与实践》，载于《中国全科医学》2012 年第 34 期。

[147] 王娟、刘婕、张娴：《浅析我国社区失能老人照护存在的问题与解决对策》，载于《中国卫生标准管理》2016 年第 4 期。

[148] 张志雄、陈琰、孙建娥：《老年人长期照护服务模式研究现状和反思》，载于《老龄科学研究》2015 年第 8 期。

[149] 杨博维、杨成钢：《社会化机构养老：要素集成与协同的系统工程》，载于《社会科学研究》2013 年第 6 期。

[150] 穆光宗：《我国机构养老发展的困境与对策》，载于《华中师范大学学报（人文社会科学版)》2012 年第 2 期。

[151] 穆光宗：《机构养老的品质要素和星级评定》，载于《中国社会报》2016 年 12 月 5 日。

[152] 艾丽：《对我国机构养老模式的思考》，载于《人民论坛》2013 年第 11 期。

[153] 张昊：《上海市机构养老存在的问题与对策研究》，载于《中国集体经济》2018 年第 36 期。

[154] 阎志强：《城市老年人的机构养老意愿及其影响因素——基于 2017 年广州老年人调查数据的分析》，载于《南方人口》2018 年第 6 期。

[155] 高程程：《老年人机构养老意愿及影响因素分析》，载于《中国集体经济》2018 年第 34 期。

[156] 张栋：《北京市老年人机构养老意愿及影响因素研究》，载于《调研世界》2017 年第 10 期。

[157] 李开孟、伍迪：《PPP 的层次划分、基本特征及中国实践》，载于《北京交通大学学报（社会科学版）》2017 年第 3 期。

[158] 成军帅、李维杰：《PPP 模式立法的必要性及对策建议》，载于《河北北方学院学报（社会科学版）》2016 年第 4 期。

[159] 张西勇、段玉恩：《推进政府与社会资本合作（PPP）模式的必要性及路径探析》，载于《山东社会科学》2017 年第 9 期。

[160] 胡桂祥、王倩：《社会化养老应用与机构养老建设的必要性与应用条件分析》，载于《建筑经济》2012 年第 2 期。

[161] 杨祎珂：《养老服务行业 PPP 模式应用研究》，载于《科技创业月刊》2018 年第 5 期。

[162] 郜凯英：《PPP 模式应用于中国社区居家养老服务研究》，载于《现代管理科学》2015 年第 9 期。

[163] 苗阳：《PPP 模式应用于养老机构的风险分担研究》，载于《价值工程》2016 年第 10 期。

[164] 刘娇、李红艳：《PPP 模式在上海养老机构建设中的可行性分析》，载于《上海工程技术大学学报》2016 年第 3 期。

[165] 李婉：《PPP 模式下养老机构发展中的问题及对策》，载于《行政科学论坛》2018 年第 9 期。

[166] 杨祎珂：《养老服务行业 PPP 模式应用研究》，载于《科技创业月刊》2018 年第 5 期。

[167] 陈诚诚：《长期护理服务领域的公私合作》，载于《中国社会保障》2016 年第 7 期。

[168] 张元珺：《PPP 模式下养老服务业税收问题研究》，载于《合肥学院学报（综合版）》2018 年第 3 期。

[169] 武萍、周卉、邢衍：《养老服务 PPP 项目财政运营补贴"进入—退出"机制设计——基于长春市的项目数据》，载于《社会保障研究》2018 年第 5 期。

[170] 梁舰：《PPP 模式如何与养老服务产业对接》，载于《中国建设信息化》2016 年第 16 期。

[171] 杨璐瑶、张向前：《政府购买服务、社会资本合作（PPP）促进社会组织发展——基于居家养老分析》，载于《哈尔滨商业大学学报（社会科学版）》2017 年第 1 期。

[172] 卓秋香：《PPP 模式在政府购买公共服务中的运用探索》，载于《会计师》2018 年第 16 期。

[173] 孙洁：《管理视角下的 PPP：特点、构成要素与基本原则》，载于《地方财政研究》2015 年第 8 期。

[174] 罗艳：《IPD 模式在新疆水利水电 PPP 项目管理中的应用探讨》，载于《中国水利》2018 年第 8 期。

[175] 何文炯：《长期照护保障制度建设若干问题》，载于《中共浙江省委党校学报》2017 年第 3 期。

[176] 李新平：《新加坡长期照护保险制度构建及对我国的启示》，载于《对外经贸实务》2018 年第 2 期。

[177] 吴芳芳：《PPP 模式下投资风险控制探微》，载于《财会月刊》2017 年第 7 期。

[178] 黄电：《PPP 项目财务风险度量与控制研究》，载于《财会月刊》2018 年第 21 期。

[179] 赵团结、王子曦：《风险控制导向下 PPP 内部控制模型的构建》，载于《财务与会计》2017 年第 14 期。

[180] 沈君彬：《从"长照十年"到"长照保险"：台湾地区长期照顾制度的重构》，载于《甘肃行政学院学报》2015 年第 5 期。

[181] 周正祥、张秀芳、张平：《新常态下 PPP 模式应用存在的问题及对策》，载于《中国软科学》2015 年第 9 期。

[182] 林姗姗：《我国长期照护保险制度的构建与财务平衡分析》，载于《福建师范大学学报（哲学社会科学版）》2013 年第 1 期。

[183] 王天义：《全球化视野的可持续发展目标与 PPP 标准：中国的选择》，载于《改革》2016 年第 2 期。

[184] 雷咸胜：《中国长期照护服务供给体系及其 PPP 取向》，载于《老龄科学研究》2017 年第 7 期。

[185] 房莉杰、杨维：《长期照护筹资模式：OECD 国家的经验与中国三城市的实践》，载于《社会发展研究》2016 年第 3 期。

[186] 裴逸礼、刘上、郭西：《欧洲长期照护服务质量框架》，载于《社会福利（理论版）》2017 年第 11 期。

[187] 方烨、陈青、雷雨：《医养结合居家养老服务绩效评价》，载于《管理观察》2018 年第 22 期。

[188] 吉鹏、李放：《政府购买居家养老服务的绩效评价：实践探索与指标体系建构》，载于《理论与改革》2013 年第 3 期。

[189] 王海军、金水高、刘丽华：《卫生服务绩效评价的概念框架研究与公共卫生应用》，载于《中国卫生经济》2008 年第 7 期。

[190] 谢小平、刘国祥、李斌、郭斌、赵郁馨：《卫生服务利用公平性方法学研究》，载于《中国卫生经济》2007 年第 5 期。

[191] 常修泽：《公共服务均等化亟须体制支撑》，载于《刊授党校（学习特刊）》2007 年第 4 期。

[192] 任晓春、宁倩文：《医疗救助公平性的多维度审视》，载于《医学与哲学（A）》2018 年第 8 期。

[193] 任苒：《健康与卫生保健的公平性》，载于《医学与哲学》1999 年第 5 期。

[194] 张强：《基本公共服务均等化：制度保障与绩效评价》，载于《西北师大学报（社会科学版）》2009 年第 2 期。

[195] 曹礼和：《顾客满意度理论模型与测评体系研究》，载于《湖北经济学院学报》2007 年第 1 期。

[196] 崔丽娟、韩海萍：《养老院支持与养老院老年人生活满意度的相关性研究》，载于《中国老年学杂志》2002 年第 3 期。

[197] 于彦华、曹勇：《医养结合机构满意度评价指标体系模型构建》，载于《中国卫生产业》2017 年第 1 期。

[198] 余杰、Mark W. Rosenberg、程杨：《北京市老年人居家养老满意度与机构养老意愿研究》，载于《地理科学进展》2015 年第 12 期。

[199] 李放、沈苏燕、谢勇：《农村老人养老状况及其满意度的实证研究——基于南京市五县区的调查数据》，载于《开发研究》2010 年

第 1 期。

[200] 王小荣、贾巍杨：《社区养老实态调研与满意度评价指标初探》，载于《建筑学报》2014 年第 2 期。

[201] 周桂芳：《论构建普通高校信贷资金利用效率评价体系》，载于《事业财会》2007 年第 6 期。

[202] 庄绪荣、张丽萍：《失能老人养老状况分析》，载于《人口学刊》2016 年第 3 期。

[203] 王瑜：《供需失衡，养老服务人才都去哪儿了》，载于《工人日报》2017 年 3 月 26 日。

[204] 徐新鹏、王瑞腾、肖云：《冰山模型视阈下我国失能老人长期照护服务人才素质需求分析》，载于《西部经济管理论坛》2014 年第 1 期。

[205] 荆涛、陈秦宇：《我国试点城市长期护理保险经验及启示》，载于《中国保险》2018 年第 12 期。

[206] 张琳：《我国长期护理保险的供需现状研究》，载于《卫生经济研究》2017 年第 6 期。

[207] 邹华：《中国老年人长期照护服务供给的国际比较及发展对策》，载于《社会福利（理论版）》2016 年第 5 期。

[208] 徐宏、郝涛、岳乾月：《PPP 视阈下老年残疾人长期照护服务供给模式创新研究》，载于《齐鲁师范学院学报》2017 年第 1 期。

[209] 任猛：《关于我国养老服务机构大幅减少的原因及建议》，载于《中国经济时报》2017 年 6 月 16 日。

[210] 总报告起草组，李志宏：《国家应对人口老龄化战略研究总报告》，载于《老龄科学研究》2015 年第 3 期。

[211] 黄雯：《养老机构失能老人实际照护需求与保障体系建设调查研究——以长春市为例》，载于《现代商贸工业》2018 年第 25 期。

[212] 周迪雯：《PPP 模式应用于我国社会养老机构建设的必要性与可行性分析》，载于《商》2016 年第 7 期。

[213] 郝涛、徐宏、岳乾月、张淑钢：《PPP 模式下养老服务有效供给与实现路径研究》，载于《经济与管理评论》2017 年第 1 期。

[214] 赵曼：《PPP 模式助推我国养老服务业可行性分析》，载于《全国流通经济》2018 年第 6 期。

［215］周春山、李一璇：《发达国家（地区）长期照护服务体系模式及对中国的启示》，载于《社会保障研究》2015 年第 2 期。

［216］张碧莲、何剑、李会灵、何德才：《美、日长期护理保险制度实践现状及对我国的启示》，载于《卫生软科学》2018 年第 9 期。

［217］张小娟、朱坤：《日本长期照护政策及对我国的启示》，载于《中国卫生政策研究》2014 年第 4 期。

［218］杨沛然：《国外长期照护保险制度比较及其对中国的启示——以德国、日本、荷兰、美国、英国为例》，载于《劳动保障世界》2017 年第 20 期。

［219］赵锡锋、莫颖宁：《PPP 模式下医养结合养老项目的风险识别与控制》，载于《中国医药导报》2018 年第 24 期。

［220］陆鑫、尹贻林、王翔：《PPP 项目第三方监管机制初探》，载于《价值工程》2018 年第 23 期。

［221］徐霞、郑志林、周松：《PPP 模式下的政府监管体制研究》，载于《建筑经济》2009 年第 7 期。

［222］程子彦：《博山姚家峪生态养老中心 PPP 项目：撬动社会资本，化解老工业城市的养老难题》，载于《中国经济周刊》2016 年第 35 期。

［223］王凯：《德国长期照护保险制度概述及对我国的启示》，载于《科技经济市场》2015 年第 7 期。

［224］周颖：《长期照护保险制度：国际经验与中国推展》，载于《宁波职业技术学院学报》2017 年第 1 期。

［225］胡苏云：《长期照护保险和医疗保险的关系及演变：荷兰的经验和启示》，载于《公共治理评论》2017 年第 1 期。

［226］邓文燕、邓晶：《美日长期照护保险筹资方式比较分析及启示》，载于《医学与哲学（A）》2016 年第 12 期。

［227］荆涛、杨舒：《长期照护保险制度的国际经验及借鉴》，载于《中国医疗保险》2017 年第 10 期。

［228］谭可：《日本长期照护保险制度发展及启示》，载于《知识经济》2018 年第 16 期。

［229］高荣伟：《德国：长期照护保险制度》，载于《检察风云》2018 年第 17 期。

［230］刘晓梅、李蹊：《美国长期照护服务体系对我国的启示》，载于《长春大学学报》2017年第11期。

［231］陈诚诚：《老年人长期照护等级评估工具发展综述》，载于《中国医疗保险》2017年第4期。

［232］伍江、陈海波：《荷兰长期照护保险制度简介》，载于《社会保障研究》2012年第5期。

［233］刘德浩：《荷兰长期照护制度：制度设计、挑战与启示》，载于《中国卫生事业管理》2016年第8期。

［234］中国长期照护保障需求研究课题组唐钧、冯凌、王君：《长期照护：概念框架、研究发现与政策建议》，载于《河海大学学报（哲学社会科学版）》2018年第1期。

［235］万荔：《PPP项目投资回报及影响因素研究》，载于《工程经济》2018年第7期。

［236］沈菊琴、施文君、王朝霞：《PPP项目回报机制选择研究》，载于《价格理论与实践》2018年第9期。

［237］曹信邦：《中国失能老人公共长期护理保险制度的构建》，载于《中国行政管理》2015年第7期。

［238］胡宏伟、李延宇、张澜：《中国老年长期护理服务需求评估与预测》，载于《中国人口科学》2015年第3期。

［239］彭华民：《福利三角：一个社会政策分析的范式》，载于《社会学研究》2006年第4期。

［240］陆杰华、沙迪：《老龄化背景下失能老人照护政策的探索实践与改革方略》，载于《中国特色社会主义研究》2018年第2期。

［241］涂爱仙：《供需失衡视角下失能老人长期照护的政府责任研究》，载于《江西财经大学学报》2016年第2期。

［242］唐钧：《失能老人护理补贴制度研究》，载于《江苏社会科学》2014年第2期。

［243］徐宏、岳乾月：《新时代背景下长期照护服务PPP供给模式研究》，载于《山东社会科学》2018年第8期。

［244］徐宏、岳乾月：《养老服务业PPP发展模式及路径优化》，载于《财经科学》2018年第5期。

［245］邓大松、李玉娇：《失能老人长照服务体系构建与政策精准

整合》，载于《西北大学学报（哲学社会科学版）》2017 年第 6 期。

　　[246] 肖云、王冰燕：《中国五保失能老人长期照护服务的困境与解困》，载于《重庆大学学报（社会科学版）》2015 年第 4 期。

　　[247] 刘旭华、董蕾红：《积极老龄化视野下老年人长期照护法制体系的构建》，载于《东岳论丛》2017 年第 12 期。

　　[248] 马伟玲、孙婷、王俊华：《我国大病医疗保险制度公私合作路径研究》，载于《苏州大学学报（哲学社会科学版）》2016 年第 4 期。

　　[249] 王爽：《PPP 模式协调社会保险和商业保险关系的启发、运用与推进》，载于《中共乐山市委党校学报》2017 年第 2 期。

　　[250] 冯志华：《供给侧视角下养老服务人才培养浅析》，载于《黑河学院学报》2018 年第 5 期。

　　[251] 张俊浦：《供给侧结构性改革视角下高校养老服务人才培养路径研究》，载于《中国职业技术教育》2018 年第 20 期。

　　[252] 赵泽众：《养老护理员：数量缺口大素质待提高》，载于《中国劳动保障报》2016 年 1 月 19 日。

　　[253] 徐宏：《中国老年残疾人养老服务供需问题研究——基于 9 省调查问卷的分析》，载于《经济与管理评论》2015 年第 3 期。

　　[254] 颜欢：《浙江嘉兴市：依托"六有"提升养老服务人才综合素质》，载于《社会福利》2014 年第 9 期。

　　[255] 赵锡锋、莫颖宁：《PPP 模式下医养结合养老项目的风险识别与控制》，载于《中国医药导报》2018 年第 24 期。

　　[256] 刘素坤、郭丽：《PPP 项目最优风险分担机制研究》，载于《合作经济与科技》2018 年第 18 期。

　　[257] 沈菊琴、施文君、王朝霞：《PPP 项目回报机制选择研究》，载于《价格理论与实践》2018 年第 9 期。

　　[258] 闫骏强：《PPP 项目投资收益研究》，载于《山西财经大学学报》2018 年第 2 期。

　　[259] 徐美玲、李贺平：《供需均衡视角下老年人长期照护问题》，载于《河北大学学报（哲学社会科学版）》2018 年第 3 期。

　　[260] 达霖·格里姆赛和莫文·K. 刘易斯合著：《公私合作伙伴关系：基础设施供给和项目融资的全球革命》，中国人民大学出版社

2008 年版。

[261] 道格拉斯·诺斯：制度变迁与经济绩效，上海三联书店1994 年版。

[262] 姜润生、初炜：《社会医学：案例版》，科学出版社 2010年版。

[263] 萨瓦斯：《民营化与公私部门的伙伴关系》，中国人民大学出版社 2002 年版。

[264] 赵琦：《中国 PPP 理论与实操》，企业管理出版社 2017年版。

[265] 郑秉文：《中国养老金发展报告 2017》，北京经济管理出版社 2017 年版。

[266] 史李娟：《社会支持理论视角下居家养老服务研究》，江西财经大学硕士论文，2017 年。

[267] 张燕：《社会支持理论视角下农村失能老人长期照护问题研究》，南昌大学硕士论文，2017 年。

[268] 陈涛：《中国失能老人机构照护服务质量评价实证研究》，重庆大学硕士论文，2014 年。

[269] 成茜：《城市空巢失能老人长期照料服务问题研究》，湖南师范大学硕士论文，2014 年。

[270] 常晋婧：《失能老年人长期护理服务的供需分析》，山西财经大学硕士论文，2016 年。

[271] 陈瑶：《失能老人长期照护选择意愿研究》，贵州财经大学硕士论文，2018 年。

[272] 靳迪：《我国失能老人长期照护模式的选择及其影响因素分析》，首都经济贸易大学硕士论文，2017 年。

[273] 李茂呈：《机构养老模式下昆明市失能老人长期照护问题研究》，云南财经大学硕士论文，2018 年。

[274] 李正伟：《养老地产 PFI 模式研究》，重庆大学硕士论文，2013 年。

[275] 刘晓双：《以日间照料中心为基础的社区失能老人长期照护服务模式及运行机制研究》，泰山医学院硕士论文，2016 年。

[276] 王文茹：《我国城镇失能老年人长期照护问题研究》，黑龙

江大学硕士硕士论文，2015 年。

[277] 王雪娅：《上海市社区居家养老模式研究》，东华大学硕士论文，2016 年。

[278] 吴楠：《公建民营养老机构委托经营管理模式研究》，沈阳师范大学硕士论文，2014 年。

[279] 徐代忠：《PPP 模式在养老机构建设中的应用研究》，武汉科技大学硕士论文，2017 年。

[280] 赵蓓蓓：《养老机构的长期照护服务体系研究》，首都经济贸易大学硕士论文，2012 年。

[281]《关于印发〈政府和社会资本合作项目财政承受能力论证指引〉的通知》，http：//jrs. mof. gov. cn/zhengwuxinxi/zhengcefabu/201504/t20150414_1216615. html，2015 - 4 - 7。

[282]《关于运用政府和社会资本合作模式支持养老服务业发展的实施意见》，http：//www. gov. cn/gongbao/content/2018/content _ 5254325. htm，2017 - 08 - 21。

[283] 曹远征：《PPP 需要第三方监管政府不能凌驾于民资之上》，http：//finance. sina. com. cn/hy/20151118/203423796575. shtml，2015 - 11 - 18。

[284]《民政部〈2017 年社会服务发展统计公报〉发布去年共接收社会捐款超 754 亿元》，http：//www. cnhan. com/html/weigongyi/20180815/866930. htm，2018 - 08 - 15。

[285] Cric 养老地产：《我国各省市"养老机构建设运营补贴"一览表》，https：//www. sohu. com/a/164835591_498812，2017 - 8 - 15。

[286] 第一财经：《我国老龄人口占比达 17.9% 人口红利仍明显》，https：//baijiahao. baidu. com/s？id=1623252233885017512，2019 - 1 - 21。

[287]《2010 年第六次全国人口普查主要数据公报》，http：//www. stats. gov. cn/tjsj/tjgb/rkpcgb/qgrkpcgb/201104/t20110428_30327. html，2011 - 04 - 28。

[288]《国家发展改革委办公厅关于印发〈养老产业专项债券发行指引〉的通知》，http：//www. ndrc. gov. cn/zcfb/zcfbtz/201504/t20150409 _ 676954. html，2015 - 04 - 07。

[289]《世界各国对 PPP 模式的定义和分类》，https：//wenku.

baidu. com/view/8885514dbb4cf7ec4bfed045. html，2018 - 07 - 01。

［290］人民日报：《国外养老新趋势：德国老年人走出孤独有好办法》，http：//app. myzaker. com/news/article. php？ pk = 5ba9955f32ce4003ee000002，2018 - 09 - 25。

［291］人民网：《从第四次全国城乡老年人生活状况抽样调查数据看养老服务业发展五大趋势》，http：//llw. lishui. gov. cn/llgz/llyj/201610/t20161024_1858065. htm，2016 - 10 - 24。

［292］王志成：《美国养老地产的四大经典模式》，http：//finance. sina. com. cn/leadership/mroll/20140912/142620278138. shtml，2014 - 09 - 12。

［293］新华网客户端：《我国注册养老机构已超 2.8 万家，老床位近 700 万张》，https：//www. toutiao. com/a6506442194545541640/，2018 - 01 - 02。

［294］新民网：《老龄蓝皮书揭秘中国城乡老年人生活状况》，http：//shanghai. xinmin. cn/xmsq/2018/05/16/31388275. html，2018 - 05 - 16。

［295］赵艳红：《构建老年人长期照护制度：家庭尽责政府主导社会参与》，http：//politics. people. com. cn/n1/2017/0224/c1001 - 29105427. html，2017 - 02 - 24。

［296］中安信联安防帮：《三部委力挺！PPP 模式撬动养老服务》，http：//www. sohu. com/a/167326473_371746，2017 - 08 - 25。

［297］《教育部等九部门关于加快推进养老服务业人才培养的意见》，http：//old. moe. gov. cn//publicfiles/business/htmlfiles/moe/s7055/201407/xxgk_170939. html，2014 - 07 - 04。

［298］《国务院办公厅转发财政部发展改革委人民银行关于在公共服务领域推广政府和社会资本合作模式指导意见的通知》，http：//www. gov. cn/zhengce/content/2015 - 05/22/content _9797. htm，2015 - 05 - 22。

［299］中国财经报：《去年国家投入 31 亿元建设养老服务体系设施》，http：//www. whcz. gov. cn/art/2013/3/5/art _5362 _291958. html，2013 - 03 - 05。

［300］中国长期照护长护保险：《参保人数超过 4400 万，去年受

益 7.5 万余人，基金支付比例达到 70% 以上》，http：//www. sohu. com/a/240155243_439958，2018 - 07 - 09。

［301］中国经济网：《报告显示：全国养老服务人才需求缺口巨大》，http：//finance. china. com. cn/roll/20170720/4316804. shtml，2017 - 07 - 20。

［302］中国社会福利网：《关于鼓励民间资本参与养老服务业发展的实施意见》，http：//shfl. mca. gov. cn/article/zcfg/zonghe/201610/20161000887096. shtml，2016 - 10 - 28。

［303］National health insurance. Judgment Rating［EB/OL］. http：//www. longtermcare. or. kr/npbs/e/e/100/htmlView？pgmId = npee301m03s&desc = JudgmentRating，2019 - 03 - 17。

后　　记

本书是在我主持完成的国家社科基金青年项目（批准号为：17CRK013）基础上修改而成的。本项目于 2017 年 6 月立项，2019 年 9 月顺利提交结题，结题等级为优秀，历时 2 年有余。

伴随着我国失能、半失能老年人口数量的不断上升，长期照护服务的需求量不断增加。但是在养老服务领域，我们并未将针对失能群体的长期照护服务与面向一般老年群体的养老服务明确区分，两类服务之间的界限尚不分明，两者存在交叉和重叠，导致针对失能老人的长期照护服务政策靶向不准、供给严重不足。如何构建合理的长期照护服务供给模式，实现长期照护服务精准有效供给的目标已成为亟待解决的问题之一。

课题主要研究了老龄化背景下我国长期照护服务供给存在的问题，分析了失能老人长期照护服务供给引入 PPP 模式的必要性与可行性，研究了失能老人长期照护服务 PPP 供给模式的内涵特征及合作框架，构建了失能老人长期照护服务 PPP 供给模式的有效性保障指标框架，分析长期照护服务 PPP 供给模式现状及挑战并探索了完善失能老人长期照护服务 PPP 供给模式的最优路径。上述研究的部分成果发表在《财经科学》《宏观经济研究》《山东社会科学》等期刊。

本研究的顺利完成离不开项目研究团队成员的鼎力支持和帮助。在此我要特别感谢山东财经大学陈华教授，硕士研究生李陈陈、商倩、牛文昕和王金。正是经过项目团队成员无数次的悉心论证，才使得本书的思路逐渐明确、结论更具说服力及现实意义。当然，书中若有不当或错误之处，责任由我承担。

本项目研究的顺利完成和本书的出版，还要得益于国家社科基金的资助、匿名评审专家在结题中给予的中肯建议、山东财经大学提供的良好科研环境、山东财经大学公共管理学院各位领导及老师的大力帮助，以及经济科学出版社给予的大力支持。

　　本书汲取和引用了国内外许多专家、学者的研究成果，我们尽可能地在书中做出注释，在此向有关专家、学者一并表示感谢。

　　最后，我要感谢我的家人、爱人及团队成员，感谢他们一直以来对我的支持和帮助。

徐　宏

2019 年 12 月